イメカラ

イメージするカラダのしくみ

Visualizing Human Body

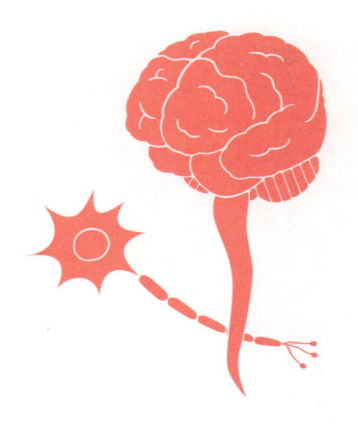

脳・神経

はじめに

医学の勉強の入り口は，解剖生理です．

解剖生理は，**人体の正常構造とその機能**について勉強する分野です．

臓器や筋·骨格，血管や神経の名前を記憶して**人体の地図を頭の中に構成**していき，各臓器の細胞のはたらきや，蛋白質などのはたらきについて勉強していきます．

ドクターにもナースにも，解剖生理を勉強しなかった人はいません．

けれど，解剖生理に苦手意識を持っている先輩が少なくないのも事実です．

解剖生理は医学の基礎事項とはいえ，人体に関する膨大な情報を，それぞれがきちんとリンクしあった状態で保持することはとても大変なのです．

ではどのように勉強すれば，解剖生理の知識を正しく効率よく身につけることができるのでしょうか？

私たちはその答えが，**「情報の整理整頓」**と**「イメージの活用」**の2点にあると考えます．

本書はページをパラパラとめくればわかるように，どこを開けても「見開き完結」，つまり左右のページが文章とイラストで1つのセットになっていて，必要な情報はすべて見開きの中に整理整頓されています．

そしてこの見開きの中で，**「かみくだいたレクチャーのような文章」**と**「正確で自由なイメージイラスト」**が，人体の正常構造と機能について，ストレスなく鮮明に理解·記憶させてくれるはずです．

リラックスして，どこからでも自由に読み進めてください．

『イメカラ』を読むことで，みなさんが，最初から解剖生理を好きになれること，国家試験を丸暗記ではなくきちんと理解して解けること，そして臨床の根拠を知ったうえで医療従事者として働くことができることを，切に願ってやみません．

2024年8月　制作者一同

脳・神経　はじめに

『イメカラ脳・神経』の目次を見てください．この本の全体像を把握しましょう．

脳は，全身から情報を集めて統合し，全身のはたらきをコントロールする，身体の司令塔の役割を担っています．神経系は，全身に張り巡らされたネットワークです．神経系は，脳から全身へ，また全身から脳へと，情報を送り届ける役割を担っています．

「1．神経系の全体像」では，神経系を構成する要素を，マクロな視点で見てみましょう．神経系の発生についても解説します．

「2．神経系を構成する細胞」では，神経系をミクロな視点で解説します．神経系の細胞の特徴や，細胞レベルで生じている現象を解説します．

続く各章では，神経系の各部位の構造と機能を順に見ていきます．まず中枢神経系について**「3．大脳」「4．脳幹・脊髄・小脳」**で，続いて末梢神経系について**「5．脳神経」「6．脊髄神経」**で解説します．

「7．伝導路」では，神経系を伝わる情報の流れに注目します．情報の種類ごとに，神経系をどのようにして伝わっていくのか解説します．

「8．髄膜・髄液・脳室」では，神経系を取り囲み，物理的・化学的に保護する構造について説明します．

「9．中枢神経系の血管」では，脳を灌流する動脈の走行や動脈ごとの灌流域について説明します．脳から心臓へ戻る静脈系も解説します．

「10．神経系の診察・検査」では，前半では神経系の機能を評価する身体診察の方法を説明します．後半では神経系の異常を疑う際に施行される画像検査，生理検査，検体検査について，原理や適応を説明します．

「11．理解を深める疾患編」では，神経系の主要な疾患の病態や症状，検査所見を解説します．正常と異常を対比しながら読み進めることで，更に理解が深まるはずです．

これらの章によって，みなさんに，脳・神経の鮮やかなイメージをもっていただけることを願っています．

2024年8月　制作者一同

シナプス
▸ 神経細胞が他の細胞へ情報を伝える

神経細胞の電気的興奮(情報)が，隣接する細胞へ伝わるしくみを説明します．

シナプスの構造
ある神経細胞が，他の細胞に情報伝達を行う部位を
- シナプス

といいます．

シナプスを構成する細胞のうち
- **情報を送る細胞をシナプス前細胞**

といいます．シナプス前細胞は神経細胞で，その神経終末の細胞膜のうちシナプスを構成している部位を
- **シナプス前膜**

といいます．

シナプスにおいて
- **情報を受け取る細胞を**
  シナプス後細胞

といい，その細胞膜のうちシナプスを構成している部位を
- **シナプス後膜**

…シナプス後細胞には神…情報を受け…筋細胞や腺…

…ます．

…達の流れを追っ…

情報伝達（シナプス前細胞）
①シナプス前細胞に生じた活動電位 (脳・神経 20) が，シナプス前膜にある
- 電位依存性カルシウムチャネル

に伝わると，チャネルが開き

②カルシウムイオンが細胞内に流入します．その刺激によりシナプス前膜にあるシナプス小胞(後述)から

③　　　　　　が開口分泌によ…
シナプス間隙に放出されます．

情報伝達（シナプス後細胞）
シナプス間隙に放出された神経伝達物質は，シナプス後膜にある受容体に結合します．シナプス後膜では

④神経伝達物質が受容体に結合するとイオンチャネル**が開く**

しくみになっていて，チャネルが開くとシナプス後細胞にイオンが流入します．するとシナプス後膜の内外でイオン濃度が変化して，⑤シナプス後膜に電位の変化が生じます．

このようにしてシナプス後細胞に情報が伝わります．

情報伝達を媒介する神経伝達物質とは，どのようなものなのでしょうか．

神経伝達物質
神経伝達物質はシナプスにおいて情報伝達を媒介する物質の総称で，60種類以上が知られています．

神経細胞によって，放出する神経伝達物質が異なります．代表的…のをあげると，中枢神経…タミン酸，GABA（γ…パミンなど，末梢神経…ルコリン，ノルアドレナリ…あります．

神経伝達物質にはグルタミン酸など，シナプス後細胞を脱分極(興奮)させるものと，GABAなど過分極(抑制)させるものがあります．

神経伝達物質は，シナプス前細胞の神経終末および細胞体でつくられます．アセチルコリンなど，分子が小さい物質は神経終末でつくられます．ペプチド類など，分子が大きい物質は細胞体でつくられたのち，モーター蛋白質と結合して
- **軸索輸送**

により神経終末に運ばれます．

いずれの物質も神経終末の
- **シナプス小胞**

…られます．

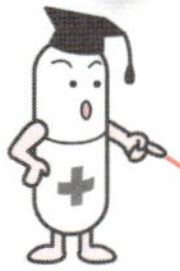

このページと一緒にチェックしておきたいページを示しています．

各巻の参照ページは
循環器：　呼吸器：
腎臓：　消化管：
肝・胆・膵：　内分泌・代謝：
血液：　免疫：　脳・神経：
のアイコンで示します．

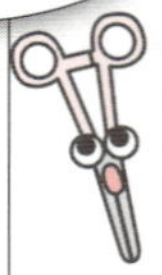

流れが変わる所には罫線が引いてあります．

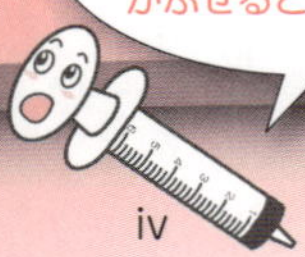

ポイントとなる内容は赤字になっていて，チェックシートをかぶせると消えます．

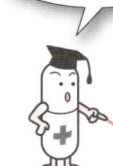

どこからでも自由に読み進めよう！

ここではほんの少しだけルール説明をします．

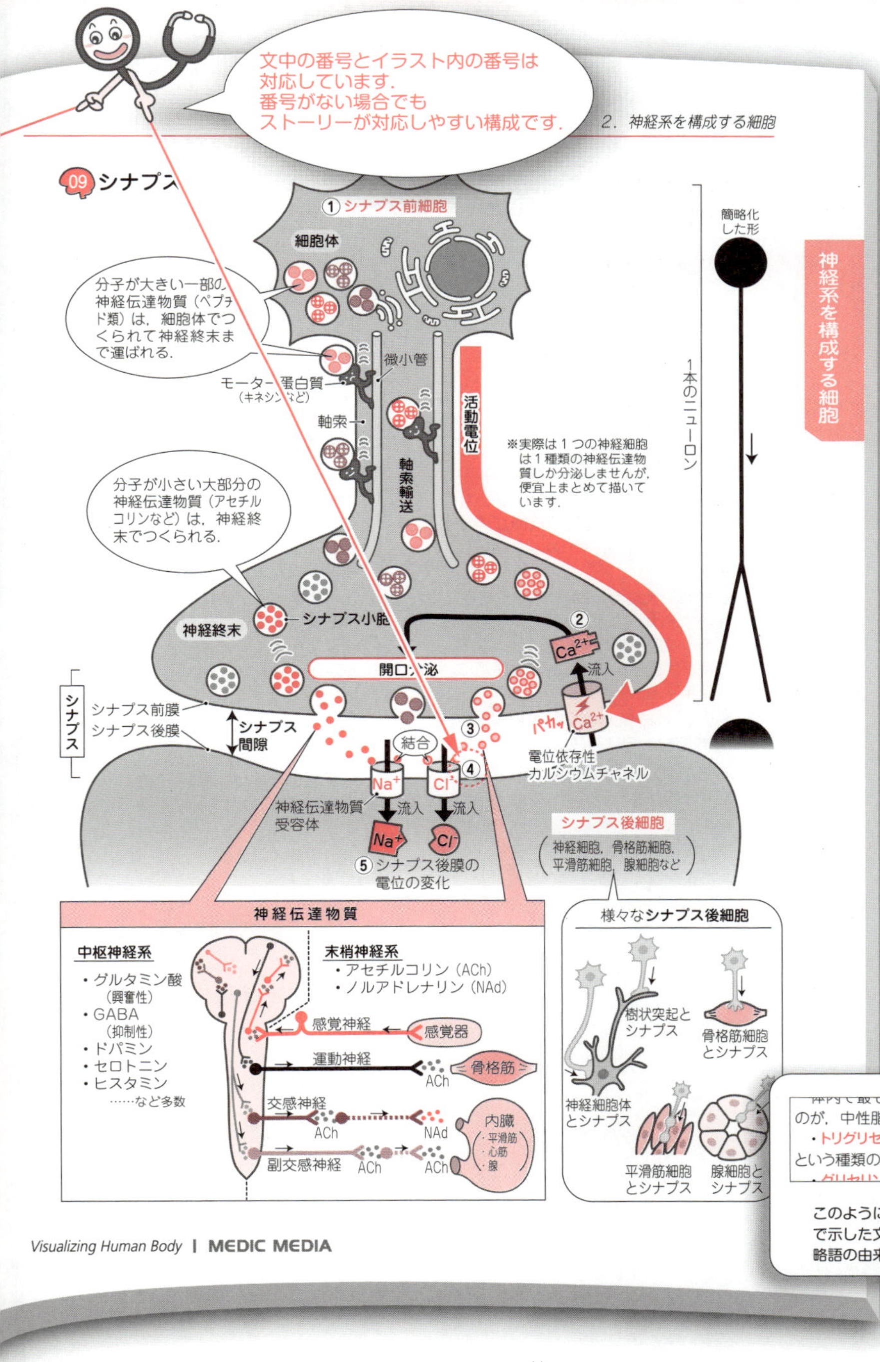

文中の番号とイラスト内の番号は
対応しています．
番号がない場合でも
ストーリーが対応しやすい構成です．
2．神経系を構成する細胞
09 シナプス
① シナプス前細胞
細胞体
分子が大きい一部の神経伝達物質（ペプチド類）は，細胞体でつくられて神経終末まで運ばれる．
微小管
モーター蛋白質（キネシンなど）
軸索
軸索輸送
活動電位
※実際は１つの神経細胞は１種類の神経伝達物質しか分泌しませんが，便宜上まとめて描いています．
簡略化した形
1本のニューロン
神経系を構成する細胞
分子が小さい大部分の神経伝達物質（アセチルコリンなど）は，神経終末でつくられる．
神経終末
シナプス小胞
開口分泌
② Ca^{2+}
流入
シナプス
シナプス前膜
シナプス後膜
シナプス間隙
③
結合
④
Na^{+}
Cl^{-}
パカッ
電位依存性カルシウムチャネル
神経伝達物質受容体
流入
⑤ シナプス後膜の電位の変化
シナプス後細胞
（神経細胞，骨格筋細胞，平滑筋細胞，腺細胞など）
神経伝達物質
中枢神経系
・グルタミン酸（興奮性）
・GABA（抑制性）
・ドパミン
・セロトニン
・ヒスタミン
……など多数
末梢神経系
・アセチルコリン（ACh）
・ノルアドレナリン（NAd）
感覚神経
感覚器
運動神経
骨格筋
ACh
交感神経
ACh
NAd
副交感神経
ACh
ACh
内臓
・平滑筋
・心筋
・腺
様々なシナプス後細胞
樹状突起とシナプス
骨格筋細胞とシナプス
神経細胞体とシナプス
平滑筋細胞とシナプス
腺細胞とシナプス
Visualizing Human Body | MEDIC MEDIA

※本書は，情報をコンパクトに見開き内に収め，見開きを整然と並べるために，ときにとてもシンプルな表現を採用しています．そのような箇所については，より正確で詳細な情報があとの見開きで扱われています．また，人体には様々な個人差や例外が存在することも忘れないようにしてください．

のが，中性脂肪ともよばれる
・トリグリセリド（TG：triglyceride）
という種類の脂質です．トリグリセリド

このようにピンクのアミカケで示した文字は，
略語の由来を示しています．

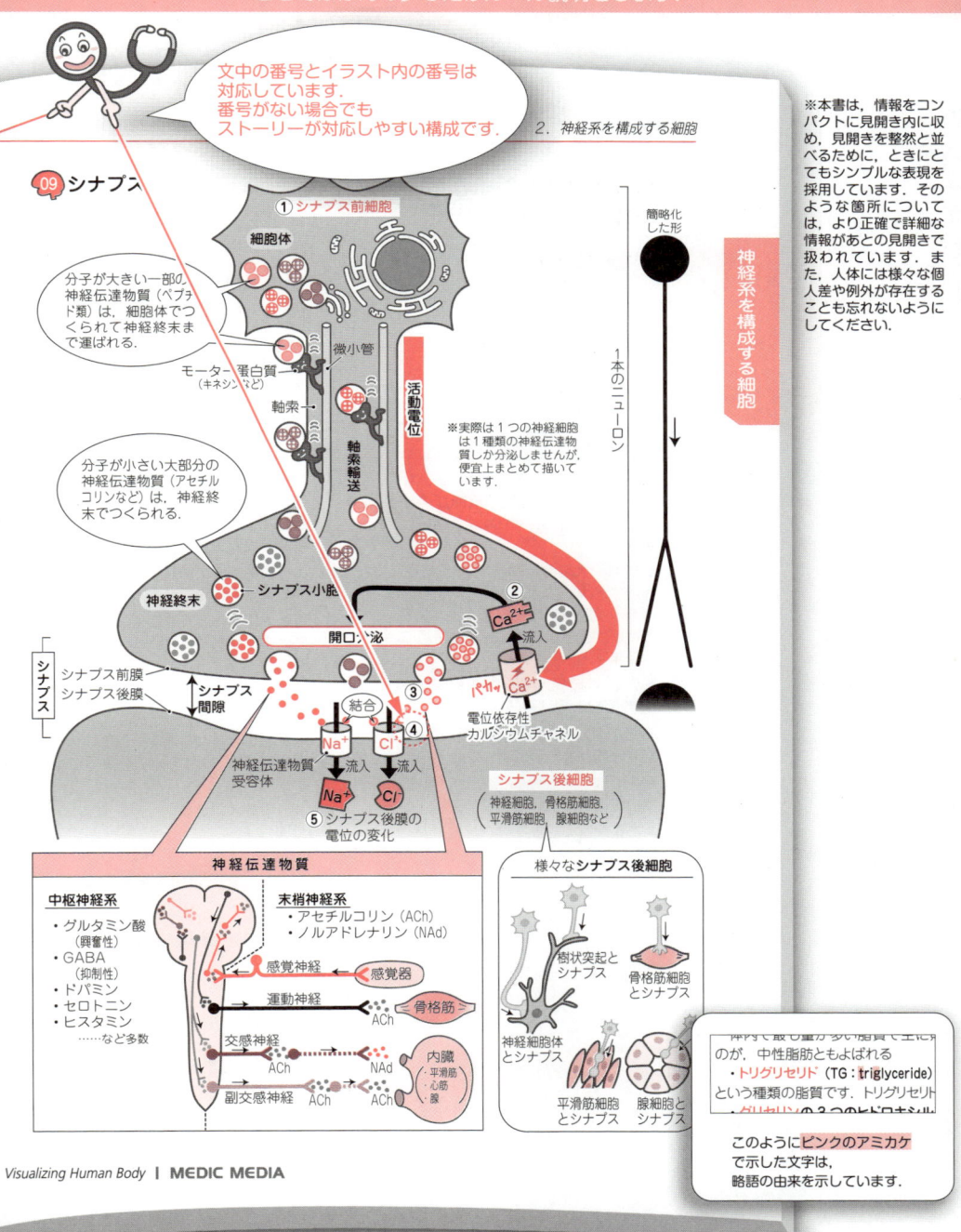

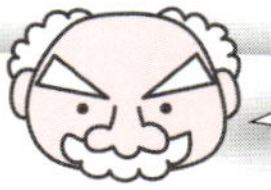

各種国試（国家試験）名と
問題番号です
(CBTはガイドライン番号).

国試を読み解こう！ 6（疾患編）

▸ 各種国家試験の神経系に関する問題

看護師国試 108回午前24

臓器の移植に関する法律における脳死の判定基準で正しいのはどれか.

1．瞳孔径は左右とも3mm以上
2．脳波上徐波の出現
3．微弱な自発呼吸
4．脳幹反射の消失
5．浅昏睡

× 1．瞳孔径は，正常では2.5～4mmです．脳死 188 では脳幹の機能が停止するため散瞳し，4mm以上となります.

2．脳波は，大脳の活動を反映します．徐波は，大脳の活動が残っていることを示す所見です．脳死では大脳の機能が停止するため，脳波は平坦になります.

× 3．脳死では延髄の呼吸中枢の機能が停止するため, 自発呼吸は消失します.

○ 4．脳死では脳幹の機能が停止するため，脳幹反射が消失します.

× 5．脳死では，痛み刺激に反応がみられない深昏睡の状態になります.

以上より正解は 4 です.

問題解説では，
本文には書かれていないが，
問題解答に必要な知識に
ついても，きちんと
補足説明しています.

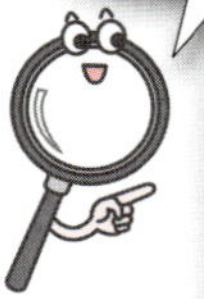

薬剤師国試共通 100回61

頭蓋内圧亢進の状態において見られる病態・症状として，**誤っている**のはどれか．1つ選べ.

1．頭痛
2．うっ血乳頭
3．嘔吐
4．脳ヘルニア
5．回転性めまい

○ 1．頭痛は頭蓋内圧亢進 190 により，血管，神経，硬膜など痛みを感じる組織が引っ張られたり，偏位したりすることで生じます.

○ 2．うっ血乳頭は，頭蓋内圧亢進により生じる眼底所見です.

○ 3．嘔吐は頭蓋内圧亢進により，延髄の嘔吐中枢が刺激されることで生じます.

○ 4．頭蓋内圧亢進が進行すると，脳ヘルニアが生じます.

× 5．回転性めまいは，内耳，前庭神経，前庭神経核，小脳などの障害で生じます.

以上より正解は 5 です.

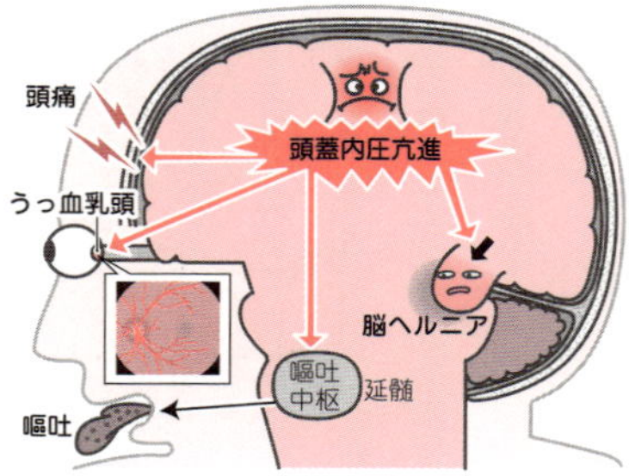
頭痛
頭蓋内圧亢進
うっ血乳頭
脳ヘルニア
嘔吐
中枢
延髄
嘔吐

章の終わりの「国試を読み解こう！」は問題を解くというよりどんどん読み進めよう！

診療放射線技師国試　63回29

脳血管障害の危険因子はどれか．**2つ選べ．**

1．糖尿病
2．肝硬変
3．高血圧
4．慢性膵炎
5．気管支拡張症

○1．糖尿病は，アテローム血栓性脳梗塞 196 の危険因子です．

×2．肝硬変が進行して肝不全となると，肝性脳症 172 による意識障害が生じます．脳血管障害とは関連しません．

○3．高血圧は，アテローム血栓性脳梗塞，ラクナ梗塞，および脳出血 198 の危険因子です．

×4．慢性膵炎 214 では，膵臓からの消化酵素やホルモンの分泌が低下し，食物の消化，および栄養素の吸収障害をきたします．脳血管障害と直接的には関連しません．

×5．気管支拡張症 178 では，慢性副鼻腔炎の合併がみられます．脳血管障害とは関連しません．

以上より正解は 1，3 です．

問題と解説の理解を助けるイラストです．

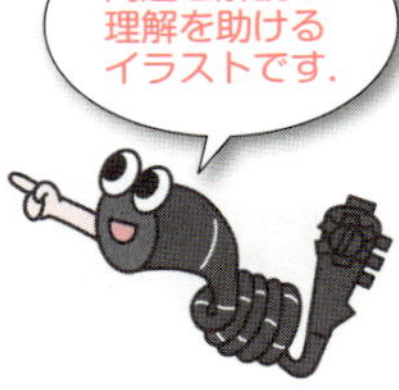

管理栄養士国試　34回33

神経疾患に関する記述である．最も適当なのはどれか．1つ選べ．

(1) パーキンソン病では，筋緊張低下がみられる．
(2) レビー小体型認知症は，ウイルス感染により起こる．
(3) 脳血管性認知症では，感情失禁がみら…
(4) アルツ…階段状…
(5) アルツ…認知症…

×(1) パーキ…張（トー…動的に…抵抗がみ…

×(2) レビー…中枢神…体がみら…起こると…

○(3) 脳血管…害が生…笑うな…がるこ…禁（感情失…

×(4) 症状が…管性認知…

×(5) 脳血管障害の病巣に対応した，一部の機能の障害のみが生じるまだら認知症は，脳血管性認知症の特徴です．

以上より正解は (3) です．

…み解こう！（疾患編）

以下の15種類の国試より掲載されています．

- 医師
- 看護師
- 薬剤師
- 歯科医師
- 救急救命士
- 臨床検査技師
- 診療放射線技師
- 臨床工学技士
- 管理栄養士
- 理学療法士（PT）
- 作業療法士（OT）
- 介護福祉士
- 柔道整復師
- はり師きゅう師
- あん摩マッサージ指圧師
- 医学CBT（臨床実習開始前全国共用試験）

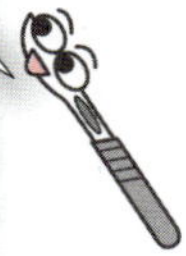

Visualizing Human Body | MEDIC MEDIA　215

CONTENTS

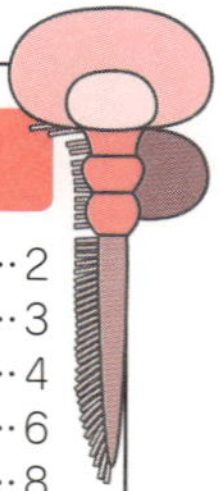

1. 神経系の全体像

ミクロ

2. 神経系を構成する細胞

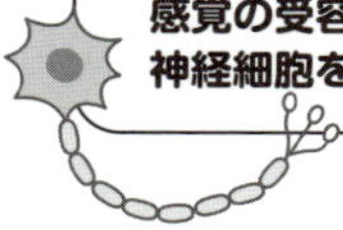

マクロ

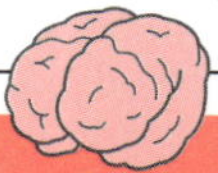

3. 大脳

4. 脳幹・脊髄・小脳

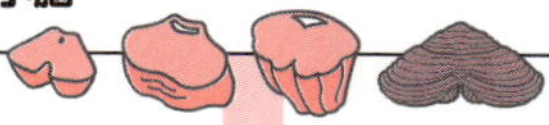

つなぐ

5. 脳神経

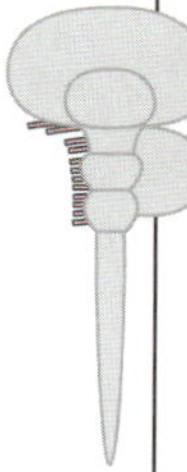

6. 脊髄神経

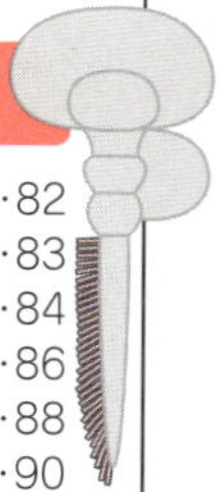

伝える

7. 伝導路

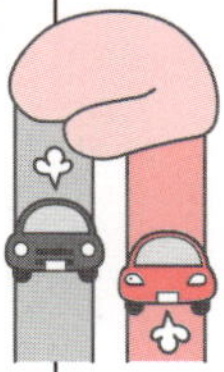

守る

8. 髄膜・髄液・脳室

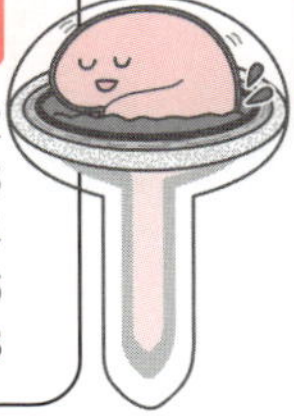

栄養

9. 中枢神経系の血管

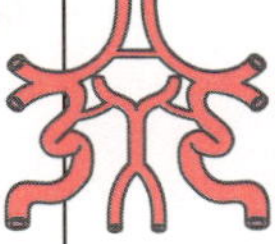

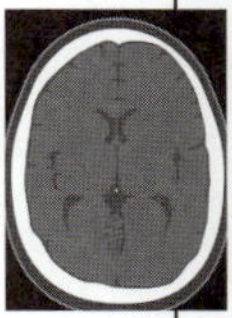

10. 神経系の診察・検査

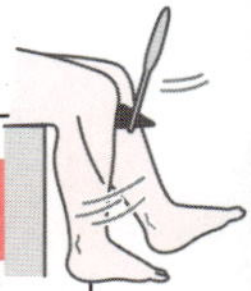

11. 理解を深める疾患編

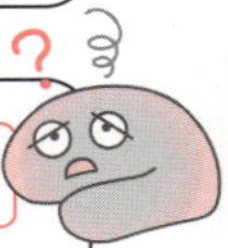

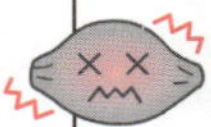

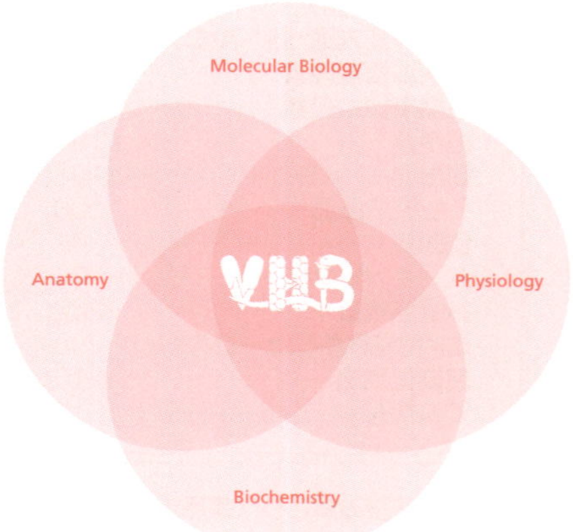
Molecular Biology
Anatomy
VHB
Physiology
Biochemistry

'Visualizing Human Body'

provides

basic anatomical & physiological knowledge

for

all the medical workers and students.

脳・神経

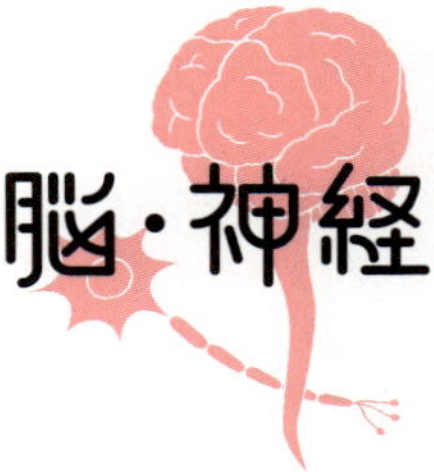

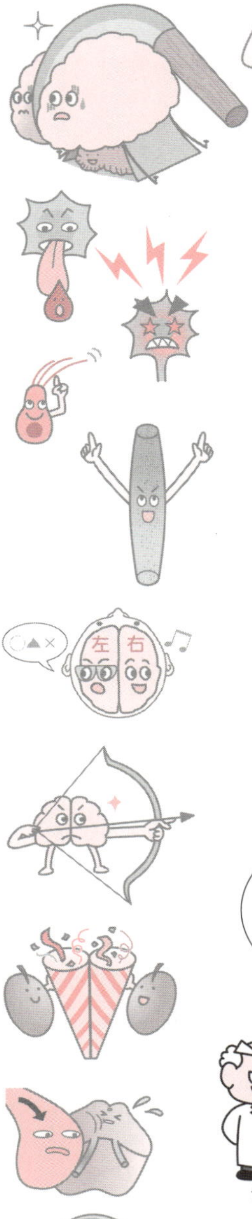
○▲×
左
右

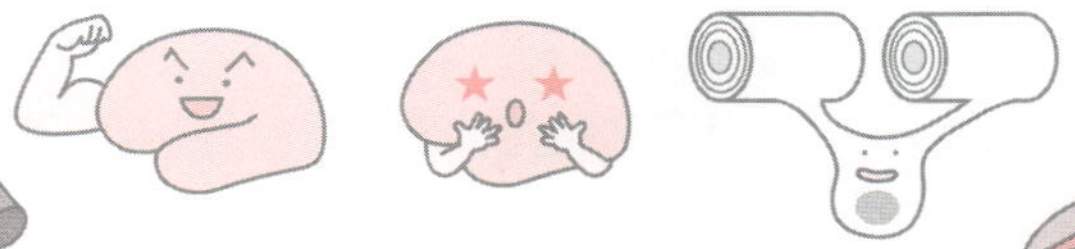

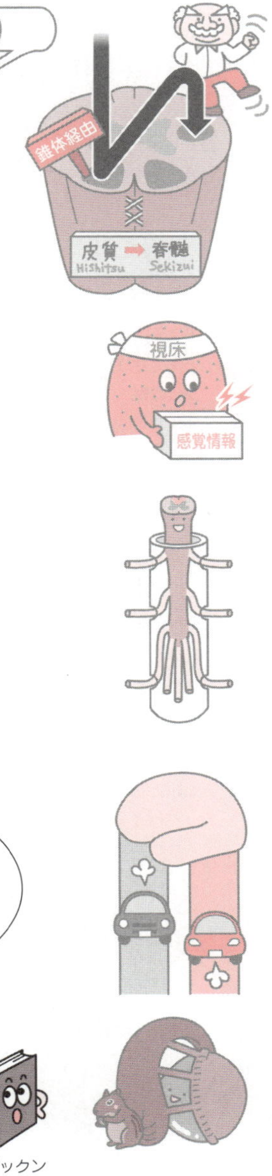
錐体経由
皮質 Hishitsu
脊髄 Sekizui
視床
感覚情報

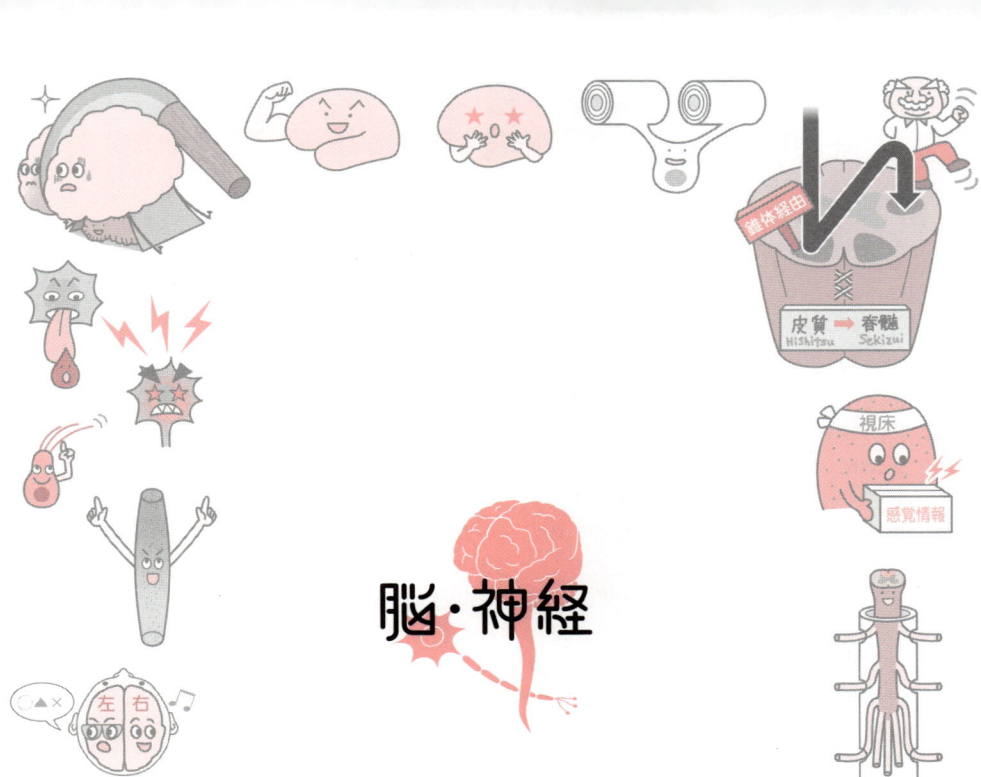

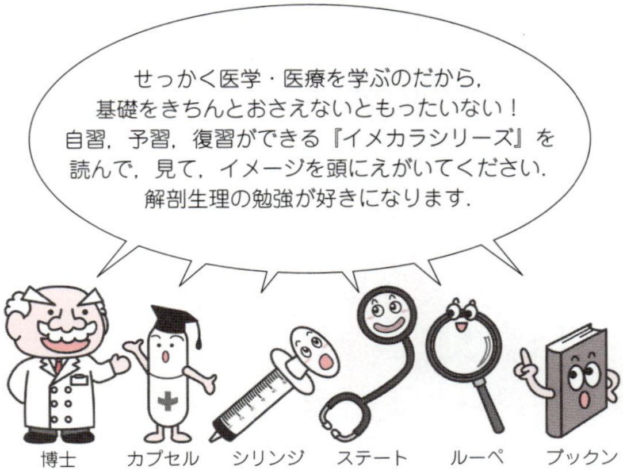
せっかく医学・医療を学ぶのだから，
基礎をきちんとおさえないともったいない！
自習，予習，復習ができる『イメカラシリーズ』を
読んで，見て，イメージを頭にえがいてください．
解剖生理の勉強が好きになります．
博士
カプセル
シリンジ
ステート
ルーペ
ブックン

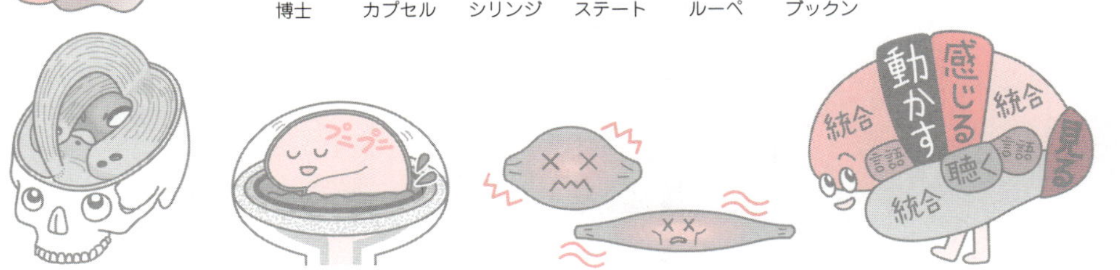
プニプニ
動かす
感じる
統合
統合
言語
聴く
言語
統合
見る

1．神経系の全体像

INTRO

神経系は，全身に張りめぐらされている情報の通り道です．身体の司令塔である**脳**と，身体の各部位との間で情報を受け渡しするためのネットワークともいえます．脳は全身から情報を集めて処理・統合し，全身へ情報を送ります．本章は，神経系の全体像を把握することを目的としています．神経系の構造やはたらきは複雑に思えるかもしれませんが，基本を押さえるのに必要な内容は多くありません．ぜひ，焦らず丁寧に読み進めてください．

まずは神経系の解剖を見てみましょう．神経系は，**中枢神経系**と**末梢神経系**に分かれます．中枢神経系とは**脳**〔大脳（狭義の大脳と間脳からなる），小脳，脳幹（中脳，橋，延髄からなる）〕と**脊髄**，末梢神経系とは**脳神経**と**脊髄神経**を指します．中枢神経系は非常に柔らかいため，頭蓋と脊柱で物理的に守られ，さらに髄膜に包まれています．そして脳は脳脊髄液という液体に浮かんでいます．

次に，中枢神経系の機能を紹介します．大脳，小脳，脳幹，脊髄それぞれの機能を大まかに把握しましょう．

続いて，末梢神経系について説明します．末梢神経は，走行部位に基づく解剖的な名称と，機能に基づく名称のそれぞれでよばれるため，それを理解して読み進めていくとよいでしょう．

神経系の発生では**神経管**というチューブと**神経堤**という細胞塊から，どのように神経系ができていくのかたどってみましょう．

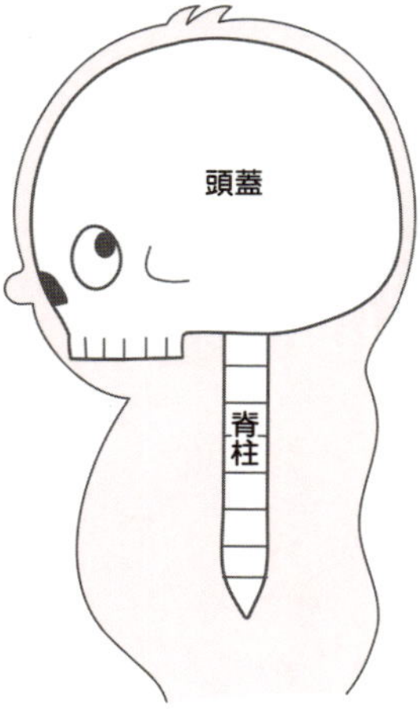
頭蓋
脊柱

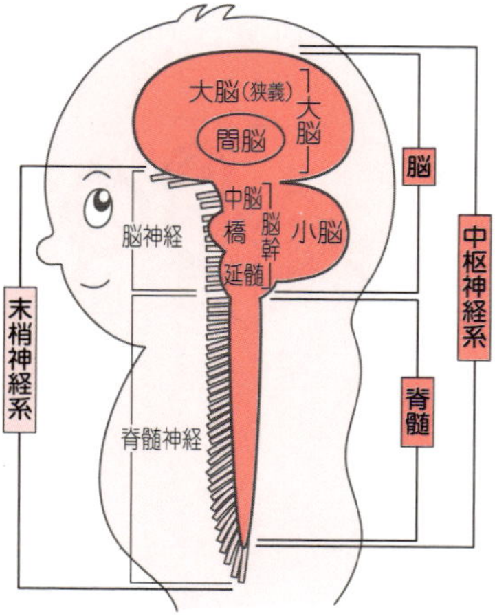
大脳(狭義)
間脳
大脳
脳
中脳
橋
脳幹
延髄
小脳
脳神経
中枢神経系
末梢神経系
脊髄神経
脊髄

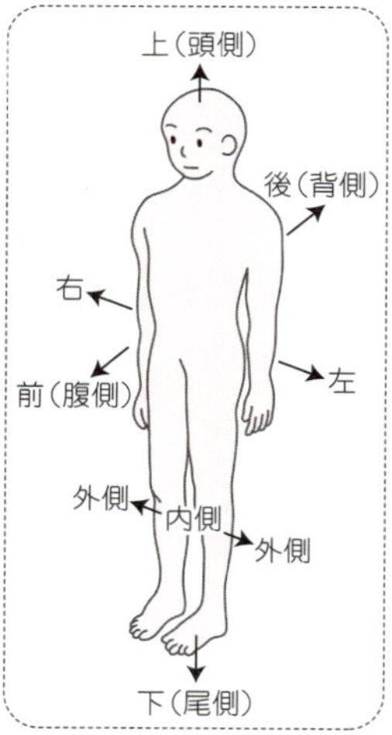
上（頭側）
後（背側）
右
前（腹側）
左
外側
内側
外側
下（尾側）

神経系
▶ 中枢神経系と末梢神経系からなる

01 神経系

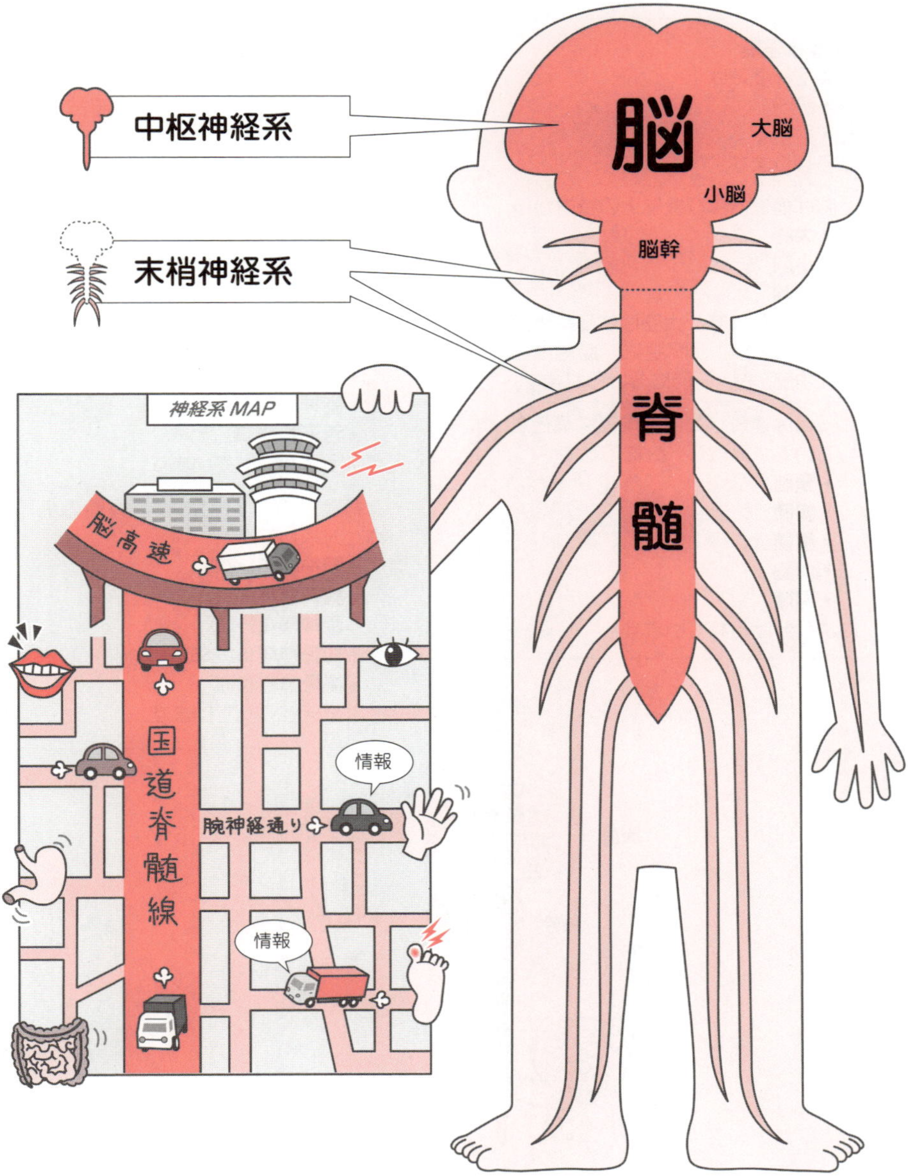

中枢神経系
末梢神経系
脳
大脳
小脳
脳幹
脊髄
神経系MAP
脳高速
国道脊髄線
情報
腕神経通り
情報

神経系の解剖 1
▶ 脳と全身をつなぐ経路

神経系には中枢神経系と末梢神経系があります.

中枢神経系

中枢神経系は
- 脳
- 脊髄(せきずい)

からなります.

脳は構造および機能上の特徴から
- **大脳**
- **小脳**
- **脳幹**

に分けられます. 大脳はさらに大脳半球(狭義の大脳)と間脳に, 脳幹はさらに中脳, 橋(きょう), 延髄に分けられます.

脊髄は連続したほぼ均質な構造をしていて, 高位(レベル)に応じて
- **頸髄**
- **胸髄**
- **腰髄**
- **仙髄**
- **尾髄**

とよび分けられています.

末梢神経系

末梢神経系には
- **脳から出る脳神経**
- **脊髄から出る脊髄神経**

があります.

脳神経は12対あり, 脳から出る高さの順に
- **嗅神経**(Ⅰ)
- **視神経**(Ⅱ)
- **動眼神経**(Ⅲ)
- **滑車神経**(Ⅳ)
- **三叉(さんさ)神経**(Ⅴ)
- **外転神経**(Ⅵ)
- **顔面神経**(Ⅶ)
- **内耳(ないじ)神経**(Ⅷ)
- **舌咽(ぜついん)神経**(Ⅸ)
- **迷走神経**(Ⅹ)
- **副神経**(Ⅺ)
- **舌下神経**(Ⅻ)

という名がついています.

脊髄神経は31対あり, 脊髄の名称と対応して
- **頸神経**(C1~C8)
- **胸神経**(T1~T12)
- **腰神経**(L1~L5)
- **仙骨神経**(S1~S5)
- **尾骨神経**(Co)

とよび分けられています.

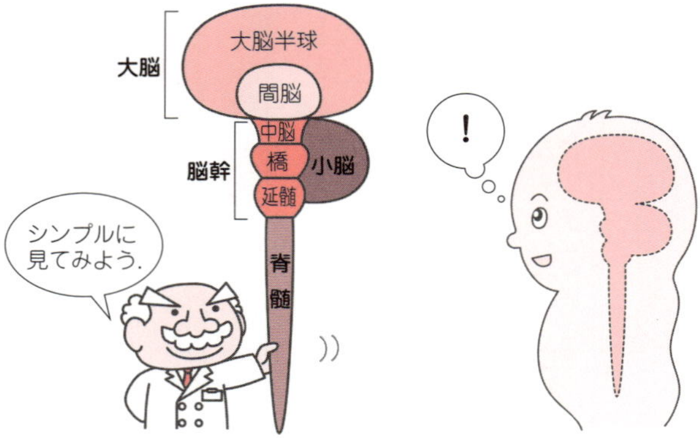

大脳
大脳半球
間脳
脳幹
中脳
橋
延髄
小脳
脊髄
シンプルに見てみよう.
!

02 神経系の解剖1

*嗅神経と視神経は厳密には中枢神経の突起であるが 12
歴史的には末梢神経系に含まれている.

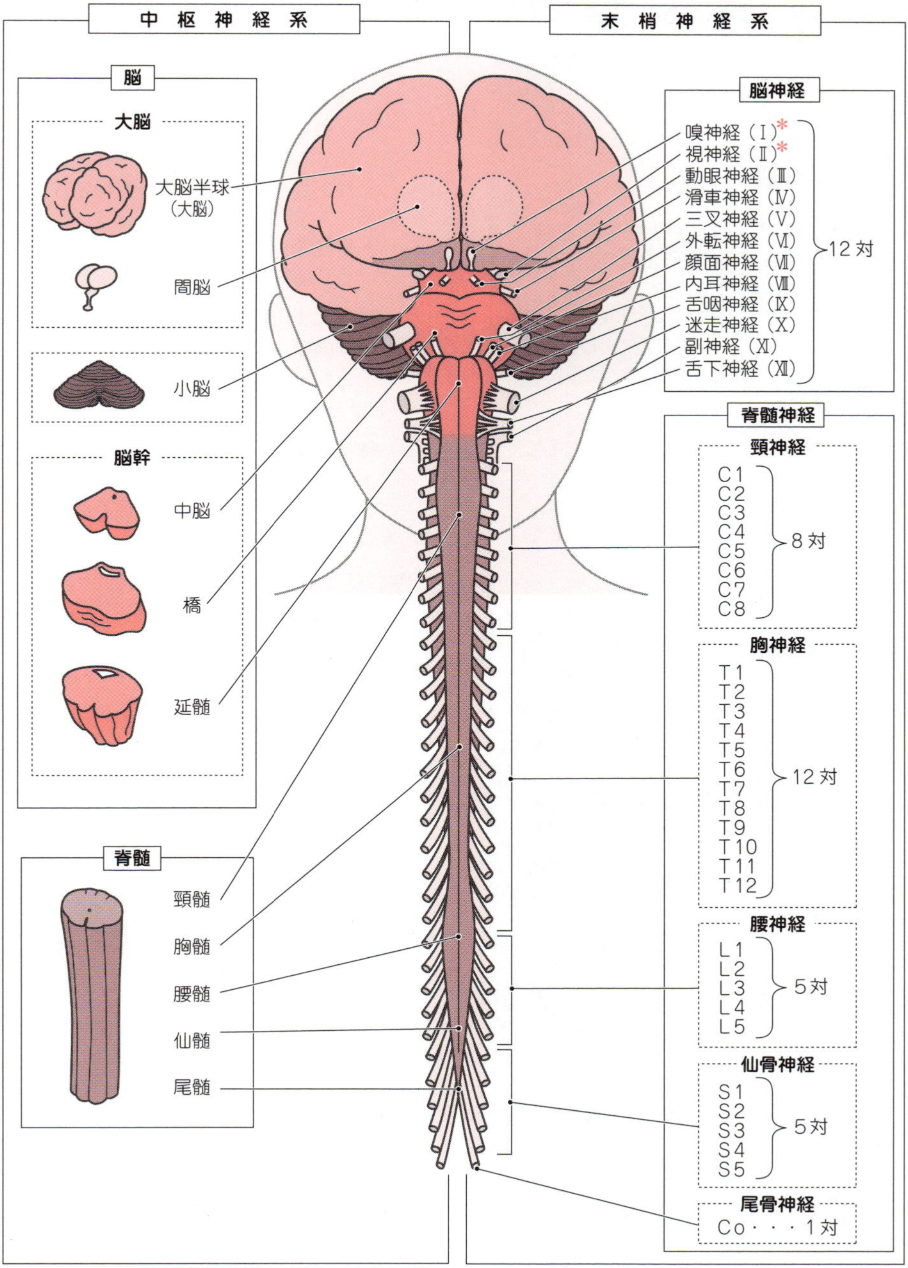

中枢神経系
脳
大脳
大脳半球
(大脳)
間脳
小脳
脳幹
中脳
橋
延髄
脊髄
頸髄
胸髄
腰髄
仙髄
尾髄
末梢神経系
脳神経
嗅神経 (I)*
視神経 (II)*
動眼神経 (III)
滑車神経 (IV)
三叉神経 (V)
外転神経 (VI)
顔面神経 (VII)
内耳神経 (VIII)
舌咽神経 (IX)
迷走神経 (X)
副神経 (XI)
舌下神経 (XII)
12対
脊髄神経
頸神経
C1
C2
C3
C4
C5
C6
C7
C8
8対
胸神経
T1
T2
T3
T4
T5
T6
T7
T8
T9
T10
T11
T12
12対
腰神経
L1
L2
L3
L4
L5
5対
仙骨神経
S1
S2
S3
S4
S5
5対
尾骨神経
Co・・・1対

神経系の解剖2
▶ 中枢神経系を守る構造

中枢神経はやわらかい組織であり，頑丈な骨である頭蓋と脊柱によって守られています．

頭蓋の概観

• **頭蓋**

は，脳頭蓋と顔面頭蓋からなります．このうち脳頭蓋の部分は脳を守る骨格で，複数の平たい骨（頭頂骨，前頭骨など）がパズルのように組み合わさってできています．脳頭蓋で囲われた空間を頭蓋腔といい，ここに脳が収まっています．

脳頭蓋のうち，脳を下から支えている部分を

• **頭蓋底**

といいます．頭蓋底の脳と接している側（頭蓋腔の内面）を

• **内頭蓋底**

といい，反対側（頭蓋腔の外面）を

• **外頭蓋底**

といいます．

頭蓋底には神経や血管が通る孔が開いています．ひときわ大きな孔を

• **大後頭孔**

といい，延髄はここを通って頭蓋外へ出ます．ほかにも大小様々な孔があり，末梢神経である脳神経 64 や脳へ行き来する血管の通路となっています．

脊柱≒**脊椎**ですが，脊柱は脊柱管や椎間孔などの空間も含んでいて，脊椎は骨だけ，というイメージで使い分けると良いでしょう．

脊柱の概観

• **脊柱**（脊椎）

は，脊髄を守る骨格で，一般的に「背骨」とよばれます．脊柱は

• **椎骨**

という骨が複数，縦に連なってできています．椎骨の後部には椎孔という孔があり，これが連なって脊髄が通る

• **脊柱管**

という空間を形成します．

椎骨同士の関節面は

• **椎間板**

という軟骨で連結していて，脊柱は可動性に富んでいます．

隣接する椎骨間には左右1対の

• **椎間孔**

という隙間があり，末梢神経である脊髄神経 84 が通ります．

やわらかい中枢神経系とかたい骨格系が接していると，衝撃を受けた際に神経系にダメージがおよぶ危険性があります．これを防ぐ役割を果たしているのが脳脊髄液です．

髄膜と脳脊髄液

中枢神経の表面は

• **髄膜** 124

で覆われています．髄膜は

• **硬膜**
• **くも膜**
• **軟膜**

という3種類の膜が合わさってできています．

くも膜と軟膜の間には

• **くも膜下腔**

という隙間があり，ここは

• **脳脊髄液**（髄液） 128

という液体で満たされています．髄液の大半は脳内にある脳室でつくられ，脳幹部でくも膜下腔に流出し，脳と脊髄の周囲を満たします．

03 神経系の解剖２

頭蓋

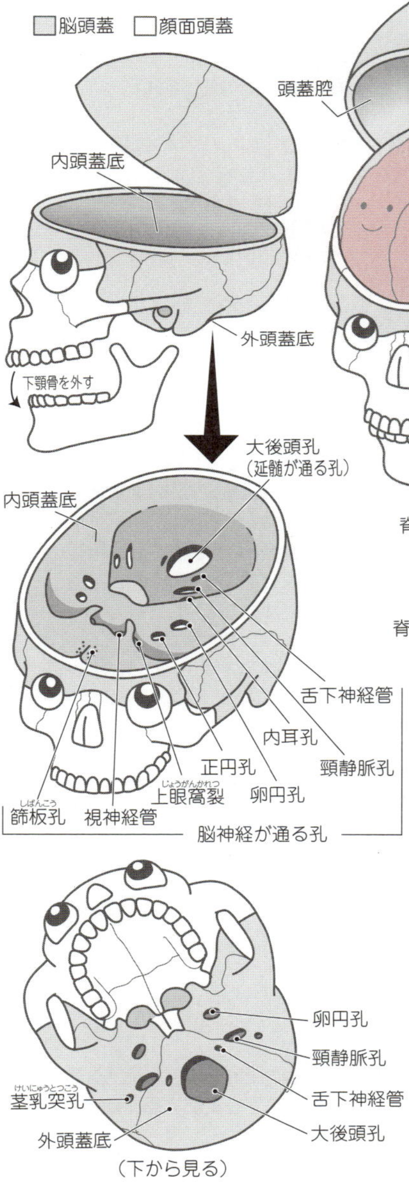
脳頭蓋
顔面頭蓋
内頭蓋底
外頭蓋底
下顎骨を外す
大後頭孔
（延髄が通る孔）
内頭蓋底
舌下神経管
内耳孔
頸静脈孔
正円孔
卵円孔
じょうがんかれつ
上眼窩裂
しばんこう
篩板孔
視神経管
脳神経が通る孔
卵円孔
頸静脈孔
舌下神経管
けいにゅうとつこう
茎乳突孔
大後頭孔
外頭蓋底
（下から見る）

脳・脊髄

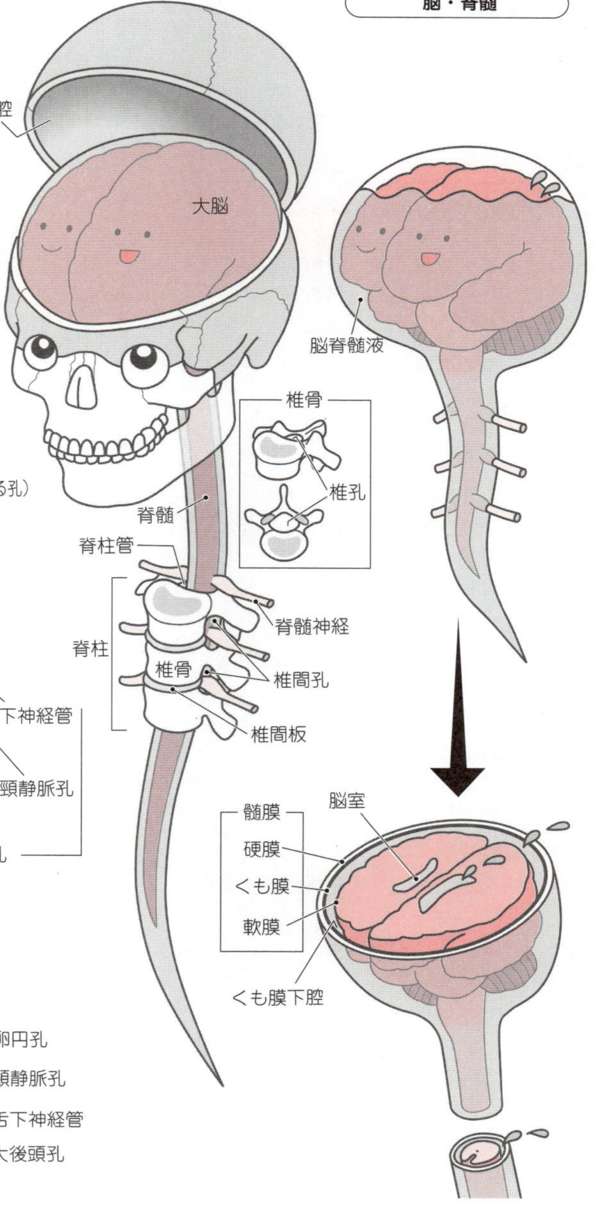
頭蓋腔
大脳
脳脊髄液
椎骨
椎孔
脊髄
脊柱管
脊髄神経
脊柱
椎骨
椎間孔
椎間板
脳室
髄膜
硬膜
くも膜
軟膜
くも膜下腔

中枢神経系
▶ 各部の役割を大まかに把握しよう

中枢神経系は全身の情報を集めて統合し，全身の機能を調節する，人体の総司令部としての役割を担っています．このページで，まずは各部の機能を大まかに把握しましょう．部位ごとの詳細は本書の各章で解説します．

大脳の機能 (詳細は 26)

大脳は表面にある大脳皮質，深部にある大脳基底核，大脳辺縁系のそれぞれが異なる機能をもちます．

大脳皮質は
- **情報の収集や統合**
- **思考・判断**
- **運動の指令**

などを担います．

大脳基底核は
- **運動が適切でスムーズになるよう調節する**

役割を担います．

大脳辺縁系には
- **本能行動，情動，記憶の中枢**

があります．

間脳の機能 (詳細は 44)

間脳は主に視床，視床下部から成り立っています．

視床は
- **全身の感覚情報を集める中継点**

であるほか
- **運動調節の補助**

も行います．

視床下部には
- **自律神経系，内分泌系，本能行動の中枢**

があります．

小脳の機能 (詳細は 60)

小脳は
- **運動が適切でスムーズになるよう調節する**

役割を担います．

脳幹の機能 (詳細は 52-57)

脳幹は
- **大脳の覚醒レベルの調節**

を担います．また
- **循環や呼吸の中枢**

があり，生命維持に重要な役割を担う部位です．

脳と全身の各所を結び，感覚情報の入力や運動の指令などを担う
- **伝導路**

が脳幹を通ります．

このほか
- **対光反射などの反射中枢がある**
  (反射とは，ある刺激に対応して意識と関係なく起こる一定の反応．詳細は 118)
- **主に頭頸部を支配する脳神経の出入口である脳神経核がある**

などの特徴があります．

ざっくりとした視点では，大脳皮質は人間らしい高度に発達した機能，脳の深部は生命維持に直結した原始的な機能を担うイメージです．ほかの動物と比較して，ヒトの脳では中枢神経系のうち大脳の占める割合が大きいという特徴があります．

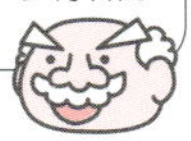

脊髄の機能

脊髄は脳幹から連続しており，脳と頸部より下の各所を結ぶ
- **伝導路**

の大半が脊髄を通ります．

このほか
- **腱反射などの反射中枢がある**
- **頸部より下を支配する脊髄神経の出入口となっている**

という特徴があります．

04 中枢神経系

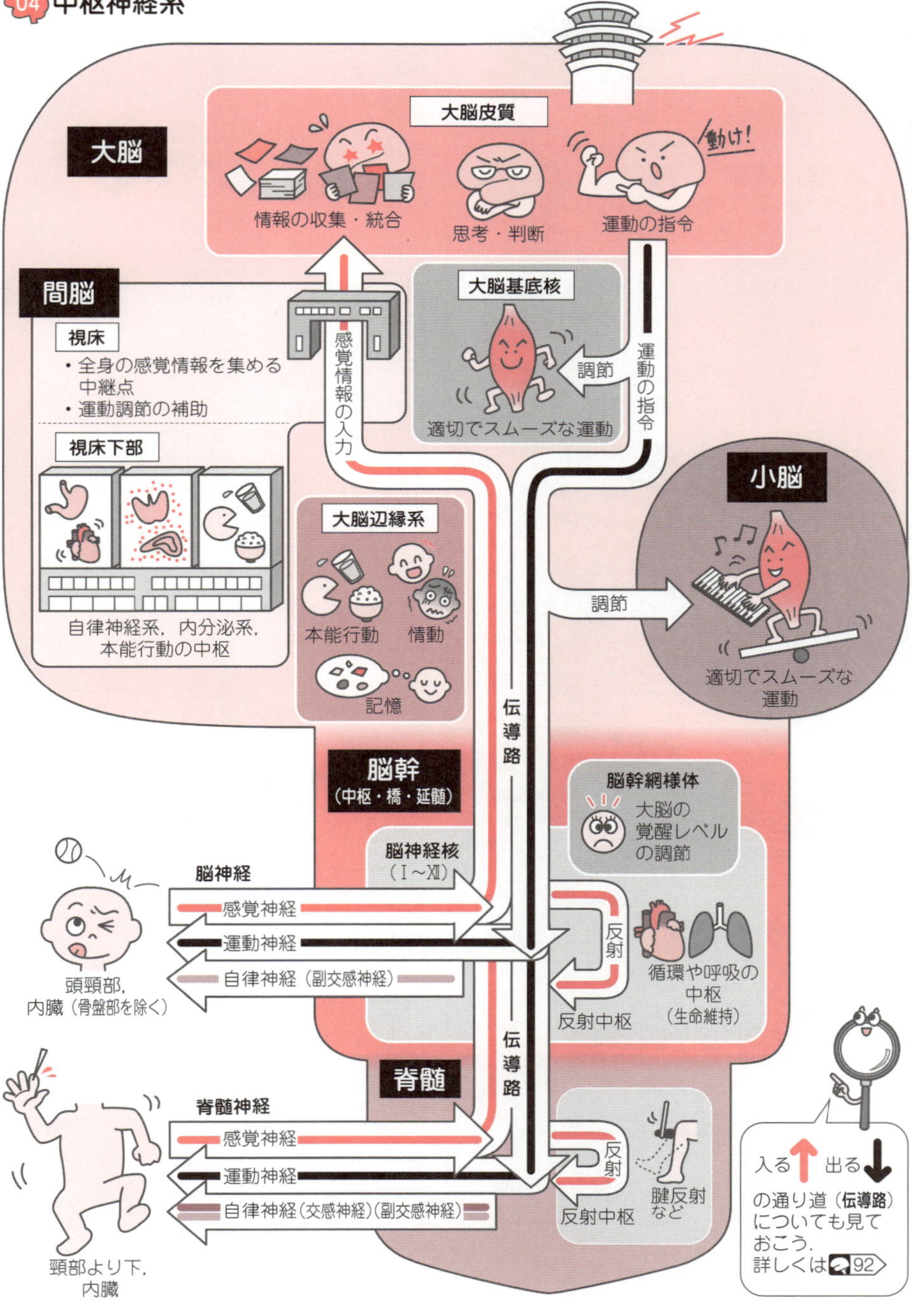
大脳
大脳皮質
情報の収集・統合
思考・判断
動け!
運動の指令
間脳
視床
・全身の感覚情報を集める中継点
・運動調節の補助
視床下部
自律神経系，内分泌系，本能行動の中枢
感覚情報の入力
大脳基底核
調節
適切でスムーズな運動
運動の指令
小脳
調節
適切でスムーズな運動
大脳辺縁系
本能行動
情動
記憶
伝導路
脳幹
（中枢・橋・延髄）
脳幹網様体
大脳の覚醒レベルの調節
脳神経核
（Ⅰ～Ⅻ）
脳神経
感覚神経
運動神経
自律神経（副交感神経）
頭頸部，内臓（骨盤部を除く）
反射
反射中枢
循環や呼吸の中枢
（生命維持）
伝導路
脊髄
脊髄神経
感覚神経
運動神経
自律神経（交感神経）（副交感神経）
頸部より下，内臓
反射
反射中枢
腱反射など
入る 出る の通り道（伝導路）についても見ておこう．
詳しくは 92

末梢神経系

▶ 中枢神経系と全身の各所を結ぶ

末梢神経系は，中枢神経系と全身の組織や器官を結ぶ情報の通り道です．

解剖的な名称

末梢神経系は，〈4〉で見たように「脳神経」と「脊髄神経」から成り立っています．また「坐骨神経」などの個別の名称のほかに「咽頭神経叢（いんとうしんけいそう）」などのグループ名もあります．

これらは走行している部位などに基づいた解剖的な名称です．

形態的に1つの末梢神経のなかには，機能の異なる複数の神経線維が含まれます(混合神経)．次に，末梢神経が担う機能に基づく名称について説明します．

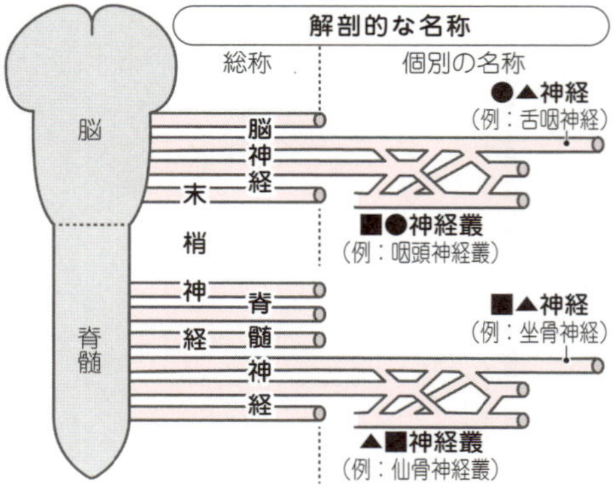

解剖的な名称
総称
個別の名称
脳
脳神経
末梢神経
●▲神経
(例：舌咽神経)
■●神経叢
(例：咽頭神経叢)
脊髄
脊髄神経
■▲神経
(例：坐骨神経)
▲■神経叢
(例：仙骨神経叢)

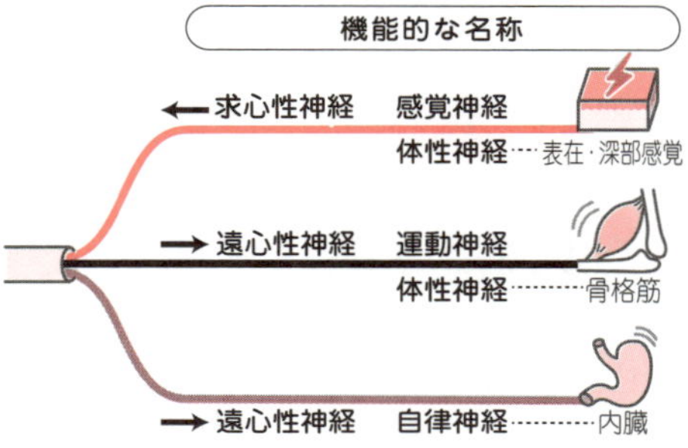

機能的な名称
←求心性神経　感覚神経
体性神経……表在・深部感覚
→遠心性神経　運動神経
体性神経………骨格筋
→遠心性神経　自律神経………内臓

※全ての末梢神経に感覚・運動・自律の３種類の神経が含まれているとは限らない．いずれか１，２種類のみからなる神経もある．

機能的な名称

高速道路などの「上り」「下り」のように，神経も情報が伝達される方向に基づいてよび分けられていて

- **末梢から中枢に向かう神経を**
  求心性神経(≒求心路)
- **中枢から末梢に向かう神経を**
  遠心性神経(≒遠心路)

といいます．

求心性神経は末梢の感覚受容器で集めた情報を中枢神経系へ伝える神経で

- **感覚神経**

とよばれます．

遠心性神経には2種類あります．1つは骨格筋の運動に関する指令を中枢神経系から末梢へ伝える神経で

- **運動神経**

とよばれます．もう1つは内臓の運動や分泌に関する指令を伝える神経で，無意識のうちにはたらく

- **自律神経**

です．

外界から身体に加えられた刺激の受容や，身体を動かすはたらき(体性機能)に関わる神経を

- **体性神経**

といいます．皮膚や深部組織(筋や関節)で生じる体性感覚を伝える感覚神経や，手足などの骨格筋を動かす運動神経がこれに相当します．「動物性神経」ともよばれます．

これに対し，内臓の状態を感じ取り，機能を調節するはたらき(臓性機能)に関わる神経を自律神経といいます．こちらは「植物性神経」ともよばれます．ここでいう「自律神経」は空腹感や便意など様々な内臓感覚を伝える感覚神経を含む，広義の自律神経です．

05 末梢神経系

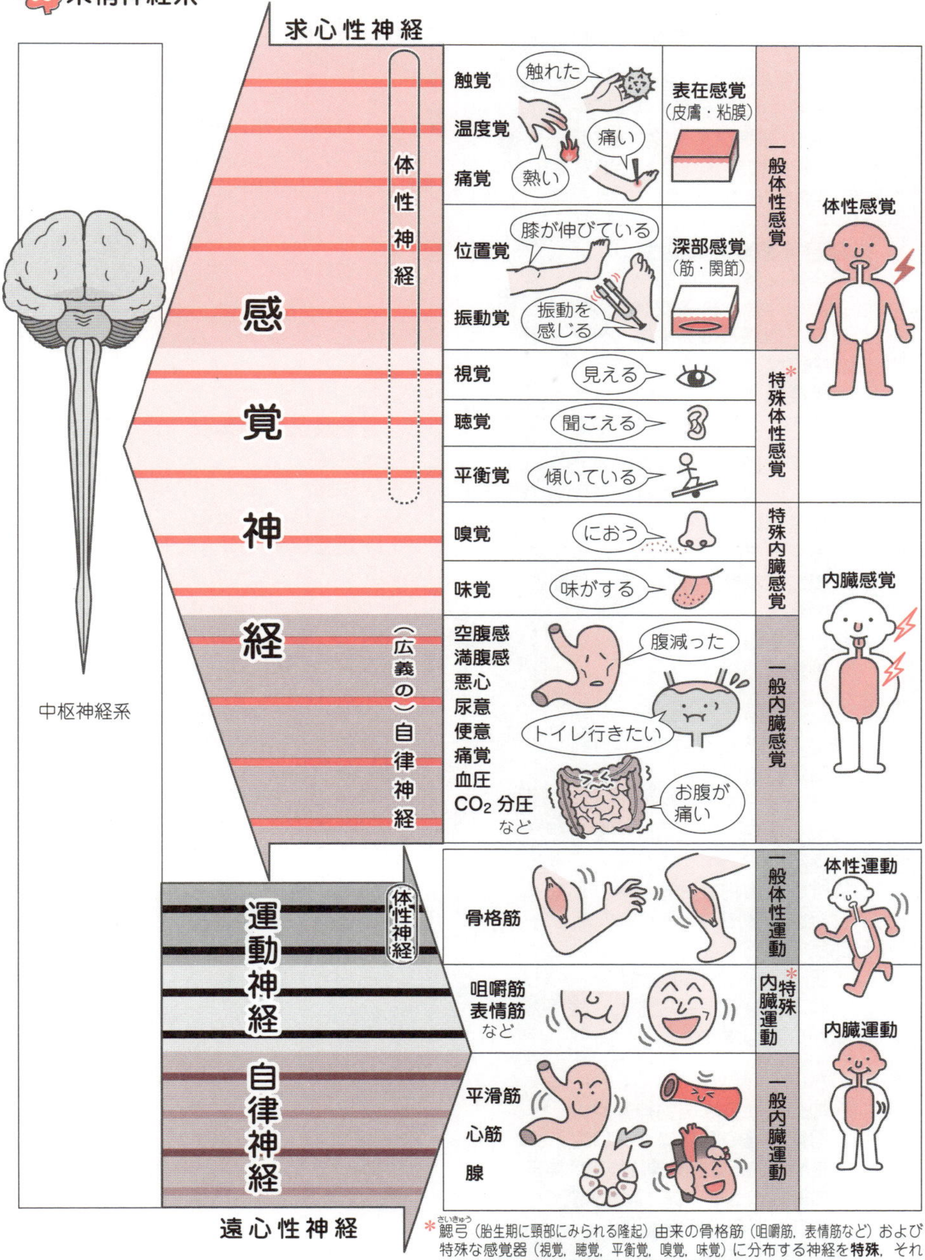

求心性神経
中枢神経系
感覚神経
体性神経
触覚
触れた
温度覚
痛覚
痛い
熱い
表在感覚
（皮膚・粘膜）
位置覚
膝が伸びている
振動覚
振動を感じる
深部感覚
（筋・関節）
一般体性感覚
体性感覚
視覚
見える
聴覚
聞こえる
平衡覚
傾いている
特殊体性感覚*
嗅覚
におう
味覚
味がする
特殊内臓感覚
内臓感覚
（広義の）自律神経
空腹感
満腹感
悪心
尿意
便意
痛覚
血圧
CO2 分圧
など
腹減った
トイレ行きたい
お腹が痛い
一般内臓感覚
運動神経
体性神経
骨格筋
一般体性運動
体性運動
咀嚼筋
表情筋
など
特殊内臓運動*
内臓運動
自律神経
平滑筋
心筋
腺
一般内臓運動
遠心性神経

＊鰓弓（さいきゅう）（胎生期に頸部にみられる隆起）由来の骨格筋（咀嚼筋，表情筋など）および特殊な感覚器（視覚，聴覚，平衡覚，嗅覚，味覚）に分布する神経を**特殊**，それ以外の領域に分布する神経を**一般**としてよび分ける分類もあります．

神経系の発生

▸ 神経管と神経堤から分化する

受精から起算して(=発生)17〜18日には胚子(胎芽)の中に外胚葉，中胚葉，内胚葉という3つの細胞グループからなる三層性胚盤が形成されます．ヒトの器官は3つの胚葉のいずれかから分化します．

神経管・神経堤の発生

神経系は外胚葉に由来します．外胚葉からはほかに表皮などがつくられます．神経系の発生は，外胚葉組織の中に厚みのある

- **神経板**

が形成されるところから始まります．

神経板は頭尾方向に長い平坦な構造をしていますが，徐々に正中線の両側が隆起してきて

- **神経ヒダ**

が形成されます．神経ヒダの頂部を

- **神経堤**

神経ヒダ間のくぼみを

- **神経溝**

といいます．

左右の神経ヒダは互いに接近し，正中で癒合して

- **神経管**

を形成します．神経管は中胚葉組織側(イラストでは下方向)へと移動し，その際に神経堤の細胞は神経管から離れて神経管と表層外胚葉の間に板状〜分節状の細胞群をつくります．こうして発生21〜22日には神経系のもととなる神経管，神経堤と，表層外胚葉が分離します．

のちに

- **神経管からは運動神経や自律神経の節前ニューロン**
- **神経堤からは感覚神経や自律神経の節後ニューロン，副腎髄質のクロム親和性細胞** 80

などが分化します．

脳の発生

脳は，脳胞とよばれる神経管のふくらみとして発生します．発生28日には神経管の頭側の端に

- **前脳，中脳，菱脳**(りょうのう)

という3つの脳胞ができます．このころ脳胞の発達に伴い，中脳のあたりが屈曲し(頭屈)，前脳が中脳の下にもぐり込むような形になります．菱脳と脊髄の間も屈曲します(頸屈)．

発生5週には前脳が終脳と間脳に分かれ，発生8週には菱脳が後脳と髄脳に分かれます．これにより脳全体は

- **終脳**(大脳半球になる)
- **間脳**
- **中脳**
- **後脳**(橋と小脳になる)
- **髄脳**(延髄になる)

の5つの部分に分かれます．発生8週の頃，後脳の橋にあたる部分が腹側に出っ張るように屈曲し(橋屈)，後脳が髄脳に覆いかぶさるような形になります．

終脳は「つ」の字を描くように伸展しながら大脳半球を形成します．まず後方へ伸展して後頭葉を形成し，今度は前方へ向かって伸展して側頭葉を形成します．

発生12週には脳の機能的領域がほぼ揃います．脳神経として分類されている嗅神経は終脳から，視神経は間脳から起こりますが，これらの脳神経もこの時点で認められます．

06 神経系の発生

神経管・神経堤の発生

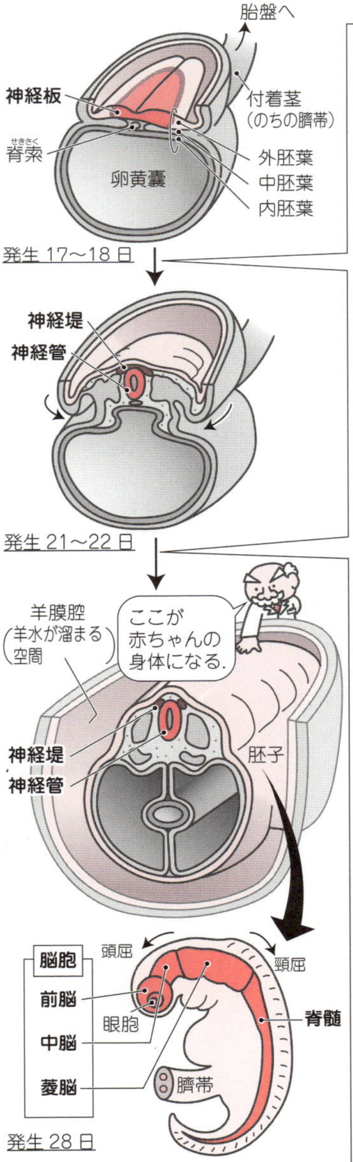

胎盤へ
神経板
付着茎
（のちの臍帯）
脊索（せきさく）
卵黄嚢
外胚葉
中胚葉
内胚葉
発生 17～18 日
神経堤
神経管
発生 21～22 日
羊膜腔
（羊水が溜まる空間）
ここが赤ちゃんの身体になる.
神経堤
神経管
胚子
脳胞
前脳
中脳
菱脳
頭屈
頸屈
眼胞
臍帯
脊髄
発生 28 日

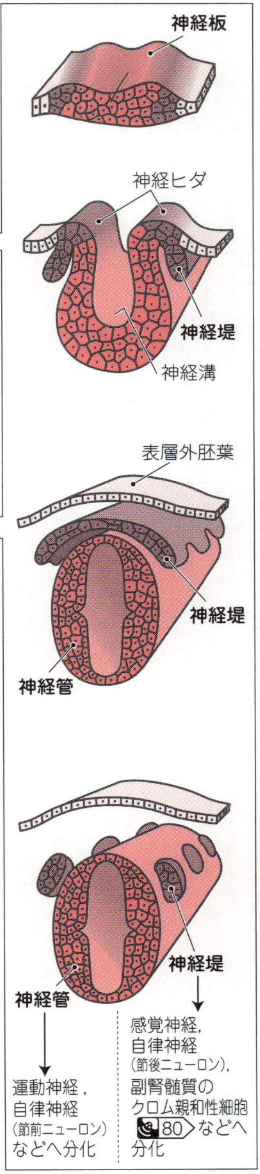

神経板
神経ヒダ
神経堤
神経溝
表層外胚葉
神経堤
神経管
神経管
神経堤
運動神経，自律神経（節前ニューロン）などへ分化
感覚神経，自律神経（節後ニューロン），副腎髄質のクロム親和性細胞 80 などへ分化

神経管 の頭側に
3 つのふくらみ（**脳胞**）ができる.

脳の発生

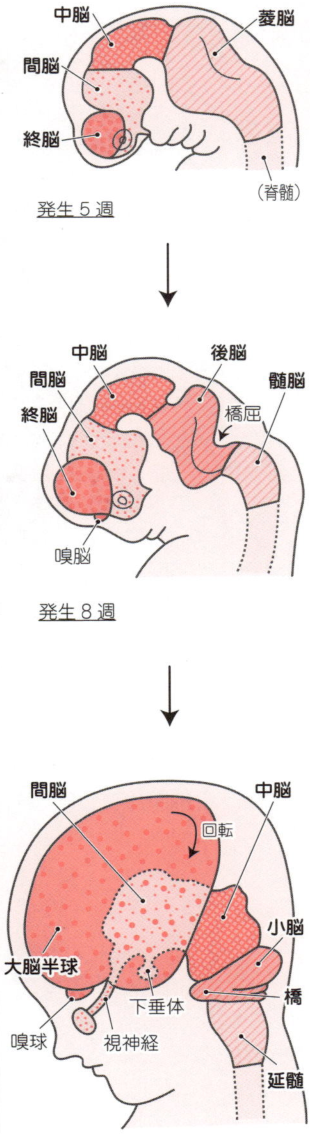

中脳
菱脳
間脳
終脳
（脊髄）
発生 5 週
中脳
後脳
間脳
髄脳
終脳
橋屈
嗅脳
発生 8 週
間脳
中脳
回転
小脳
大脳半球
橋
下垂体
嗅球
視神経
延髄

発生 12 週

2．神経系を構成する細胞

INTRO

この章では，神経系を細胞レベルの視点で見ていきます．

神経系において情報のやりとりの中心をなすのは**神経細胞**（**ニューロン**）です．神経細胞は，細胞体から伸びる長い突起である**軸索**をもちます．神経細胞は情報を伝えるのに特化した細胞で，軸索は情報が伝わるケーブルのような役割をもちます．

神経細胞は軸索の末端部である神経終末にて，神経細胞やそのほかの細胞と**シナプス**を形成します．シナプスは，細胞から細胞へと情報を受け渡す部位です．この細胞間の情報伝達には，**神経伝達物質**が大切な役割を果たします．

神経細胞が伝える情報は，神経細胞内では細胞の電気的活動の形を取ります．神経細胞が刺激を受けて興奮すると，神経細胞に**活動電位**が発生します．この活動電位こそが，神経細胞内を伝わる情報の正体なのです．活動電位の発生と神経細胞内を伝わるしくみ，そして細胞間の情報伝達との関連も見てみましょう．

感覚神経細胞では，神経の末端が**感覚の受容器**を形成しています．感覚の受容のしくみと，感覚の受容器の構造についても本章で説明します．

ここまで神経細胞のことを述べてきましたが，神経系を構成するのは神経細胞だけではありません．中枢神経系では**グリア細胞**とよばれるグループ（**アストロサイト**，**ミクログリア**，**上衣細胞**，**オリゴデンドロサイト**）が，末梢神経系では**シュワン細胞**が神経細胞を支えています．これらの細胞たちの具体的な役割も説明します．

神経系を構成する細胞
▶ 神経細胞とそれを支える細胞たち

07 神経系を構成する細胞

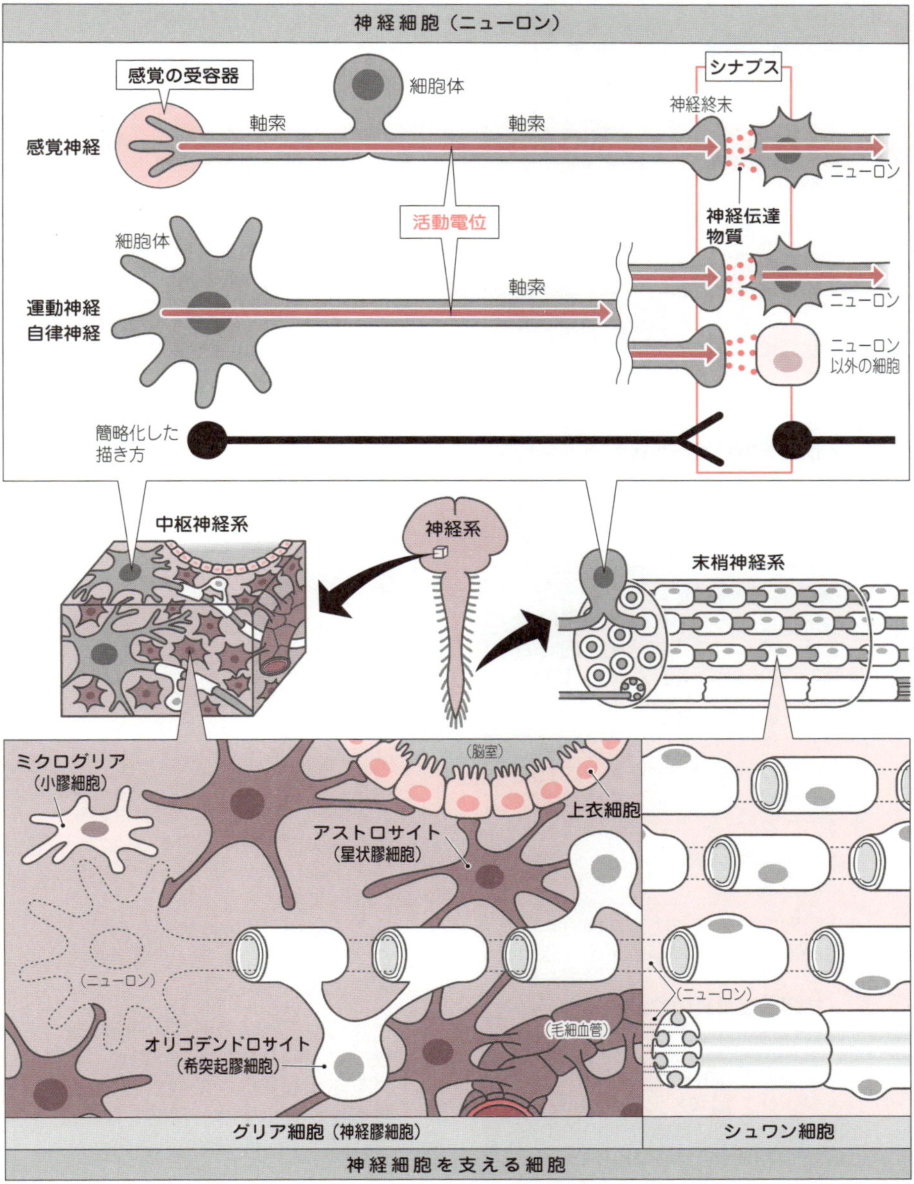

神経細胞（ニューロン）
感覚の受容器
細胞体
シナプス
神経終末
軸索
軸索
感覚神経
ニューロン
活動電位
神経伝達物質
細胞体
軸索
運動神経
自律神経
ニューロン
ニューロン以外の細胞
簡略化した描き方
中枢神経系
神経系
末梢神経系
ミクログリア（小膠細胞）
（脳室）
上衣細胞
アストロサイト（星状膠細胞）
（ニューロン）
（ニューロン）
（毛細血管）
オリゴデンドロサイト（希突起膠細胞）
グリア細胞（神経膠細胞）
シュワン細胞
神経細胞を支える細胞

神経細胞（ニューロン）
▶ 情報の入力と出力

神経細胞（ニューロン）は，情報の伝達を行うために分化した細胞です．

神経細胞の構成

神経細胞には細胞体から伸びる複数の突起があり，この突起には
- 樹状突起
- 軸索（神経線維）

の2種類があります．

樹状突起は木の枝のように分岐している突起で
- **情報を受け取る**

役割を担います．樹状突起の数は細胞の種類により様々です．

軸索は細胞体から長く伸びる1本の突起で
- **情報を神経終末へ伝える**

役割を担います．

神経細胞内での情報の流れを見てみましょう．

情報の伝導と伝達

細胞と細胞の間での情報の受け渡しを「伝達」，1つの神経細胞内での情報の流れを「伝導」といいます．

まず，樹状突起にて
- 神経伝達物質 18

を受け取り（他の細胞からの伝達），これによって神経細胞に電位の変化が生じます．これを
- 活動電位 20

といいます．

活動電位が軸索を経て神経終末まで伝わると（伝導），神経終末の細胞膜にて
- **神経伝達物質の放出**

が起こります．

神経終末では隣接する細胞と
- シナプス 18

を形成し，ここで情報が他の細胞へと伝わっていきます（伝達）．

神経細胞は形状や構造に基づいて分類されます．

細胞の形状による分類

神経細胞は突起の数によって，以下のように分類されます．
- **多極性ニューロン**

は，細胞体から突起（樹状突起と軸索）が複数分岐するもので，運動神経や自律神経を構成します．
- **偽単極性ニューロン**

（一見，単極性ニューロンのように見える）

は，1本の突起（軸索）が途中で分岐して，片方の末端が樹状突起となるものです．感覚神経を構成します．

一部の組織では1本の突起（軸索）のみをもつ単極性ニューロン，2本の突起（軸索）をもつ双極性ニューロンなどが見られます．

髄鞘（ずいしょう）の有無による分類

軸索を包む髄鞘 24 の有無で
- 有髄神経
- 無髄神経

に分けられます．

中枢神経系の組織は，細胞体と軸索の分布により，肉眼的に分類されます．

中枢神経系の肉眼的分類

神経組織のうち細胞体が多い部分は，肉眼で灰色に見えることから
- 灰白質

とよばれ，軸索が多い部分は白く見える（軸索を覆う髄鞘の色による）ことから
- 白質

とよばれます．

このほか，神経線維と細胞体が入り交じる，網様体（もうようたい）という構造もあります（脳幹の中央部など）．

大脳や小脳は表層が灰白質（細胞体の層），中心部が白質（軸索）です．大脳の深部や脳幹には灰白質（細胞体の塊）が点在しています．脊髄では逆に，中心部が灰白質（細胞体），外側が白質（軸索）となっています．

08 神経細胞（ニューロン）

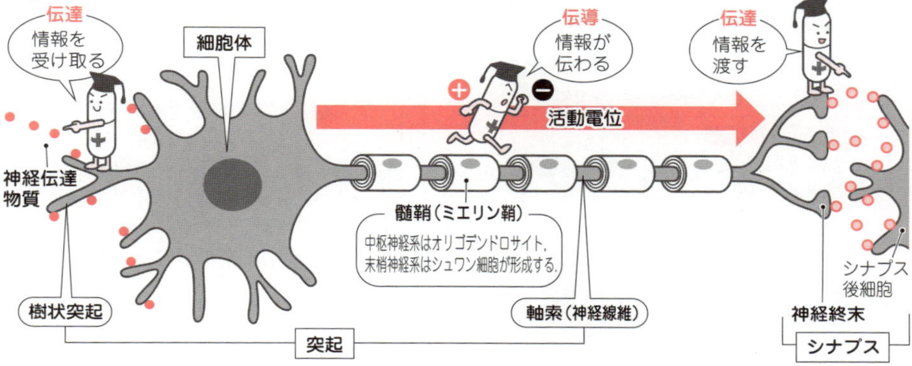

伝達
情報を受け取る
細胞体
伝導
情報が伝わる
活動電位
伝達
情報を渡す
神経伝達物質
髄鞘（ミエリン鞘）
中枢神経系はオリゴデンドロサイト，末梢神経系はシュワン細胞が形成する．
シナプス後細胞
神経終末
樹状突起
軸索（神経線維）
突起
シナプス

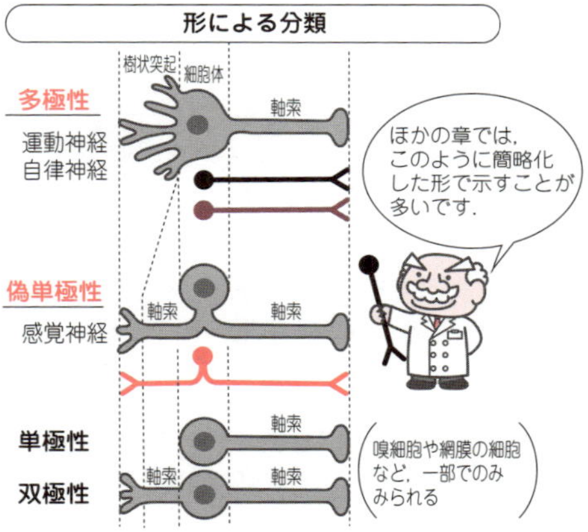

形による分類
樹状突起
細胞体
多極性
運動神経
自律神経
軸索
ほかの章では，このように簡略化した形で示すことが多いです．
偽単極性
感覚神経
軸索
軸索
単極性
双極性
軸索
軸索
軸索
嗅細胞や網膜の細胞など，一部でのみみられる

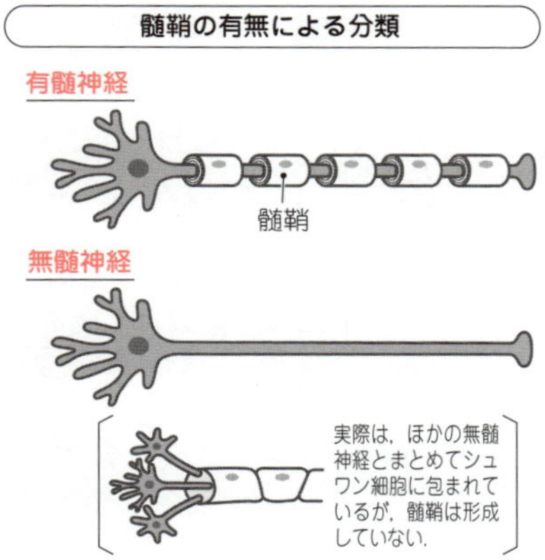

髄鞘の有無による分類
有髄神経
髄鞘
無髄神経
実際は，ほかの無髄神経とまとめてシュワン細胞に包まれているが，髄鞘は形成していない．

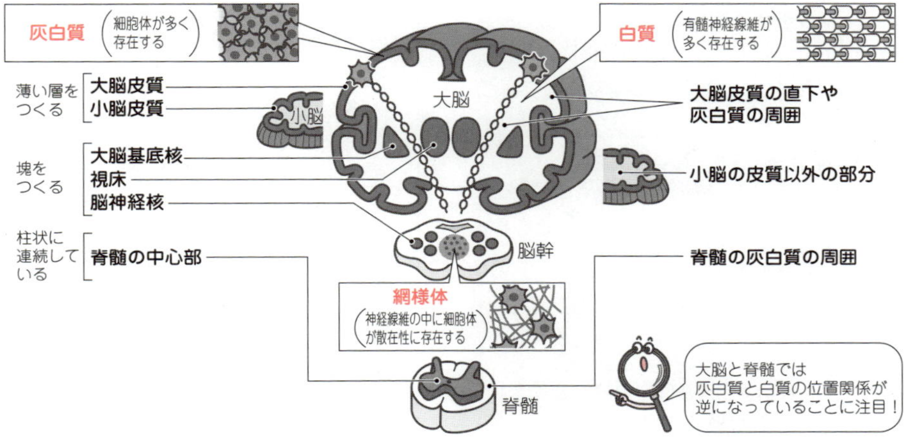

灰白質
細胞体が多く存在する
白質
有髄神経線維が多く存在する
薄い層をつくる
大脳皮質
小脳皮質
小脳
大脳
大脳皮質の直下や灰白質の周囲
塊をつくる
大脳基底核
視床
脳神経核
小脳の皮質以外の部分
柱状に連続している
脊髄の中心部
脳幹
脊髄の灰白質の周囲
網様体
神経線維の中に細胞体が散在性に存在する
脊髄
大脳と脊髄では灰白質と白質の位置関係が逆になっていることに注目！

シナプス
▶ 神経細胞が他の細胞へ情報を伝える

神経細胞の電気的興奮(情報)が，隣接する細胞へ伝わるしくみを説明します．

シナプスの構造

ある神経細胞が，他の細胞に情報伝達を行う部位を
- シナプス

といいます．

シナプスを構成する細胞のうち
- **情報を送る細胞をシナプス前細胞**

といいます．シナプス前細胞は神経細胞で，その神経終末の細胞膜のうちシナプスを構成している部位を
- **シナプス前膜**

といいます．

シナプスにおいて
- **情報を受け取る細胞をシナプス後細胞**

といい，その細胞膜のうちシナプスを構成している部位を
- **シナプス後膜**

といいます．シナプス後細胞には神経細胞以外に，神経から情報を受け取る様々な種類の細胞(例えば筋細胞や腺細胞など)があります．

これらの細胞の間には
- **シナプス間隙(かんげき)**

という，わずかな隙間があります．

シナプスにおける情報伝達の流れを追ってみましょう．

情報伝達(シナプス前細胞)

①シナプス前細胞に生じた活動電位20が，シナプス前膜にある
- **電位依存性カルシウムチャネル**

に伝わると，チャネルが開き

②カルシウムイオンが細胞内に流入

します．その刺激によりシナプス前膜にあるシナプス小胞(後述)から

③神経伝達物質が開口分泌によってシナプス間隙に放出

されます．

情報伝達(シナプス後細胞)

シナプス間隙に放出された神経伝達物質は，シナプス後膜にある受容体に結合します．シナプス後膜では

④神経伝達物質が受容体に結合するとイオンチャネルが開く

しくみになっていて，チャネルが開くとシナプス後細胞にイオンが流入します．するとシナプス後膜の内外でイオン濃度が変化して，⑤シナプス後膜に電位の変化が生じます．

このようにしてシナプス後細胞に情報が伝わります．

情報伝達を媒介する神経伝達物質とは，どのようなものなのでしょうか．

神経伝達物質

神経伝達物質はシナプスにおいて情報伝達を媒介する物質の総称で，60種類以上が知られています．

神経細胞によって，放出する神経伝達物質が異なります．代表的なものをあげると，中枢神経系ではグルタミン酸，GABA(γ-アミノ酪酸)，ドパミンなど，末梢神経系ではアセチルコリン，ノルアドレナリンなどがあります．

神経伝達物質にはグルタミン酸など，シナプス後細胞を脱分極(興奮)させるものと，GABAなど過分極(抑制)させるものがあります．

神経伝達物質は，シナプス前細胞の神経終末および細胞体でつくられます．アセチルコリンなど，分子が小さい物質は神経終末でつくられます．ペプチド類など，分子が大きい物質は細胞体でつくられたのち，モーター蛋白質と結合して
- **軸索輸送**

により神経終末に運ばれます．

いずれの物質も神経終末の
- **シナプス小胞**

に蓄えられます．

09 シナプス

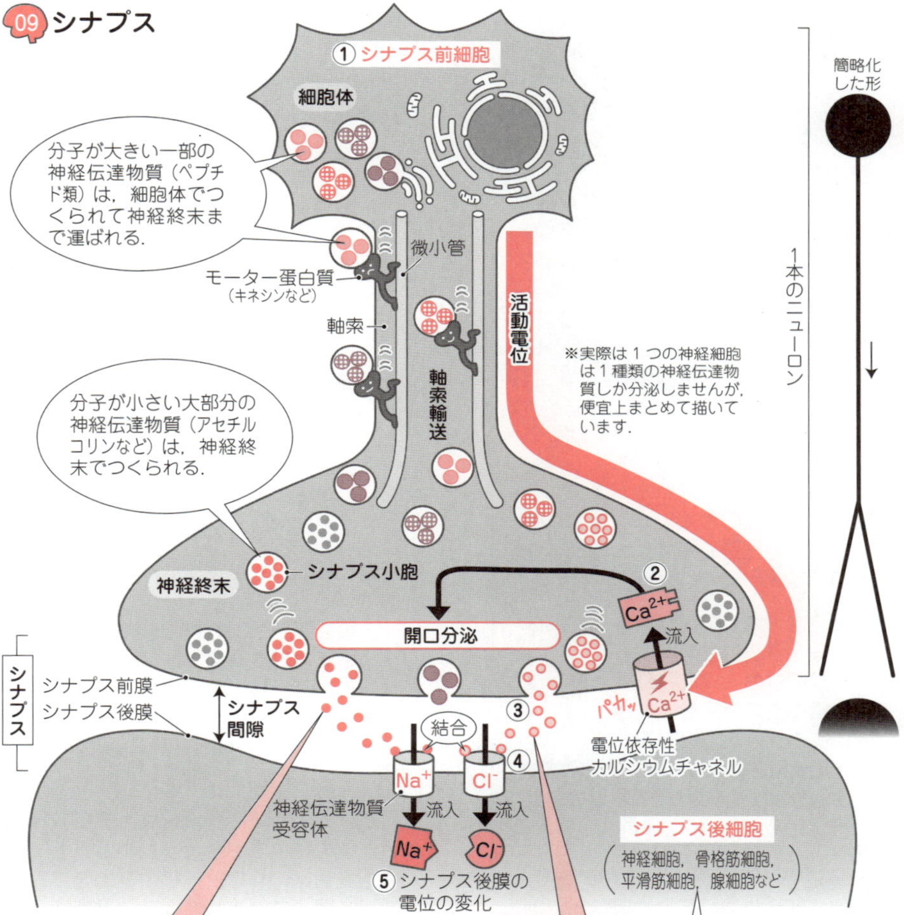

① シナプス前細胞
細胞体
分子が大きい一部の神経伝達物質（ペプチド類）は，細胞体でつくられて神経終末まで運ばれる．
微小管
モーター蛋白質（キネシンなど）
軸索
軸索輸送
活動電位
※実際は1つの神経細胞は1種類の神経伝達物質しか分泌しませんが，便宜上まとめて描いています．
簡略化した形
1本のニューロン
分子が小さい大部分の神経伝達物質（アセチルコリンなど）は，神経終末でつくられる．
シナプス小胞
神経終末
②
Ca^{2+}
流入
開口分泌
シナプス
シナプス前膜
シナプス後膜
シナプス間隙
③
パカッ
Ca^{2+}
電位依存性カルシウムチャネル
結合
④
Na^{+}
Cl^{-}
神経伝達物質受容体
流入
流入
Na^{+}
Cl^{-}
⑤ シナプス後膜の電位の変化
シナプス後細胞
（神経細胞，骨格筋細胞，平滑筋細胞，腺細胞など）

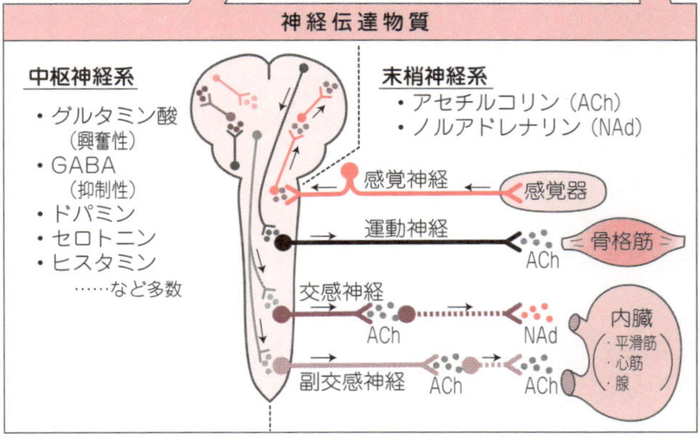

神経伝達物質
中枢神経系
・グルタミン酸（興奮性）
・GABA（抑制性）
・ドパミン
・セロトニン
・ヒスタミン
……など多数
末梢神経系
・アセチルコリン（ACh）
・ノルアドレナリン（NAd）
感覚神経
感覚器
運動神経
ACh
骨格筋
交感神経
ACh
NAd
内臓
・平滑筋
・心筋
・腺
副交感神経
ACh
ACh

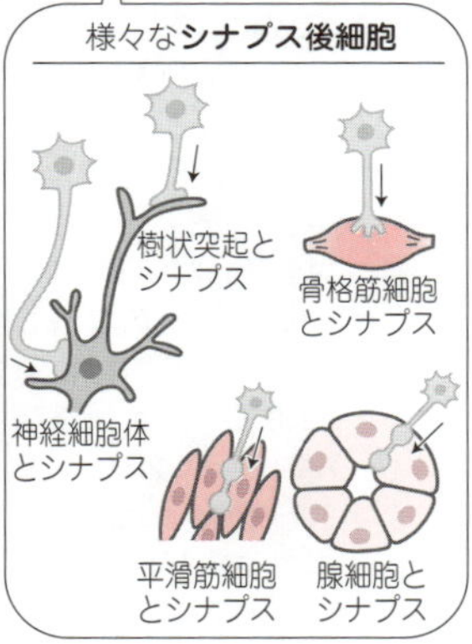

様々なシナプス後細胞
樹状突起とシナプス
骨格筋細胞とシナプス
神経細胞体とシナプス
平滑筋細胞とシナプス
腺細胞とシナプス

活動電位

▶ 細胞体～神経終末への情報の伝導

まず，一般的な細胞の電気的性質を見てみましょう．

膜電位

生体内にある蛋白質やイオンなどの物質は，プラス（正）かマイナス（負）の電荷をもっています．細胞の内外ではこれらの物質の分布に差があるため，細胞外と細胞内では電位に差が生じています．細胞外を基準とした際の，細胞内の電位を

- 膜電位

といいます．細胞が刺激を受けていない状態での膜電位を

- **静止膜電位**

といい，細胞の種類により異なりますが，どの細胞でもマイナスとなっています（神経細胞では約-70mV）．

細胞内の電位の変化を見る際にはこの静止膜電位を基準として

- **膜電位の上昇を脱分極**
- **膜電位の下降を過分極**

といいます．ある細胞を

- **脱分極させる刺激を興奮性の刺激**
- **過分極させる刺激を抑制性の刺激**

と表現します．

神経細胞への刺激と膜電位の変化

神経細胞が神経伝達物質などで刺激されると，細胞膜のイオンチャネル（特定の種類のイオンの通り道）が開き

- **細胞内にイオンが流入して**
- **膜電位が変化**

します．刺激の種類によって流入するイオンが異なるため，その結果として生じる膜電位が異なり

- **神経細胞を脱分極させる物質を興奮性の神経伝達物質**
  （例：グルタミン酸）
- **神経細胞を過分極させる物質を抑制性の神経伝達物質**（例：GABA）

といいます．

神経細胞は電気的活動を情報として伝えていきます．神経細胞内で情報がどのように伝わるのか見てみましょう．

神経細胞の興奮と活動電位の発生

刺激を受けた神経細胞が興奮（脱分極）し，膜電位が

- **閾値（閾膜電位）**
  （閾値とは，ある反応を起こすのに必要な量や程度のこと．この場合，後述する電位依存性ナトリウムチャネルを開かせるのに必要な電位）

を超えると，その部位の

- **電位依存性ナトリウムチャネルが開いてナトリウムイオン（Na^+）が細胞内へ流入し，膜電位が急上昇**

します．これを

- 活動電位

といいます．

その後，ナトリウムチャネルは不活性化してNa^+を通さなくなり，今度は

- **電位依存性カリウムチャネルが開いてカリウムイオン（K^+）が細胞外へ流出し，膜電位が下降**

します．こうして膜電位は一時的な過分極を経て，静止膜電位へ戻ります．

局所で生じた活動電位は，隣接する部位の電位依存性ナトリウムチャネルを活性化して，同様の変化を起こします．これを繰り返すことで神経終末まで活動電位が伝わります．

シナプス伝達

活動電位が神経終末に到達すると細胞膜にある

- **電位依存性カルシウムチャネルが開き，細胞内にカルシウムイオン（Ca^{2+}）が流入**

します．

この刺激により神経終末から

- **神経伝達物質の放出**

が起こり，他の細胞へ情報が伝わります（詳細は18）．

10 活動電位

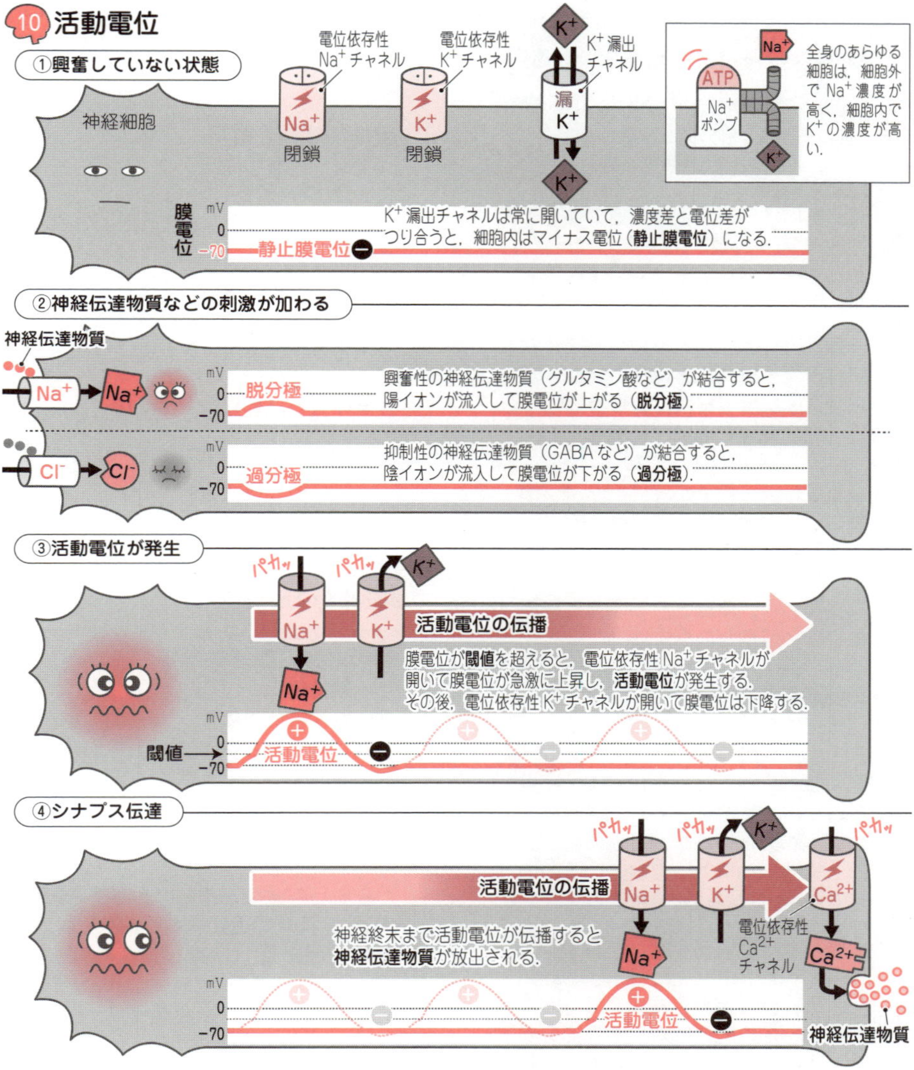
①興奮していない状態
神経細胞
電位依存性 Na⁺チャネル
電位依存性 K⁺チャネル
閉鎖
閉鎖
K⁺漏出チャネル
漏 K⁺
ATP
Na⁺ポンプ
全身のあらゆる細胞は，細胞外で Na⁺濃度が高く，細胞内で K⁺の濃度が高い．
膜電位
mV
0
−70
静止膜電位
K⁺漏出チャネルは常に開いていて，濃度差と電位差がつり合うと，細胞内はマイナス電位（静止膜電位）になる．
②神経伝達物質などの刺激が加わる
神経伝達物質
脱分極
興奮性の神経伝達物質（グルタミン酸など）が結合すると，陽イオンが流入して膜電位が上がる（脱分極）．
過分極
抑制性の神経伝達物質（GABA など）が結合すると，陰イオンが流入して膜電位が下がる（過分極）．
③活動電位が発生
パカッ
パカッ
活動電位の伝播
膜電位が閾値を超えると，電位依存性 Na⁺チャネルが開いて膜電位が急激に上昇し，活動電位が発生する．その後，電位依存性 K⁺チャネルが開いて膜電位は下降する．
閾値
活動電位
④シナプス伝達
活動電位の伝播
神経終末まで活動電位が伝播すると神経伝達物質が放出される．
電位依存性 Ca²⁺チャネル
活動電位
神経伝達物質

静止膜電位のなりたち

静止膜電位は主にカリウムイオン（K^+）の細胞への出入りにより生じ，これには濃度差と電位差という2つの要素が関わります．K^+は常に開いているK^+漏出チャネルを通って細胞を出入りします．まず濃度差を見ると，ナトリウムポンプ (10) のはたらきで K^+ は細胞内で高濃度になっているため，拡散して細胞外へ出ます．すると細胞外に正電荷が多い状態となり，このとき電位差を見ると細胞内は相対的に負になります．こうなると静電気力により正電荷をもつ K^+ は細胞内に引き戻されます．この 2 つの要素の均衡が取れた状態で生じる膜電位を K^+ の平衡電位といい，静止膜電位とほぼ等しい値を取ります．

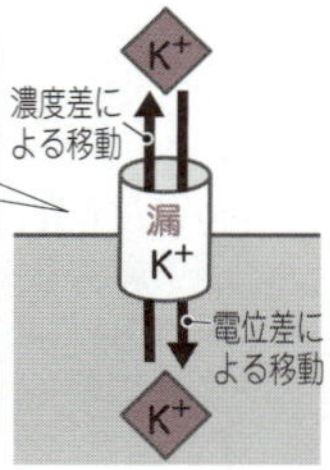
K⁺
濃度差による移動
漏 K⁺
電位差による移動
K⁺

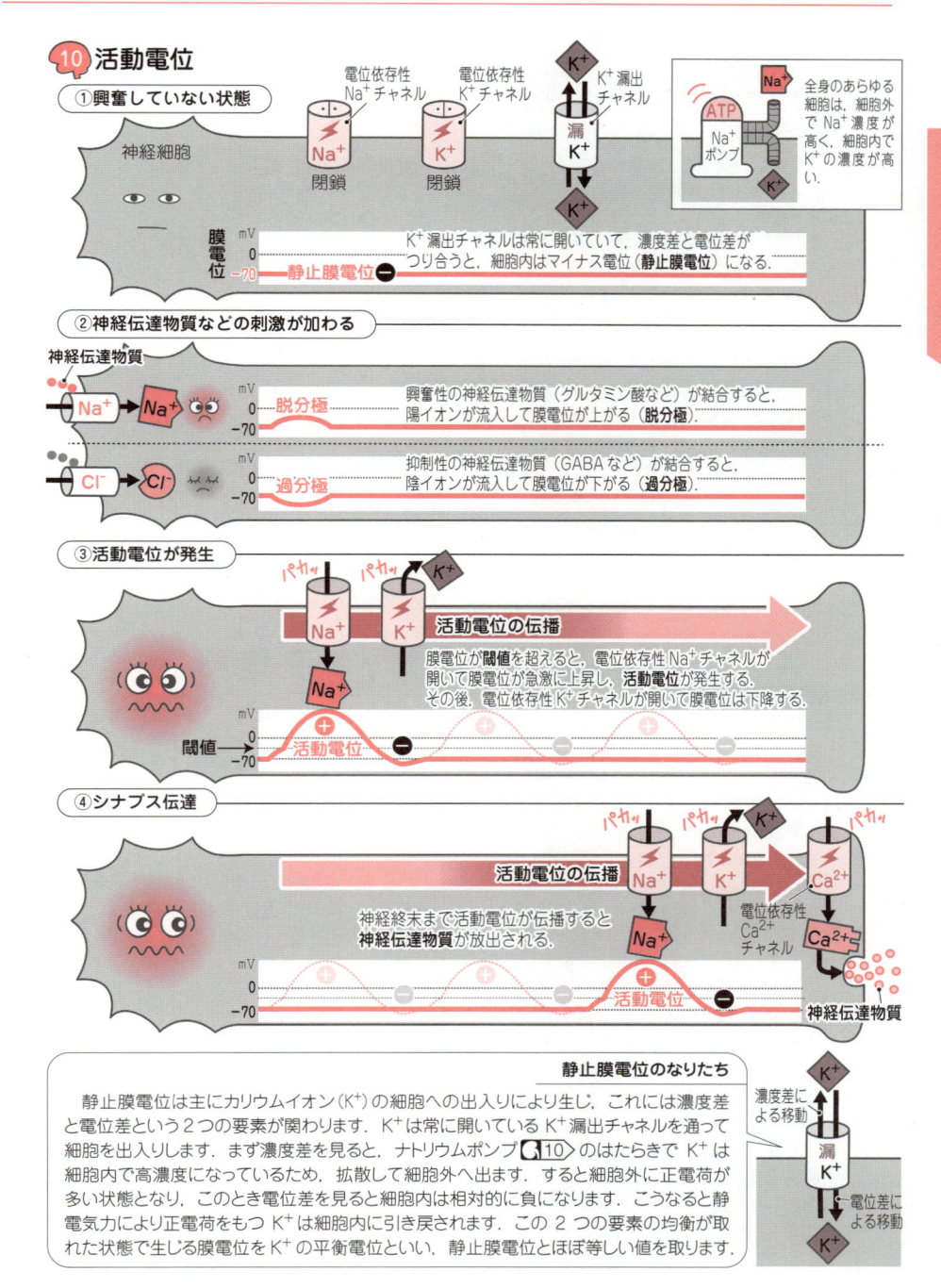

感覚の受容器
▶ 神経細胞の末端で情報を受け取る

感覚は，周囲や体内の環境に関する情報を，神経細胞が受け取って生じます．

感覚の種類

感覚には皮膚や深部組織で生じる体性感覚，内臓で生じる内臓感覚，そして特殊感覚（視覚，聴覚，平衡覚，味覚，嗅覚）があります．

体性感覚は生じる部位により表在感覚と深部感覚に分けられます．表在感覚は皮膚や粘膜で生じるもので

- **温度覚（温覚・冷覚），痛覚（侵害刺激），触圧覚（接触や圧力の刺激）**

があります．深部感覚は筋，腱，関節などの深部組織で生じるもので

- **振動覚，位置覚（関節の動きや筋・腱の伸張刺激）**

などがあり，意識される感覚と意識されない感覚があります．

感覚の受容と知覚

感覚は

- **感覚受容器**

が刺激されることで生じます．感覚受容器は，感覚を伝える神経細胞（感覚神経細胞）の神経終末が，他の細胞を伴って特別な構造になっているものです（後述の自由神経終末は特別な構造をもたない）．

感覚受容器には，受容する刺激の種類別に機械受容器，温度受容器，化学受容器，光受容器があり，それぞれが特定の刺激に対して応答します．受容器の細胞は，それぞれの刺激で開くイオンチャネルをもち，刺激により膜電位が変化します（受容器電位）．これにより感覚神経細胞に活動電位 20 が生じ，この活動電位が感覚の情報として伝わります．感覚の情報は，最終的には大脳の感覚野の細胞などへ伝わり（伝導路の詳細は 104 など），感覚が起こります．

感覚受容器の具体例として，皮膚に分布する表在感覚や意識される深部感覚の受容器の特徴を見てみましょう．

皮膚の感覚受容器

表皮や真皮に存在する

- **自由神経終末**

は熱や機械的刺激などを受容し，温痛覚を生じます．

- **マイスナー小体**
- **メルケル盤**
- **ルフィニ小体**
- **パチニ小体**

は触圧覚や振動覚などを生じます．

真皮の毛包の内部にある

- **毛包受容器**

は毛の傾きを感知します．

続いて，筋肉や腱に分布する意識されない深部感覚の受容器です．

筋肉や腱の感覚受容器

- **筋紡錘**（きんぼうすい）

は結合組織に包まれて，錘外筋線維の間に埋もれています．筋肉の伸び具合を感知しています．

- **ゴルジ腱器官（腱紡錘）**

は筋にかかる張力を感知しています．

これらの意識されない深部感覚の情報は，筋肉の協調運動や姿勢反射，筋伸張反射 118 などに関わります．

11 感覚の受容器

皮膚や深部組織の**感覚受容器**は様々な種類があり，ここでは8つを紹介します．

（嗅覚，視覚，聴覚・平衡覚，味覚の受容器はそれぞれ 66 67 74 102）

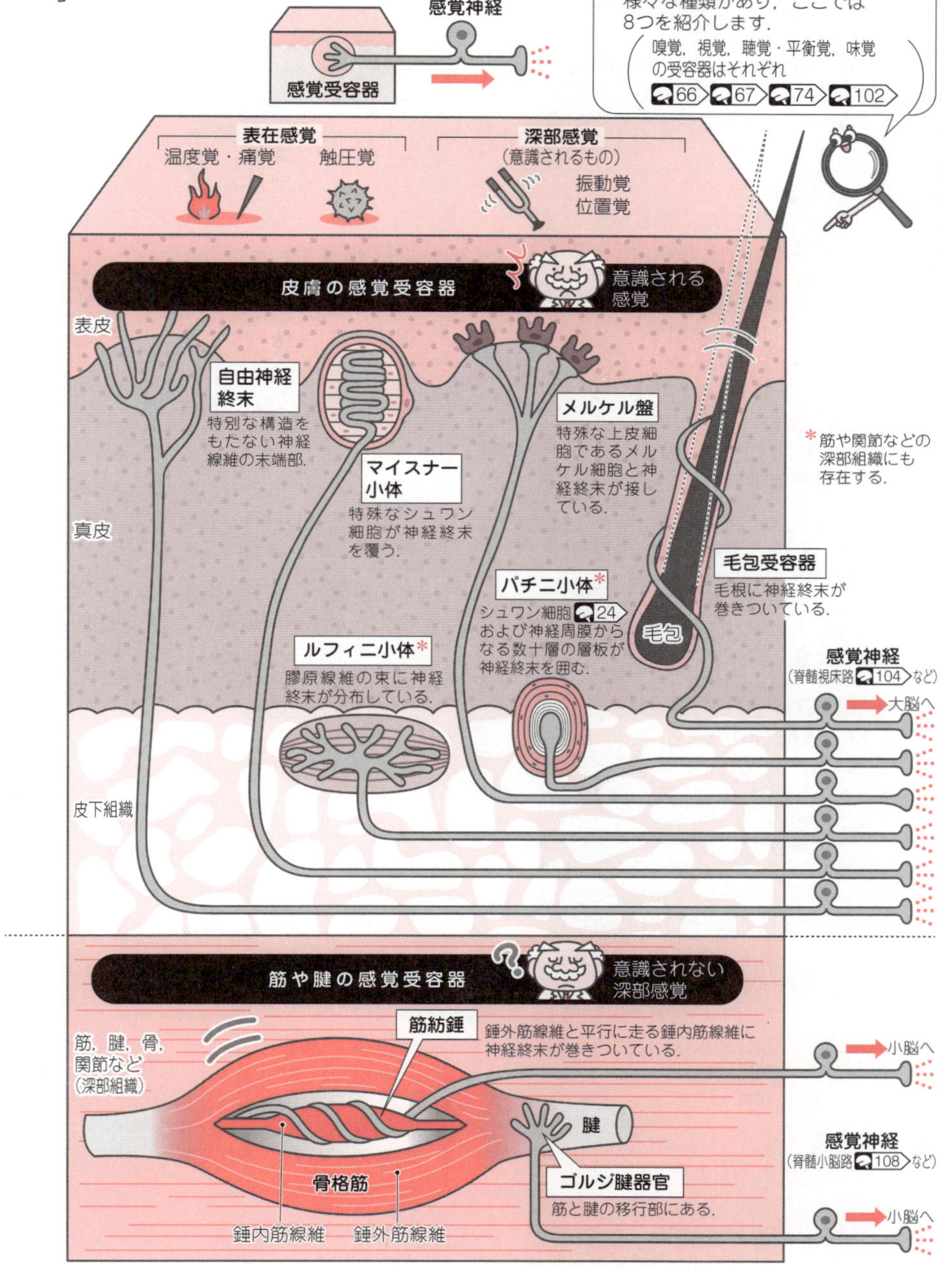

感覚神経
感覚受容器
表在感覚
温度覚・痛覚
触圧覚
深部感覚
（意識されるもの）
振動覚
位置覚
皮膚の感覚受容器
意識される感覚
表皮
真皮
皮下組織
自由神経終末
特別な構造をもたない神経線維の末端部.
マイスナー小体
特殊なシュワン細胞が神経終末を覆う.
メルケル盤
特殊な上皮細胞であるメルケル細胞と神経終末が接している.
パチニ小体*
シュワン細胞 24 および神経周膜からなる数十層の層板が神経終末を囲む.
ルフィニ小体*
膠原線維の束に神経終末が分布している.
毛包受容器
毛根に神経終末が巻きついている.
毛包
* 筋や関節などの深部組織にも存在する.
感覚神経
（脊髄視床路 104 など）
大脳へ
筋や腱の感覚受容器
意識されない深部感覚
筋，腱，骨，関節など（深部組織）
筋紡錘
錘外筋線維と平行に走る錘内筋線維に神経終末が巻きついている.
骨格筋
錘内筋線維
錘外筋線維
腱
ゴルジ腱器官
筋と腱の移行部にある.
感覚神経
（脊髄小脳路 108 など）
小脳へ
小脳へ

神経細胞を支える細胞

▶ 神経系の名脇役たち

神経系を構成するのは，神経細胞だけではありません．ここでは神経細胞の活動を支える細胞たちと，その役割を説明します．まず中枢神経系です．

グリア細胞

中枢神経系を構成する細胞のうち，神経細胞以外の細胞をまとめて

- **グリア細胞**

といい，中枢神経組織の約90%を占めます．グリア細胞には

- **アストロサイト**
- **ミクログリア**
- **上衣細胞**
- **オリゴデンドロサイト**

の4種類があります．

グリア細胞は神経細胞の周りの恒常性の維持や，神経細胞の物理的な保護などを担います．

これらの細胞の役割を，細胞の種類ごとに説明します．

アストロサイト（星状膠細胞）

グリア細胞の約半分を占めます．多数の突起をもち，この突起で血管やシナプスを包みこんでいます．

アストロサイトは神経細胞の周囲で緩衝材のようなはたらきをしながら，神経細胞の活動を支えます．

例えば神経細胞と毛細血管の間に介在して，血中の栄養を神経細胞に与える役割があります．また，毛細血管を囲んで血中の物質が無秩序に脳実質内に入り込まないようにする役割があり，これを

- **血液脳関門**

といいます．

これに加え，シナプス周囲を覆って神経伝達物質を回収したり，イオン濃度を調節したりすることで，シナプス伝達を調節しています．

ミクログリア

中枢神経系に存在する

- **マクロファージ**26**の一種**

で，免疫反応に重要な役割を果たしています．

神経組織の損傷や炎症が生じると増殖して，損傷した細胞や毒性のある蛋白質などを処理（貪食）します．

上衣細胞

脳室や脊髄中心管の内腔を覆う細胞です．細胞表面に線毛をもち，脳脊髄液の流動を助けます．

オリゴデンドロサイト

神経細胞の軸索に巻きつき

- **髄鞘**

を形成する細胞です．髄鞘のある神経細胞を有髄神経，髄鞘のない神経細胞を無髄神経といいます．

髄鞘にはNa^+チャネルがないため電気を通さない絶縁体となります．このため細胞体で生じた活動電位は髄鞘を避けるように，髄鞘間の

- **ランビエ絞輪**

を，飛び石を跳ぶようにして神経終末まで伝わります．これを

- **跳躍伝導**

といい，軸索の全長を活動電位が伝わるのと比べると伝導速度が格段に上がります（無髄神経は歩行，有髄神経は新幹線と同程度の伝導速度）．

末梢神経系にもオリゴデンドロサイトと類似の機能をもつ細胞があります．

シュワン細胞

末梢神経系において

- **髄鞘**

を形成し，オリゴデンドロサイトと同様のしくみで伝導速度を上げるはたらきをしています．

シュワン細胞は1つの細胞が，1つの髄鞘を形成します．

12 神経細胞を支える細胞

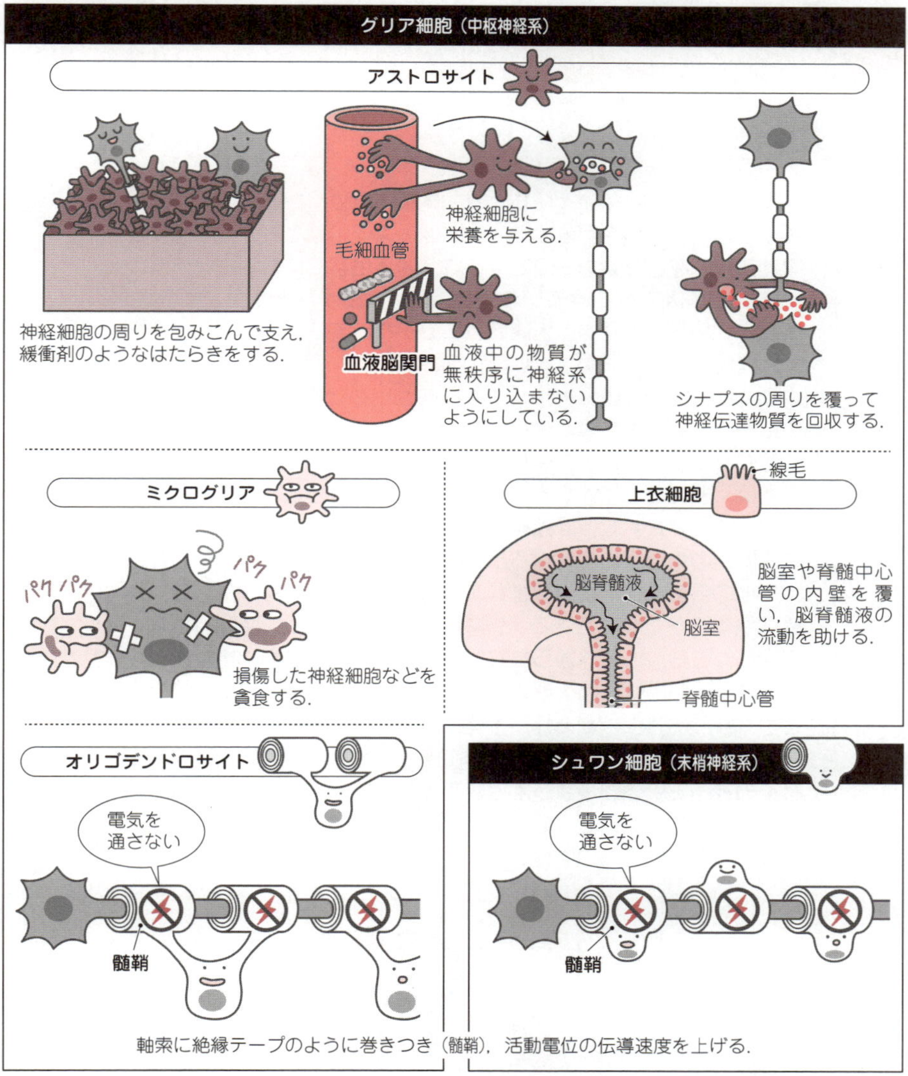

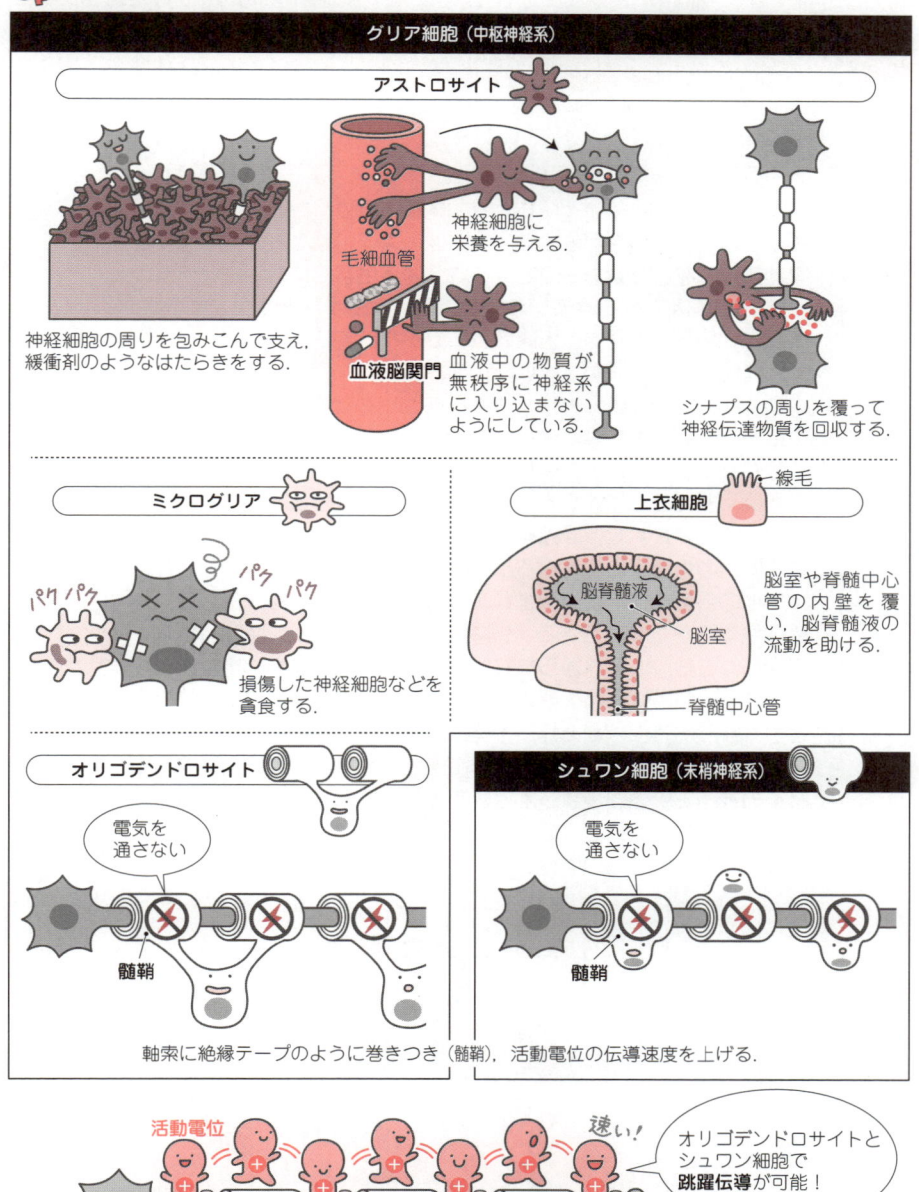

グリア細胞（中枢神経系）
アストロサイト
神経細胞の周りを包みこんで支え，緩衝剤のようなはたらきをする．
毛細血管
神経細胞に栄養を与える．
血液脳関門
血液中の物質が無秩序に神経系に入り込まないようにしている．
シナプスの周りを覆って神経伝達物質を回収する．
ミクログリア
パクパク
パク
パク
損傷した神経細胞などを貪食する．
上衣細胞
線毛
脳脊髄液
脳室
脊髄中心管
脳室や脊髄中心管の内壁を覆い，脳脊髄液の流動を助ける．
オリゴデンドロサイト
電気を通さない
髄鞘
シュワン細胞（末梢神経系）
電気を通さない
髄鞘
軸索に絶縁テープのように巻きつき（髄鞘），活動電位の伝導速度を上げる．

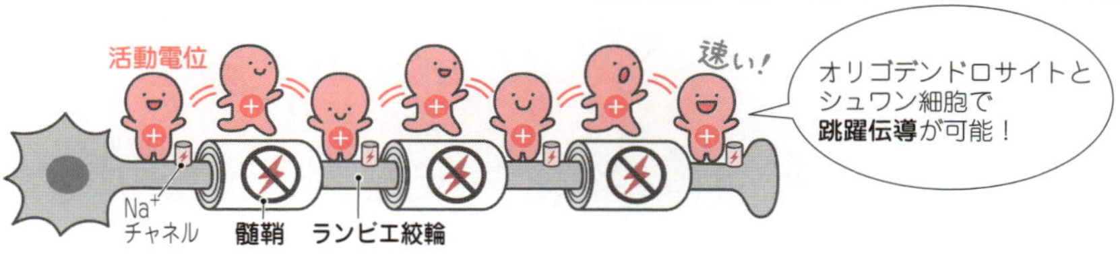

活動電位
速い！
オリゴデンドロサイトとシュワン細胞で**跳躍伝導**が可能！
Na+ チャネル
髄鞘
ランビエ絞輪

3．大脳

INTRO

大脳は神経系のなかで最も大きな体積を占め，機能も幅広く，まさに中枢というべき部位です．大脳は，**大脳半球**と，その内側に位置する**間脳**を合わせたもので，これらは発生学的に区別されます．

まず，大脳半球から見ていきましょう．大脳半球の断面を見ると，表層の**大脳皮質**と深層の**大脳髄質**に分かれます．

大脳皮質は，**前頭葉**・**後頭葉**・**側頭葉**・**頭頂葉**・**島葉**（これらはヒトで高度に発達している新皮質に分類され，情報の収集や分析を行う）と**辺縁葉**（原始的な機能を担う旧皮質に分類され，本能行動など生命維持に直結する機能に関係する）の6つの葉に分かれます．大脳皮質は感覚情報の入力，および運動指令の出力を担い，部位ごとに異なる情報を扱って役割分担しています．

大脳髄質は大半を神経線維が占め，左右の大脳半球を結ぶ交連線維，同側の大脳半球の異なる部位を結ぶ連合線維，大脳半球と神経系の他の部位を結ぶ投射線維があります．大脳髄質の深部には，神経細胞体のかたまりである**大脳基底核**があります．大脳基底核は，**尾状核**，**被殻**，**淡蒼球**からなり，随意運動の調節を担います．

大脳半球の内側には**大脳辺縁系**という，動物の進化の歴史でみると古くからある部位があり，本能，情動，記憶を担います．

間脳は，**視床**，**視床上部**，**視床下部**からなります．視床は非常に多くの神経細胞体が集まってできており，感覚情報などが大脳に届くまでの中継地点となっています．視床下部は，内分泌系，自律神経系，本能行動などの中枢です．

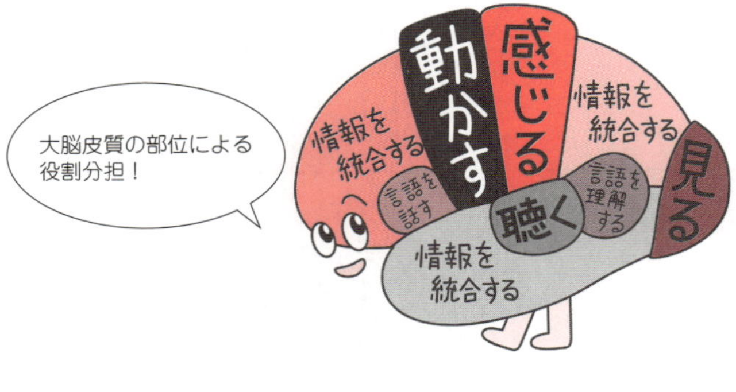
大脳皮質の部位による役割分担！
動かす
感じる
情報を統合する
情報を統合する
見る
言語を話す
聴く
言語を理解する
情報を統合する

大脳の全体像
▶ 人間の中枢

13 大脳の全体像

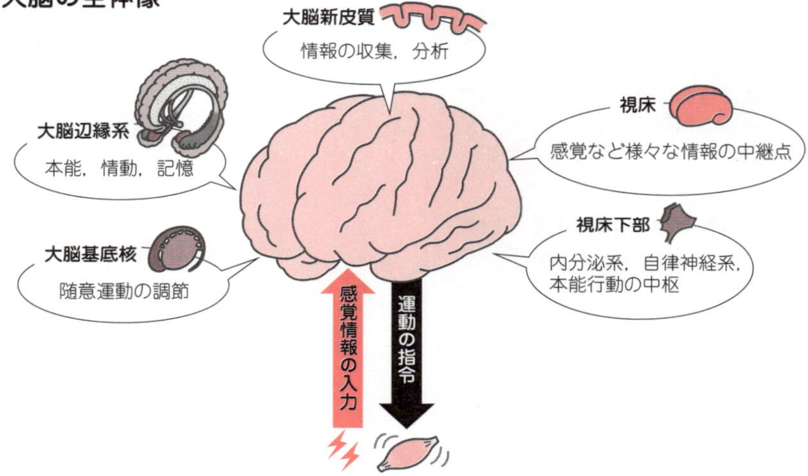

大脳新皮質
情報の収集，分析
大脳辺縁系
本能，情動，記憶
大脳基底核
随意運動の調節
視床
感覚など様々な情報の中継点
視床下部
内分泌系，自律神経系，本能行動の中枢
感覚情報の入力
運動の指令

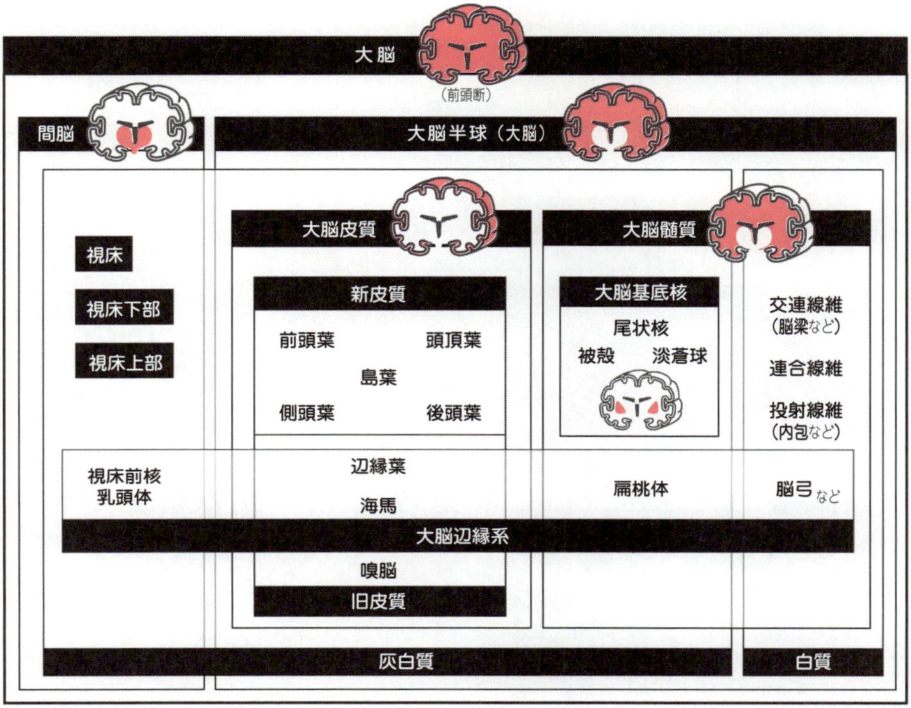

大脳
（前頭断）
間脳
大脳半球（大脳）
視床
視床下部
視床上部
大脳皮質
新皮質
前頭葉
頭頂葉
島葉
側頭葉
後頭葉
大脳髄質
大脳基底核
尾状核
被殻
淡蒼球
交連線維（脳梁など）
連合線維
投射線維（内包など）
視床前核
乳頭体
辺縁葉
海馬
扁桃体
脳弓 など
大脳辺縁系
嗅脳
旧皮質
灰白質
白質

大脳皮質と大脳髄質
▶ 様々な役割分担

それでは，大脳を組織的な特徴という面から詳しく見てみましょう.

大脳皮質と大脳髄質

生体の器官において，外層と内層とで構造や機能が異なる場合に，外層を皮質，内層を髄質とよびます.

- **大脳皮質**

は，肉眼的に灰色に見える灰白質 16 で，神経細胞体が多く集まっています.

一方

- **大脳髄質**

は広範囲が白質で，こちらには有髄神経線維（軸索と，それを取り囲む髄鞘（ずいしょう） 24）が多く存在します．大脳髄質の深部には大脳基底核，視床など灰白質が点在しています.

ヒトの大脳皮質は，生物の進化の時間軸でみた際に古くからある部分と，新しく備わった部分に分けられます.

大脳皮質の分類

大脳皮質は
- **旧皮質**
- **新皮質**

に分けられます.

旧皮質は進化の過程で早期からみられる機能である
- **本能（危険から身を守り生命を維持する）や情動** 40 **などの原始的な機能**

を担います.

新皮質は進化が進んだ生物種にのみみられる機能である
- **思考・判断力などの知的活動を含む高次機能**

を担います．哺乳類，特にヒトで顕著に発達しており，旧皮質を覆うような形で発達しています.

14 大脳皮質と大脳髄質

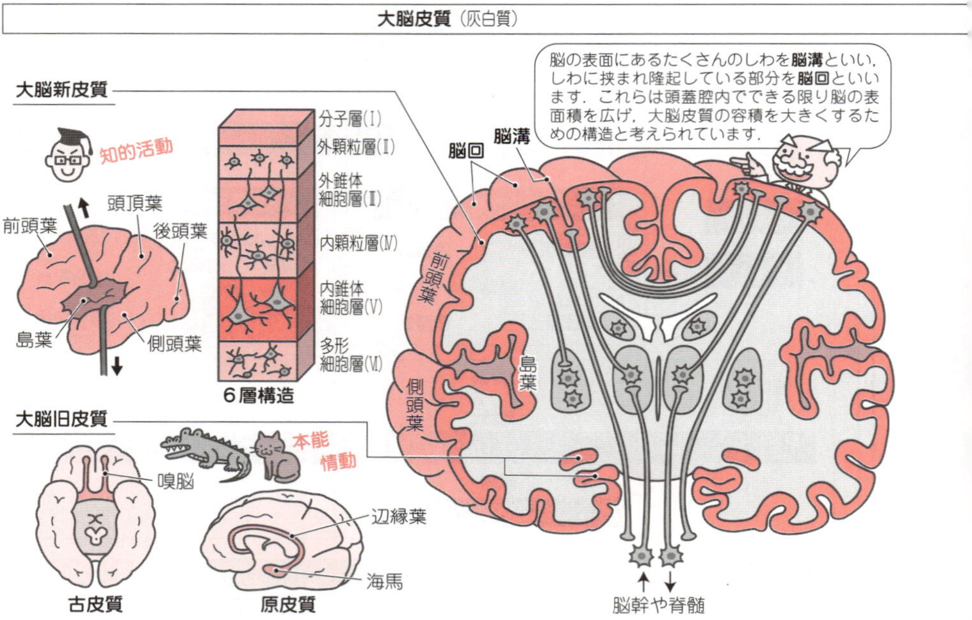
大脳皮質（灰白質）
大脳新皮質
知的活動
頭頂葉
前頭葉
後頭葉
島葉
側頭葉
分子層(Ⅰ)
外顆粒層(Ⅱ)
外錐体細胞層(Ⅲ)
内顆粒層(Ⅳ)
内錐体細胞層(Ⅴ)
多形細胞層(Ⅵ)
6層構造
大脳旧皮質
本能
情動
嗅脳
辺縁葉
海馬
古皮質
原皮質
脳の表面にあるたくさんのしわを脳溝といい，しわに挟まれ隆起している部分を脳回といいます．これらは頭蓋腔内でできる限り脳の表面積を広げ，大脳皮質の容積を大きくするための構造と考えられています.
脳回
脳溝
前頭葉
島葉
側頭葉
脳幹や脊髄

大脳皮質には細胞体が層状に分布しています．新皮質の構造を見てみましょう．

大脳新皮質の層構造

大脳新皮質は組織学的には

- **6層**（旧皮質は3～5層）

に分かれていて，表層から順に分子層（Ⅰ），外顆粒層（Ⅱ），外錐体細胞層（Ⅲ），内顆粒層（Ⅳ），内錐体細胞層（Ⅴ），多形細胞層（Ⅵ）となっています．この6層構造は大脳新皮質のいずれの部位でも見られますが，各層の厚みや細胞密度には部位ごとに差があります．例を挙げると，一次運動野 32 では第Ⅴ層，視覚野 34 や聴覚野 36 などでは第Ⅳ層が発達しています．

- **ブロードマンの皮質領野**

は，この組織学的構造の差異に基づき，大脳皮質を52の部分に分けたもので，機能区分にもほぼ一致します．

次は大脳髄質の構造を見てみましょう．大脳髄質の大部分は神経線維です．

大脳髄質の神経線維

大脳の神経線維は，情報伝達の方向から次の3種類に分けられます．

- **交連線維**

は，左右の大脳半球の対応する皮質領域間を結ぶ線維で，脳梁や前交連を形成します．左右の大脳皮質の神経活動を相互に伝え合い，左右の運動の協調などに関わります．

- **連合線維**

は，同側の大脳半球の，異なる皮質領域間を結ぶ線維です．大脳の様々な皮質領域から情報を集めて，多くの情報を統合する役割を担います．

- **投射線維**

は，大脳皮質と脳のほかの部位（脳幹・小脳・脊髄や大脳基底核・視床）を結ぶ線維で，放線冠，内包 110，視放線 98，聴放線 97 などを形成します．

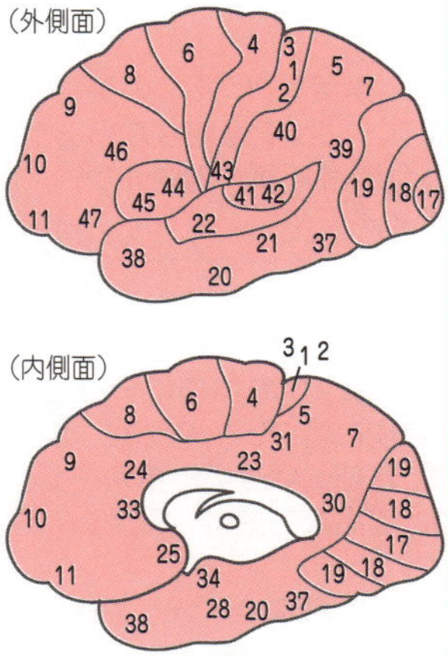

（外側面）
（内側面）

ブロードマンの皮質領野

大脳髄質（大部分が白質．視床や大脳基底核は灰白質）

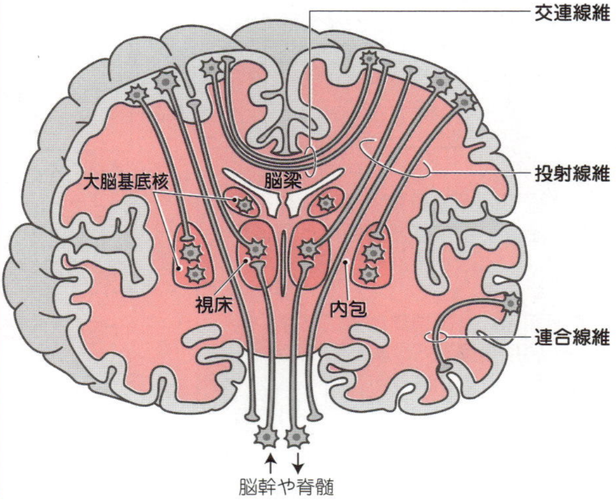

交連線維
投射線維
大脳基底核
脳梁
視床
内包
連合線維
脳幹や脊髄

大脳皮質の6つの葉

▶ 外観から見た特徴

大脳皮質は大きく6つの部位に分けられます．

大脳皮質の6つの葉

大脳は横に膨らみがある半球状の形をしていて，その表面には多数の脳溝があります．大脳皮質はいくつかの脳溝を基準に

- 前頭葉
- 頭頂葉
- 側頭葉
- 後頭葉
- 島（とう）葉（島皮質ともよばれる）
- 辺縁葉

の6つの部位に分けられます．

このページでは，大脳をいろいろな角度から見ながら，これらの葉の位置関係を説明します．まずは前面および上面を見てみましょう．

前面

前面では，主に前頭葉と側頭葉が確認できます．

大脳半球は

- **大脳縦裂**

によって右半球（右脳）と左半球（左脳）に隔てられ，これらは深部の

- **脳梁**

でつながっています．

上面

上面では，前頭葉，頭頂葉，後頭葉が確認できます．前頭葉と頭頂葉は

- **中心溝**

で区切られ，頭頂葉と後頭葉は

- **頭頂後頭溝**

で区切られています．

続いて，側面を見てみましょう．

側面

側面では，前頭葉，頭頂葉，後頭葉に加えて側頭葉が確認できます．

大脳半球の側面は「の」の字のような形をしていて，両側面に大きな溝があります．この溝を

- **外側溝**（シルビウス裂）

といい，前頭葉および頭頂葉と側頭葉を区切っています．

この外側溝を開いて脳の深部を覗いてみると，外側溝の奥に島葉が見えます．島葉は前頭葉，頭頂葉，側頭葉に囲まれるようにして，右半球と左半球のそれぞれに存在しているのです．

最後に，下面および内側面です．

下面

下面では，前頭葉，側頭葉，後頭葉，辺縁葉が確認できます．下面では前頭葉の後ろに側頭葉，側頭葉の後ろに後頭葉が見えます．辺縁葉は側頭葉の内側に，脳幹を囲むように位置します．

内側面

内側面では，島葉以外の5つの葉が確認できます．辺縁葉は脳表からはほとんど見えませんが，内側面から確認できます．

6つの葉は，それぞれが複数の役割を担っています．このため，1つの葉がさらに役割に応じていくつかの部位に分けられ，各部位には機能に基づいた名称がついています．また，各部位は互いに情報を受け渡しし合うことで高次の機能を実現しています．

次のページからは，各葉の区分と主要なはたらきを順に説明していきます．

15 大脳皮質の6つの葉

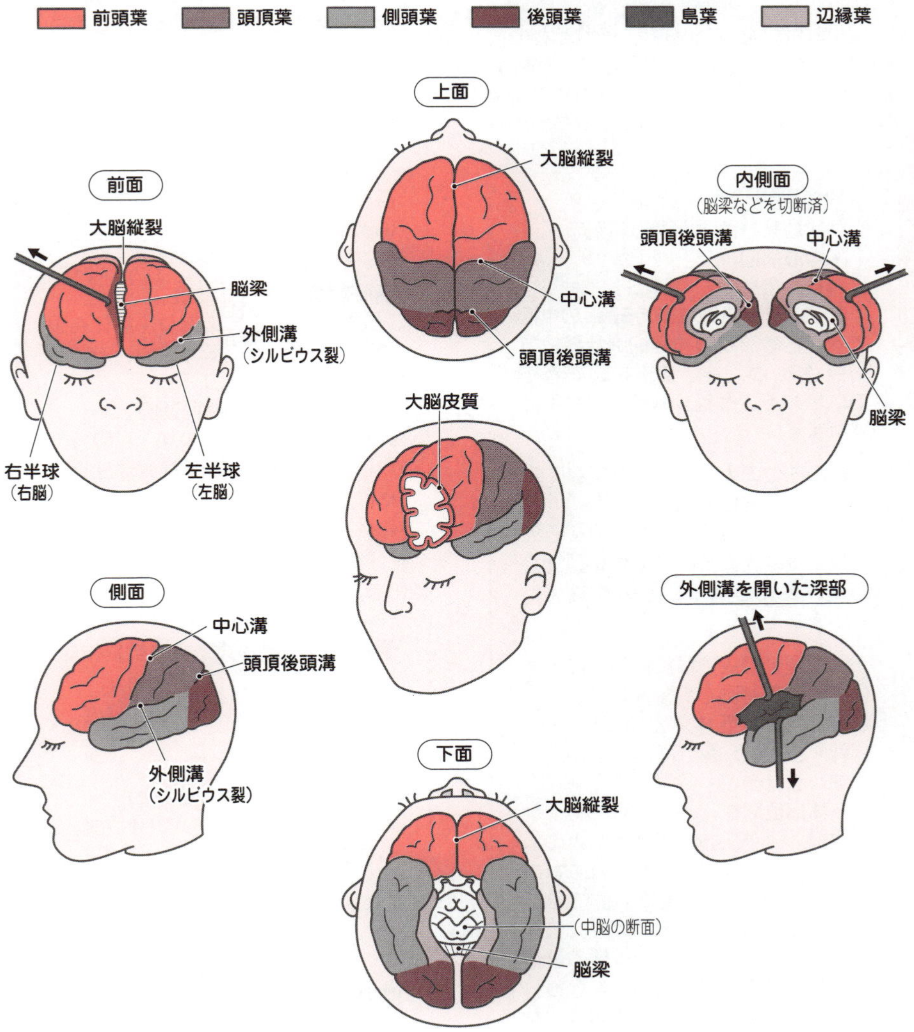

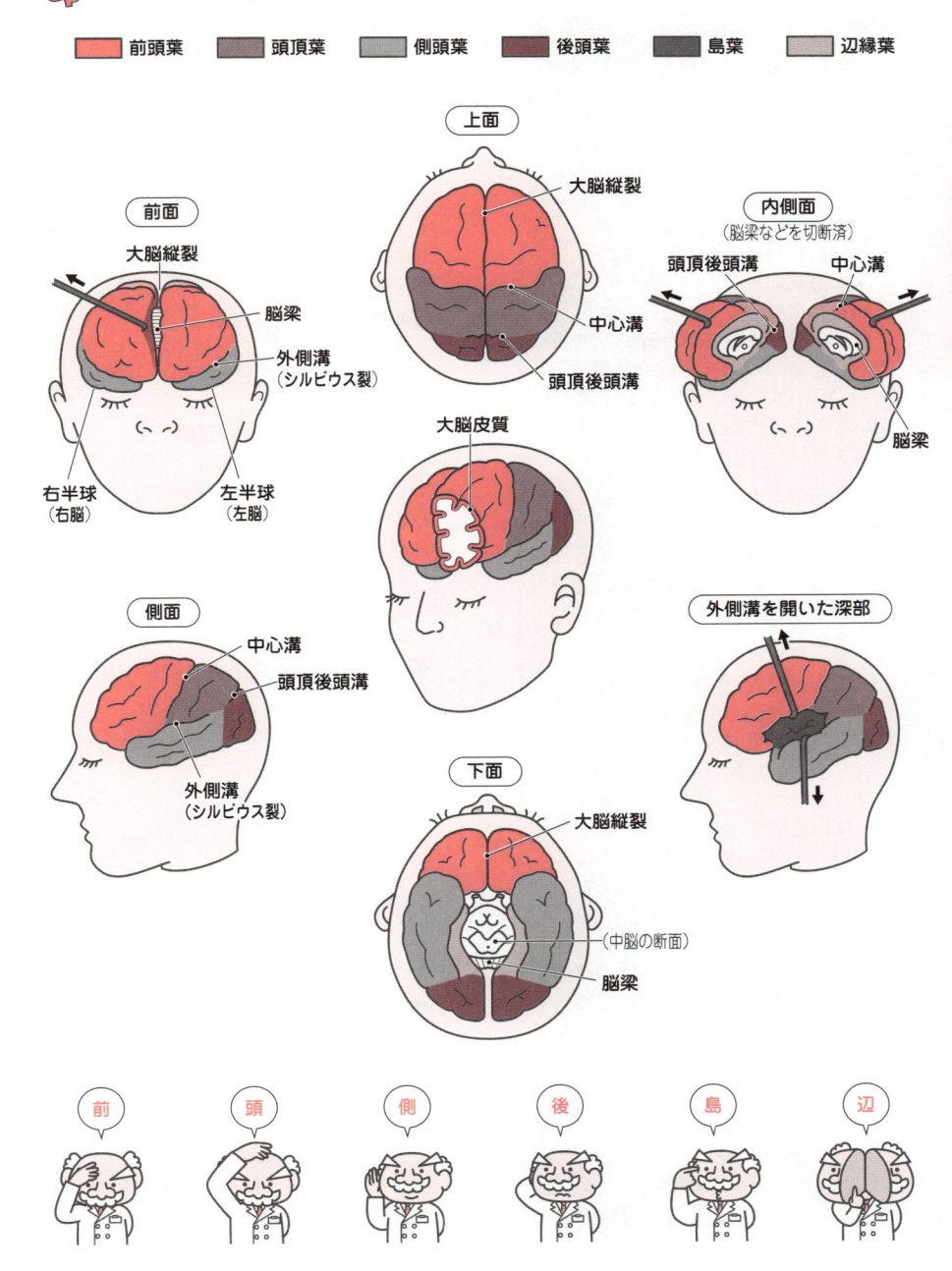

前頭葉
頭頂葉
側頭葉
後頭葉
島葉
辺縁葉
上面
大脳縦裂
中心溝
頭頂後頭溝
前面
大脳縦裂
脳梁
外側溝
（シルビウス裂）
右半球
（右脳）
左半球
（左脳）
内側面
（脳梁などを切断済）
頭頂後頭溝
中心溝
脳梁
大脳皮質
側面
中心溝
頭頂後頭溝
外側溝
（シルビウス裂）
外側溝を開いた深部
下面
大脳縦裂
（中脳の断面）
脳梁

前
頭
側
後
島
辺

前頭葉

▶ 運動，言語，高次精神活動の中枢

前頭葉の機能的な領域と，それぞれの役割について説明します．前頭葉には運動機能，眼球の共同運動，発語，精神的な高次機能など，様々な機能を司る領域が集まっています．

一次運動野（ブロードマン4野）

一次運動野は中心溝の前側の

- **中心前回**

にある，全身の

- **随意運動**（自分の意思で行う運動）**の中枢**

です．この領域の神経細胞が発した指令（刺激）が，神経線維を経て骨格筋に伝わることで，随意運動が実行されます．

この部位の大脳皮質の第V層には

- **ベッツ錐体細胞**

という大きな神経細胞があり，その神経線維は皮質脊髄路（錐体路）110および皮質延髄路112を構成しています．

一次運動野内では部位ごとに，身体のどこの運動を支配するのかが分かれており，正中側から順に，足，体幹，手，顔，舌，咽頭と並んでいます．これを

- **体部位局在**

といい，イラストに表すと小人のような形になります（ペンフィールドのホムンクルス）．手や顔は，実際の体において占める面積と比べると大きく描かれていますが，これは手や顔の運動を担う皮質の領域が広い，すなわち手や顔は精緻な運動を行う部位であることを示しています．

大脳と末梢の骨格筋を結ぶ神経線維は途中で対側に交叉しており

- **左脳は右半身，**
  右脳は左半身を制御

しています．随意運動の伝導路の詳細は110,112で述べます．

運動前野・補足運動野（ブロードマン6野）

運動前野および補足運動野は，一次運動野の前方にあります．このうち補足運動野は大脳半球内側面の部分です．この部位は前頭眼野や前頭連合野からの情報をもとに

- **運動の準備や順序，開始を計画する**（イメージする）

ことで，一次運動野の機能を支えています．

前頭眼野（ブロードマン8野）

運動前野の前方にあり，物体を眼で追うなど両側の眼球を同一方向に向ける運動，つまり

- **眼球の随意的共同運動**

の制御に関わっています．この特徴から，この部位は前頭葉眼球注視中枢ともよばれます．

前頭葉は運動だけでなく言語にも関わっています．

運動性言語野（ブローカ野）（ブロードマン44，45野）

一次運動野と運動前野の下方の

- **下前頭回**

に位置しており

- **言語の出力**（発語，書字など）

に関わります．多くの場合は左脳にあります．

前頭葉は高次機能にも大きく関わっています．

前頭連合野（前頭前野）（ブロードマン8～11野）

前頭葉の最も前側に位置します．遂行機能や感情のコントロール，注意機能などの

- **精神的な高次機能**

に関わり，人間らしさの象徴ともいえる部位です．

16 前頭葉

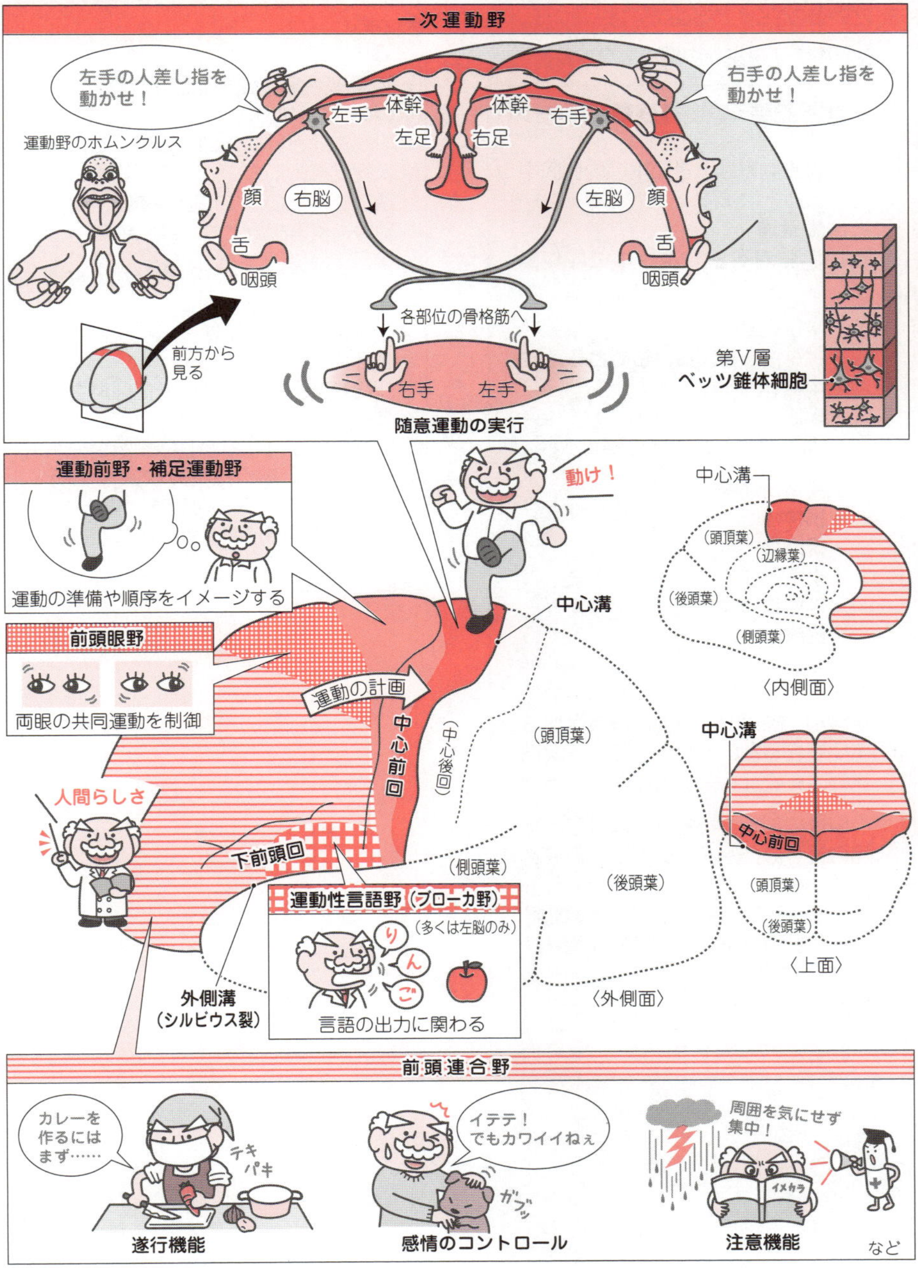
一次運動野
左手の人差し指を動かせ！
右手の人差し指を動かせ！
運動野のホムンクルス
左手
体幹
体幹
右手
左足
右足
顔
右脳
左脳
顔
舌
舌
咽頭
咽頭
各部位の骨格筋へ
前方から見る
右手
左手
随意運動の実行
第Ⅴ層
ベッツ錐体細胞
運動前野・補足運動野
運動の準備や順序をイメージする
動け！
中心溝
(頭頂葉)
(辺縁葉)
(後頭葉)
(側頭葉)
〈内側面〉
前頭眼野
両眼の共同運動を制御
運動の計画
中心前回
(中心後回)
(頭頂葉)
中心溝
人間らしさ
中心前回
下前頭回
(側頭葉)
(後頭葉)
(頭頂葉)
(後頭葉)
運動性言語野（ブローカ野）
(多くは左脳のみ)
り
ん
ご
言語の出力に関わる
外側溝
(シルビウス裂)
〈外側面〉
〈上面〉
前頭連合野
カレーを作るにはまず……
テキパキ
遂行機能
イテテ！でもカワイイねぇ
ガブッ
感情のコントロール
周囲を気にせず集中！
イメカラ
注意機能
など

後頭葉
▶ 視覚の中枢

後頭葉には視覚の中枢があります.

一次視覚野（V_1，有線野）（ブロードマン17野）

一次視覚野は，後頭葉の内側面中央にある

- **鳥距溝**(ちょうきょこう)

という脳溝を挟むように位置します.

一次視覚野は

- **視覚情報を画像としてとらえる中枢**

で，網膜から入った光刺激から色・形・動き・奥行きなどを感知します.

視覚情報は

- **視神経**
- **視交叉**(こうさ)
- **視索**
- **外側膝状体**(がいそくしつじょうたい)
- **視放線**

を経て一次視覚野に伝わります．視放線を経て一次視覚野へ至る多数の線維が，肉眼的に白色の線条として確認できるという特徴から，一次視覚野は有線野ともよばれます.

眼球に入った視覚情報は耳側と鼻側の視野に分かれて伝わり，最終的には

- **右視野の情報は左脳の一次視覚野**
- **左視野の情報は右脳の一次視覚野**

へと伝わります．視覚路の詳細は98で述べます.

一次視覚野でとらえられた視覚情報は，その周りに位置する視覚連合野を経て認識されます.

視覚連合野（V_2〜V_5，傍有線野）
（ブロードマン18，19野）

視覚連合野は外側から見ると，一次視覚野の前方の，一次視覚野と頭頂後頭溝との間に位置します．視覚前野，傍有線野ともよばれます.

視覚連合野は一次視覚野から視覚情報を受け取り

- **視覚情報の処理**

を行います.

視覚連合野のはたらきには隣り合う領野も大きく関わっており，「見えたものが何なのか」は側頭葉の側頭連合野に情報が送られて判断が行われ，「見えたものの動きや奥行き」は頭頂葉の頭頂連合野に情報が送られることで認識されます.

17 後頭葉

一次視覚野（V_1，有線野）

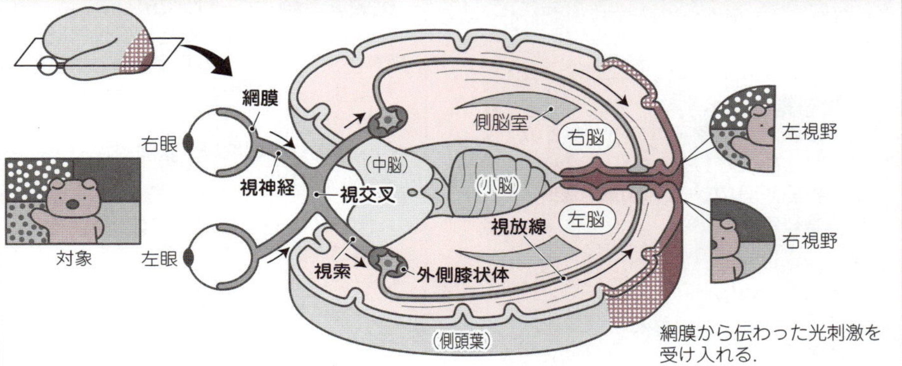
網膜
右眼
視神経
視交叉
対象
左眼
視索
外側膝状体
（中脳）
（小脳）
側脳室
右脳
左脳
視放線
左視野
右視野
（側頭葉）

網膜から伝わった光刺激を受け入れる．

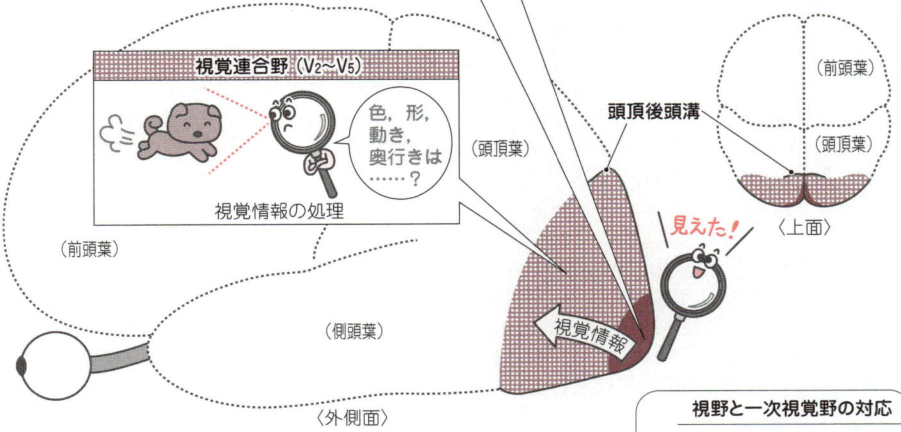
視覚連合野（V_2〜V_5）
色，形，動き，奥行きは……？
視覚情報の処理
（頭頂葉）
（前頭葉）
（側頭葉）
視覚情報
見えた！
頭頂後頭溝
（前頭葉）
（頭頂葉）
〈上面〉
〈外側面〉

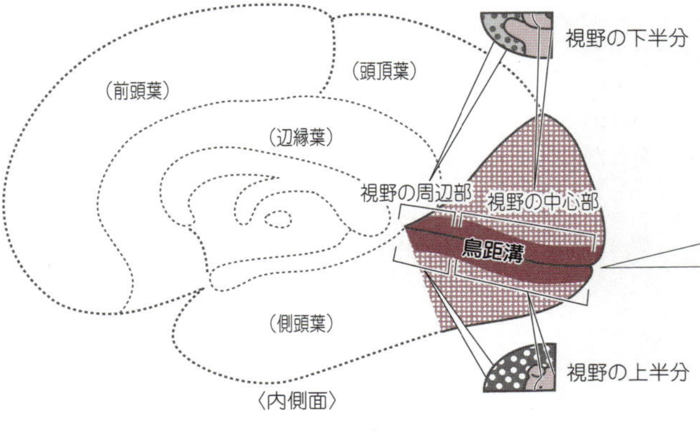
視野の下半分
（頭頂葉）
（前頭葉）
（辺縁葉）
視野の周辺部
視野の中心部
鳥距溝
（側頭葉）
視野の上半分
〈内側面〉

視野と一次視覚野の対応

視野空間と一次視覚野内の領域には対応関係があり，これを

・**網膜部位局在**

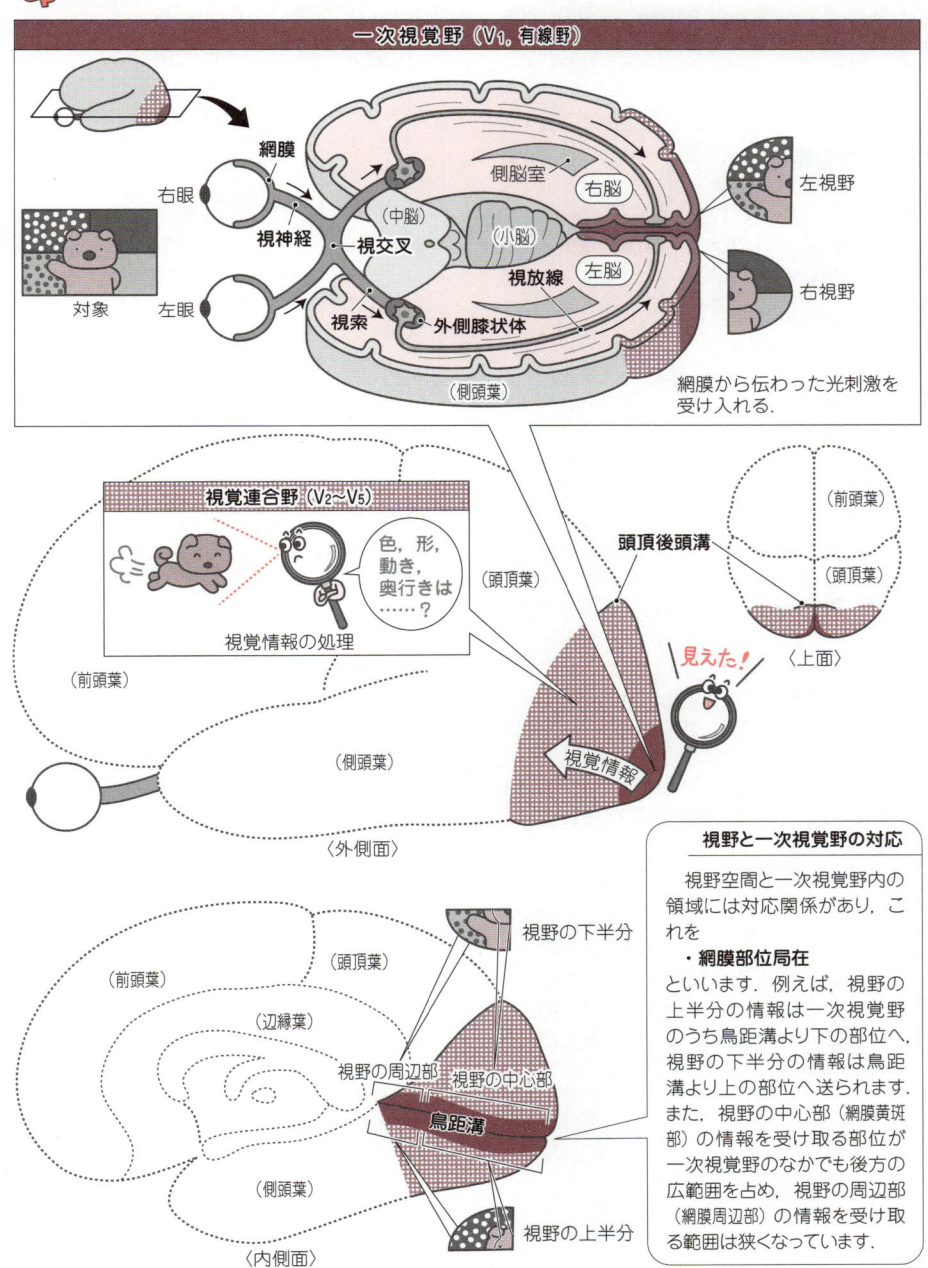

といいます．例えば，視野の上半分の情報は一次視覚野のうち鳥距溝より下の部位へ，視野の下半分の情報は鳥距溝より上の部位へ送られます．また，視野の中心部（網膜黄斑部）の情報を受け取る部位が一次視覚野のなかでも後方の広範囲を占め，視野の周辺部（網膜周辺部）の情報を受け取る範囲は狭くなっています．

側頭葉

▶ 聴覚，言語，認知の中枢

側頭葉には聴覚の中枢，言語中枢などがあります．

一次聴覚野

一次聴覚野は側頭葉のうち外側溝に面する部位である

- **横側頭回**（ブロードマン41野，42野）

に位置します．

一次聴覚野は

- **聴覚の中枢**

です．耳から入ってきた音刺激は内耳にある

- **蝸牛**（かぎゅう）

にて受容され，その情報は活動電位に変換されて

- **内側膝状体**
- **聴放線**

を経て側頭葉の一次聴覚野に達します．聴覚の伝導路の詳細は97で解説します．

感覚性言語野（ウェルニッケ野）

感覚性言語野は側頭葉の上部の，頭頂葉と隣り合う領域である

- **上側頭回**（ブロードマン22野）

に位置し，片側の脳のみに存在します（多くは左側）．

ウェルニッケ野は

- **言語の理解**

を担います．この部位が損傷されると言葉の意味を理解することができなくなるほか，意味の通らない発語や錯語（ほかの言葉に言い間違える）などがみられるようになります．

側頭葉は，物体や人物の認識，出来事の記憶などにも関わっています．

側頭連合野（ブロードマン37野）

側頭葉の一次聴覚野と感覚性言語野を除く部分は，側頭連合野とよばれます．一次聴覚野から音声の情報を受け取り

- **音の詳細な解析・識別**

を行います．

また，後頭葉の視覚野34からの情報を統合して，見えているものの解析（視覚認知）つまり

- **物体や人物の認識**

を行います．

このほか，過去の経験に関する記憶である

- **出来事記憶**

を担う領域でもあります．

音の高さと一次聴覚野の対応

一次聴覚野には一次視覚野でみられる網膜部位局在と同様に，部位と受容する音の高さ（周波数）の対応関係があります．これを

- **周波数局在**

といいます．周波数局在は蝸牛を含む聴覚路の各部位でみられます．

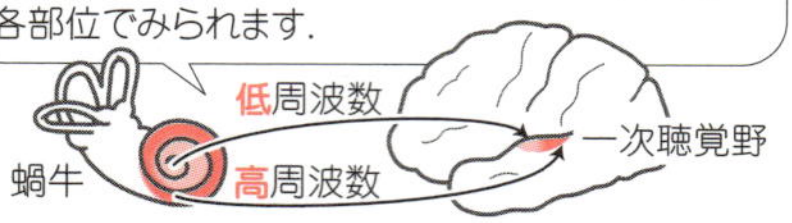
低周波数
高周波数
蝸牛
一次聴覚野

大脳の機能の左右差

大脳半球は見た目には左右対称ですが，機能の面では左右差があり

- **言語および論理的思考を司る側を優位半球**

とよびます．言語野であるブローカ野32やウェルニッケ野は優位半球に存在します．右利きの人のほとんど，および左利きの人の約３分の２で左が優位半球といわれています．

優位半球の対側は劣位半球とよばれますが，機能的に劣っているわけではなく，役割分担をしていると考えられています．劣位半球は空間的能力や音楽的能力などに特化しています．

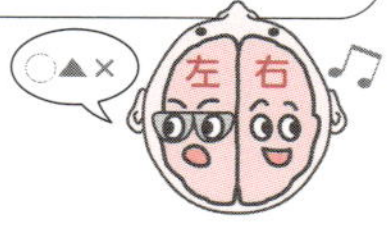
○▲×
左
右

18 側頭葉

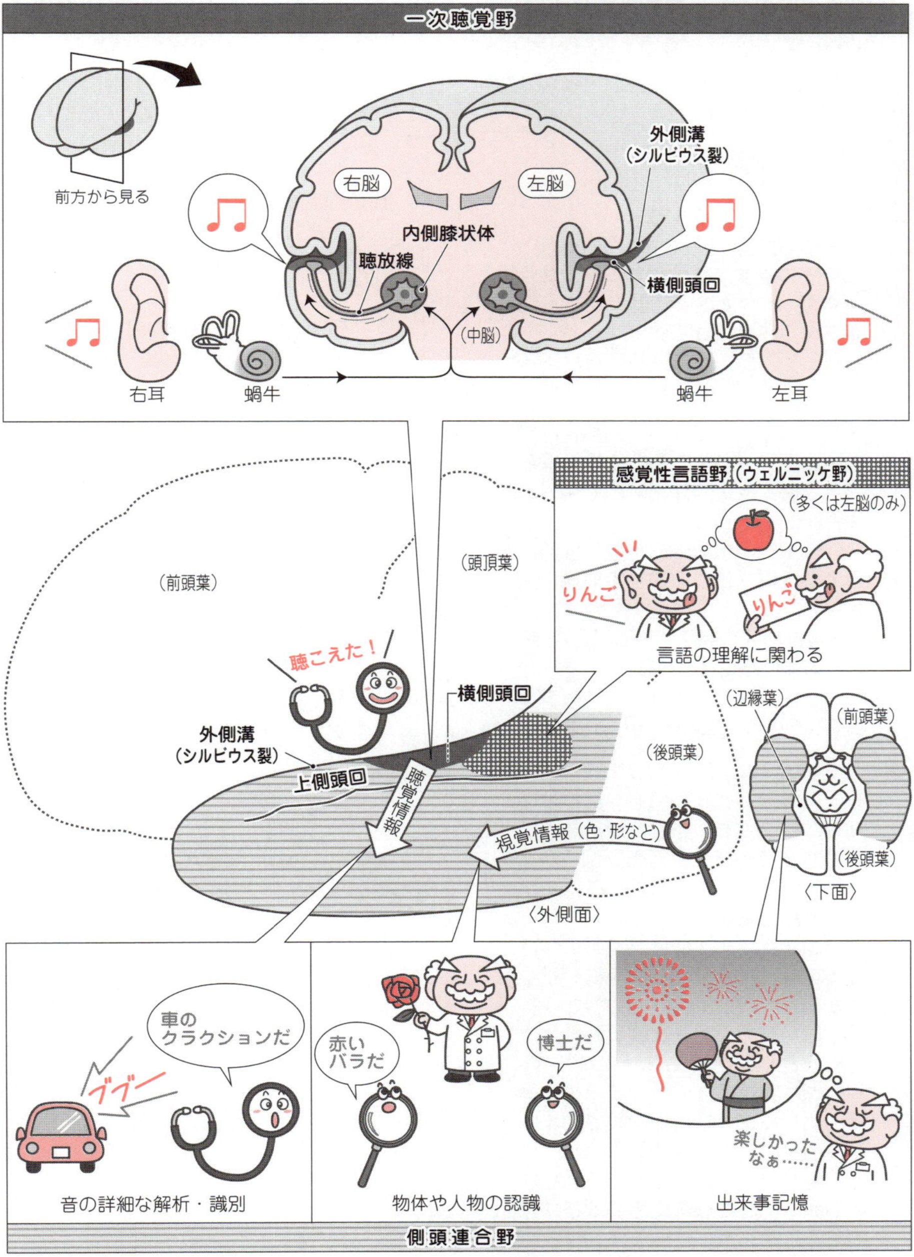

一次聴覚野
前方から見る
右脳
左脳
外側溝
（シルビウス裂）
内側膝状体
聴放線
横側頭回
（中脳）
右耳
蝸牛
蝸牛
左耳
感覚性言語野（ウェルニッケ野）
（多くは左脳のみ）
りんご
りんご
言語の理解に関わる
（頭頂葉）
（前頭葉）
聴こえた！
横側頭回
外側溝
（シルビウス裂）
上側頭回
聴覚情報
（後頭葉）
視覚情報（色・形など）
〈外側面〉
（辺縁葉）
（前頭葉）
（後頭葉）
〈下面〉
車の
クラクションだ
ブブー
音の詳細な解析・識別
赤い
バラだ
博士だ
物体や人物の認識
楽しかった
なぁ……
出来事記憶
側頭連合野

頭頂葉
▶ 体性感覚の中枢，感覚の統合も担う

頭頂葉には痛みや温度などの感覚の中枢があります．また空間の認識や身体の位置の認識にも関わります．

一次体性感覚野

一次体性感覚野は，中心溝を挟んで中心前回と隣接する

- **中心後回**（ブロードマン3，1，2野）

に位置します．すなわち，一次体性感覚野は一次運動野 32 と中心溝を挟んで隣り合っています．

一次体性感覚野は

- **一般体性感覚** 10

を感じ取る領域です．一般体性感覚とは温痛覚や触覚，意識できる深部感覚など，皮膚や深部組織で生じる感覚をいいます．

体性感覚の情報は末梢の受容器から大脳皮質へ伝わる途中で対側に交叉するため

- **左脳には右半身，右脳には左半身の体性感覚が伝わる**

という特徴があります．体性感覚の伝導路の詳細は 104-107 で述べます．

一次運動野と同様に，一次体性感覚野においても，各部位が身体のどの部位から感覚入力を受けるかという対応が決まっていて，これを

- **体部位局在**

といいます．一次体性感覚野の体部位局在は，イラストのように，正中側から順に足，体幹，手，顔，歯，舌と並んでおり，一次運動野の体部位局在と似た配置になっています．手や顔は実際の体において占める面積と比べると大きく描かれていますが，これは手や顔の感覚入力を受ける大脳皮質の領域が広い，すなわち手や顔は刺激を敏感に感じ取る部位であることを示しています．

例えば，コップに入った熱い飲み物を飲もうとして感じる刺激は，イラストのように一次体性感覚野の各部位に伝わります．

頭頂葉は，単に体性感覚を識別するだけでなく，それらを統合する場所でもあります．また，高次脳機能も担います．

頭頂連合野

頭頂連合野は，一次体性感覚野の後方に位置し，後頭葉および側頭葉と接しています．

頭頂連合野は，体性感覚連合野（ブロードマン5，7野），縁上回（40野），角回（39野）からなります．

頭頂連合野は，一次体性感覚野から体性感覚の情報，側頭葉から聴覚情報，後頭葉から視覚情報を受け取り，これらの情報を統合して

- **空間の立体的な認識**（空間認識）
- **身体の位置の認識**（運動知覚，姿勢，四肢の位置，関節の屈曲の程度などの知覚）
- **左右の判断**（左右識別覚）

などを行います．

優位半球の角回は

- **文字の読み書き，計算**

などのはたらきも担います．

連合野

連合野は，複数の領野から情報を受け取って統合し，認知，思考，行動制御，言語などの高次脳機能を担っていると考えられています．ほかの動物と比べて霊長類，特にヒトで発達しています．前頭連合野，側頭連合野，頭頂連合野などがあります．

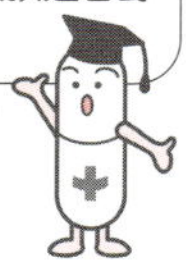

19 頭頂葉

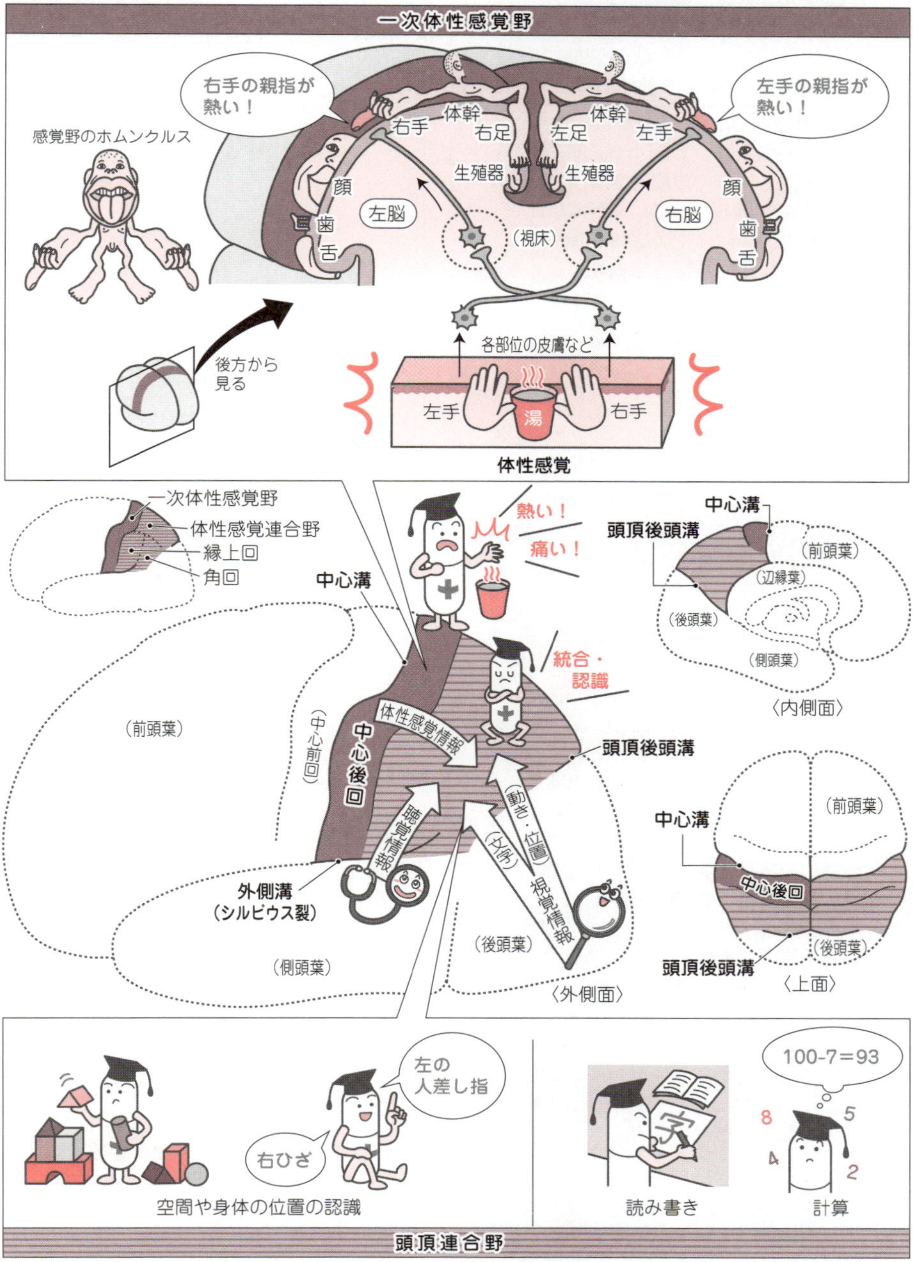

一次体性感覚野
右手の親指が熱い！
左手の親指が熱い！
感覚野のホムンクルス
体幹
右手
右足
左足
左手
生殖器
生殖器
顔
歯
舌
左脳
右脳
（視床）
後方から見る
各部位の皮膚など
左手
湯
右手
体性感覚
一次体性感覚野
体性感覚連合野
縁上回
角回
中心溝
熱い！
痛い！
統合・認識
（前頭葉）
（中心前回）
中心後回
体性感覚情報
頭頂後頭溝
聴覚情報
動き・位置
（文字）
視覚情報
外側溝（シルビウス裂）
（後頭葉）
（側頭葉）
〈外側面〉
中心溝
頭頂後頭溝
（前頭葉）
（辺縁葉）
（後頭葉）
（側頭葉）
〈内側面〉
中心溝
（前頭葉）
中心後回
（後頭葉）
頭頂後頭溝
〈上面〉
左の人差し指
右ひざ
空間や身体の位置の認識
100-7＝93
8
5
4
2
字
読み書き
計算
頭頂連合野

大脳辺縁系
▶ 情動，本能行動，記憶の中枢

大脳辺縁系は，大脳半球の深部にある，生命維持において重要な部位です．

大脳辺縁系

大脳辺縁系は，大脳半球の内側に脳梁を囲むように位置します．

- **辺縁葉**（梁下野，帯状回，海馬傍回など）
- **海馬**，**扁桃体**，**乳頭体**，**脳弓**

などが大脳辺縁系に含まれます．

大脳辺縁系は発生学的に古く

- **生命維持に直結する機能**（情動，本能行動，記憶など）

を担います．

ここでは，特徴的な機能を司る部位である扁桃体と海馬について解説します．

扁桃体

扁桃体は，アーモンド（扁桃）のような形をした構造物です．

扁桃体へは，頭頂連合野や嗅神経（嗅球）から感覚情報が伝わります．扁桃体は，これをもとに

- **対象の有益・有害，快・不快などを判断して，情動を生じる**

はたらきを担います．情動とは

- **外的な感覚情報に対して起こる身体的反応**（情動の表出）**および感情的反応**（主観的な感情）

を指します．例えば，蛇を見つけた際，扁桃体は①有害と判断して，②視床下部（自律神経系，内分泌系の中枢）および骨格筋系へ刺激を送り，身体的反応（＝情動の表出．この例では心拍数や血圧の上昇，ホルモン分泌，逃避行動など）を引き起こします．同時に③大脳皮質へ刺激を送り，感情的反応（＝主観的な感情．この例では恐怖，嫌悪感など）を引き起こします．①～③を情動といいます．

情動の回路として

- **ヤコブレフ回路**（扁桃体→視床内側核→前頭葉眼窩皮質後方→側頭葉前方→扁桃体）

があります．

海馬

海馬という名称は，ギリシャ神話に登場する海獣ヒポカンパス，もしくはタツノオトシゴに由来するといわれています．また，海馬の断面の形はエジプトの太陽神アンモンの角に似ており，海馬はアンモン角ともよばれます．

海馬は

- **記憶**

を司る領域です．記憶とは新しい事を脳内に取り込み（記銘），保持し，それを必要に応じて意識や行為の中に再生（想起）することをいいます．

海馬への感覚情報は④一次感覚野などから帯状回を経て伝わります．

海馬と周囲の組織はイラストのような

⑤パペッツ（ペーペズ）の回路

というループ回路（海馬→脳弓→乳頭体→視床前核→帯状回→海馬傍回→海馬）を形成しており，この回路が記憶の形成に関与していると考えられています．

記憶には言葉により再生される

- **陳述記憶**

と，行為により再生される

- **手続き記憶**

があります．陳述記憶には言葉の意味など，学習して得た記憶（意味記憶）や，いつどこで何をした，という体験の記憶（出来事記憶）があります．海馬は陳述記憶の形成に関係します．手続き記憶は，自転車の乗り方や楽器の演奏法など，動作や行為を反復して覚えるもので，小脳が関係します．

また，記憶は保持時間により，短期記憶と長期記憶に分けられます．海馬は⑥短期記憶を形成（記銘）し，これを一時的に保持する場所と考えられています．そのなかで重要と認識されたものは海馬から⑦大脳皮質（側頭葉など）へ送られ，長期的に保持されると考えられています．

20 大脳辺縁系

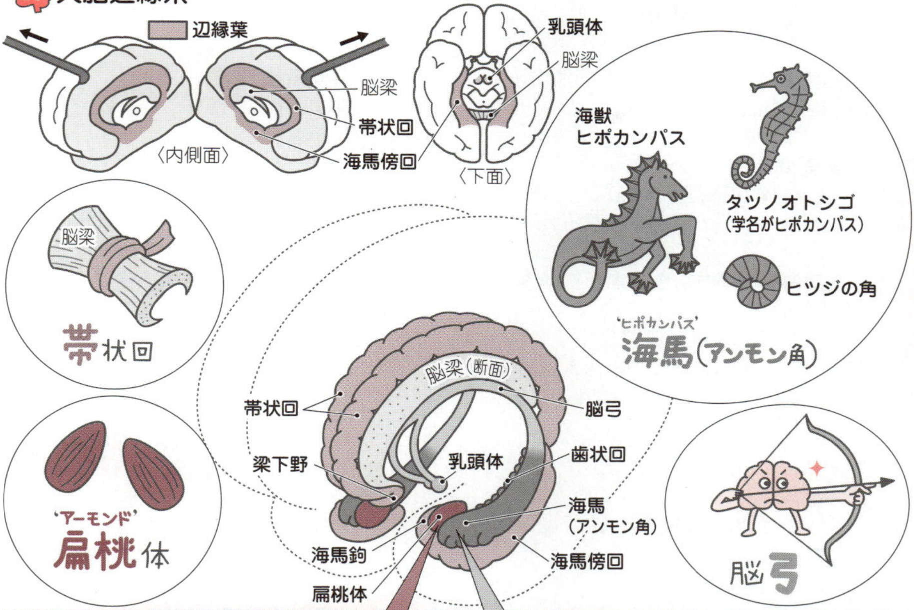
辺縁葉
脳梁
帯状回
海馬傍回
〈内側面〉
乳頭体
脳梁
〈下面〉
脳梁
帯状回
海獣
ヒポカンパス
タツノオトシゴ
（学名がヒポカンパス）
ヒツジの角
'ヒポカンパス'
海馬（アンモン角）
'アーモンド'
扁桃体
脳梁（断面）
帯状回
脳弓
梁下野
乳頭体
歯状回
海馬
（アンモン角）
海馬鉤
海馬傍回
扁桃体
脳弓

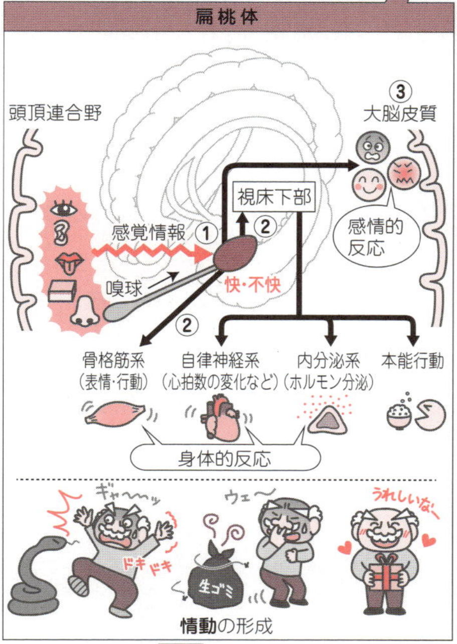
扁桃体
頭頂連合野
③ 大脳皮質
視床下部
感覚情報 ①
②
感情的
反応
嗅球
快・不快
②
骨格筋系
（表情・行動）
自律神経系
（心拍数の変化など）
内分泌系
（ホルモン分泌）
本能行動
身体的反応
ギャ〜〜ッ
ドキドキ
ウェ〜
生ゴミ
うれしいな〜
情動の形成

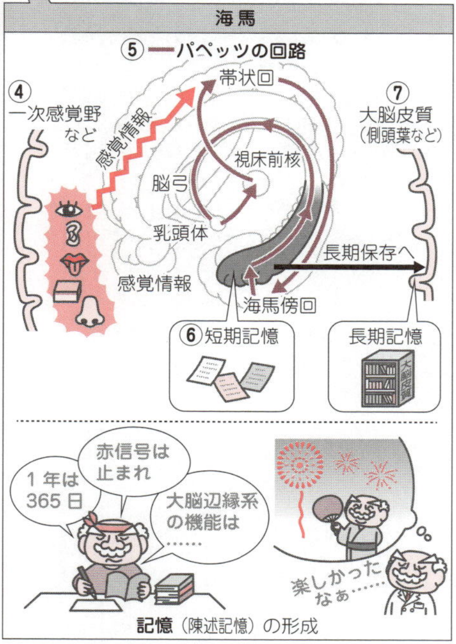
海馬
⑤ —パペッツの回路
帯状回
④ 一次感覚野
など
⑦ 大脳皮質
（側頭葉など）
感覚情報
視床前核
脳弓
乳頭体
長期保存へ
感覚情報
海馬傍回
⑥ 短期記憶
長期記憶
大脳皮質
1年は
365日
赤信号は
止まれ
大脳辺縁系
の機能は
……
楽しかった
なぁ……
記憶（陳述記憶）の形成

※扁桃体は視床下部 48 とともに**本能行動（摂食，飲水，性行動など）**にも関わっている．

大脳基底核

▶ 運動の細かな調節を行う

大脳基底核は，大脳辺縁系と同様に，大脳半球の深部にあります．

大脳基底核

大脳髄質の広範囲は白質で占められますが，髄質の深部すなわち大脳の基底部には

- **灰白質のかたまり**(神経核，細胞体の集まり)

が点在しています．これらのうち，発生学的に終脳由来のものを大脳基底核といいます(他は視床 46など)．

大脳基底核は

- **尾状核**
- **被殻**
- **淡蒼球**(たんそうきゅう)(外節と内節に分かれる)

からなります．

尾状核と被殻を合わせて

- **線条体**

といいます．尾状核と被殻は，発生学的に一つの細胞群だったものが，内包(大脳皮質と間脳，脳幹，脊髄を結ぶ投射線維が通る)により分離されたものです．尾状核と被殻は，線条状の灰白質でつながっています．

また淡蒼球と，これに覆い被さっている被殻を合わせるとレンズのように見えるため

- **レンズ核**

といいます．

大脳基底核は，どのような役割を果たしているのでしょうか．

大脳基底核の役割

大脳基底核は，錐体外路系 114の一部をなしており

- **適切でスムーズな随意運動を行うための細かな調節**

を担います．スムーズな運動の実現のためには適切な筋肉を動かすことと，不要な筋肉の動きを抑えることの両方を行う必要があります．これらのバランスを取ることが大脳基底核の主な役割です．

大脳基底核は運動を調節するために大脳皮質，脳幹，視床などと密接につながっています．

大脳基底核による運動の調節の最も基本的な経路は，運動情報が

①**大脳皮質運動野**(一次運動野，運動前野，補足運動野)**から線条体に入り**
②**淡蒼球を経て**
③**視床に出力され**
④**大脳皮質運動野へと返る**

ループ回路です．

この回路は

⑤**黒質** 52**や視床下核からの調節**

を受けます．特に黒質にはドパミン 204による調節回路があります．

これらの回路などを経て調節された運動情報が，運動野へフィードバックされたのちに脳幹や脊髄へと伝わり，適切な運動ができるよう筋肉が制御されます．

このほか大脳辺縁系と協調して，情動や認知機能にも関わると考えられています．

21 大脳基底核

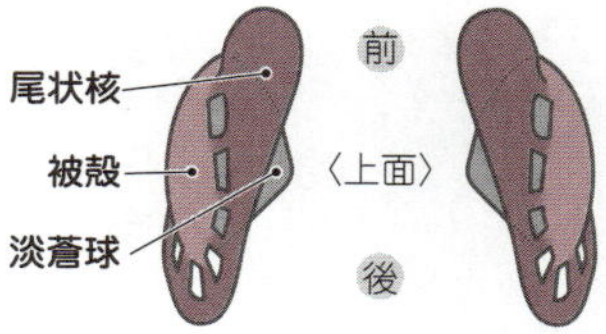

尾状核
被殻
淡蒼球
前
〈上面〉
後

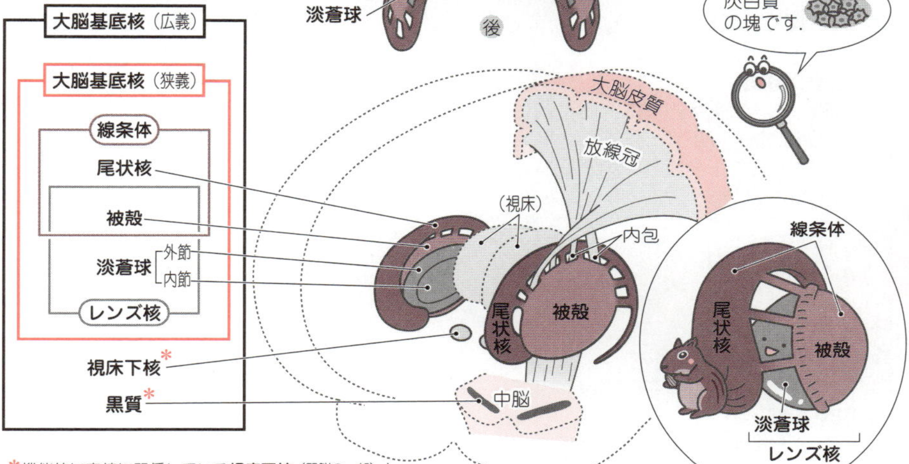

大脳基底核（広義）
大脳基底核（狭義）
線条体
尾状核
被殻
淡蒼球
外節
内節
レンズ核
視床下核*
黒質*
灰白質の塊です．
大脳皮質
放線冠
（視床）
内包
尾状核
被殻
中脳
線条体
尾状核
被殻
淡蒼球
レンズ核

*機能的に密接に関係している**視床下核**（間脳の一部）と**黒質**（中脳の一部）なども大脳基底核に含むことがある．

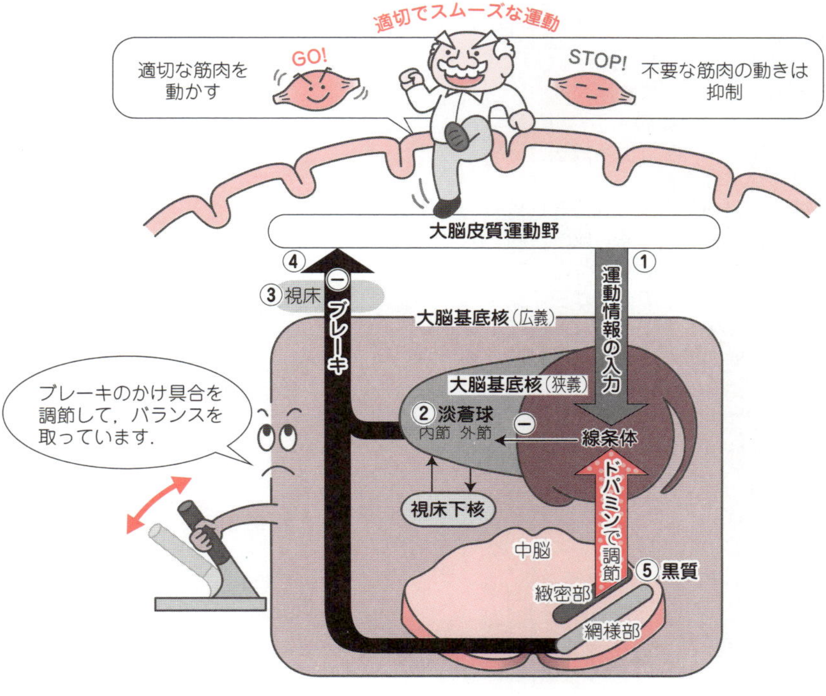

適切でスムーズな運動
適切な筋肉を動かす
GO!
STOP!
不要な筋肉の動きは抑制
大脳皮質運動野
①
運動情報の入力
④
③視床
⊖
ブレーキ
大脳基底核（広義）
大脳基底核（狭義）
ブレーキのかけ具合を調節して，バランスを取っています．
②淡蒼球
内節 外節
⊖
線条体
視床下核
ドパミンで調節
中脳
⑤黒質
緻密部
網様部

間脳
▶ 大脳の中心部に位置する灰白質

間脳は，左右の大脳半球の間，かつ大脳と脳幹の間に位置しています．

間脳の構造

間脳は，発生学的には大脳と同じ前脳胞に由来します．左右の大脳半球に挟まれた正中部の，第三脳室の周囲に位置します．

間脳は
- **視床上部**
- **視床**
- **視床下部**

に区分されます．

視床上部

視床上部は視床の後背側部正中に位置し，第三脳室の後壁をなします．

視床上部は
- **手綱**
- **松果体**

などで構成されています．

手綱は，馬の手綱のようなU字型をした白質で，内部には手綱核という神経核があります．

松果体は松かさのような形をしていて，手綱の後方に位置します．松果体はメラトニン 101 というホルモンを分泌し，その濃度が日内変動することにより概日リズム（体内の機能が約1日の周期で変動するリズム）が形成されます．

視床

視床は卵型をした
- **灰白質の塊**（神経細胞体の集まり）

で，第三脳室の側壁をなします．

視床の中は，いくつかの部分に分けられます（詳細は 46）．視床の後部は
- **視床枕**
- **外側膝状体**
- **内側膝状体**

で構成されます．

左右の視床は
- **視床間橋**

でつながっています．

視床は様々な
- **感覚情報の中継点**

です．

視床下部

視床下部は視床の前下方に位置し，第三脳室の側壁および底をなします．視床下部は漏斗部を経て下垂体につながっています 26．

視床下部には
- **自律神経系，内分泌系，本能行動の中枢**

があります．

体内時計

視床下部にある視交叉上核には
- **体内時計**（**生物時計**）

の機能があります．視交叉上核から脊髄側核などを経て松果体に至る伝導路があり，これによりメラトニン分泌が調節されています．

視交叉上核の体内時計が刻むリズムは24時間よりわずかに長くなっていますが，視交叉上核は網膜からの光刺激を受容することで，外部の明暗の周期と体内時計を同調させています．

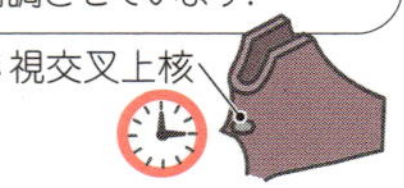
視交叉上核

この先のページでは，視床および視床下部の機能の詳細を解説します．

22 間脳

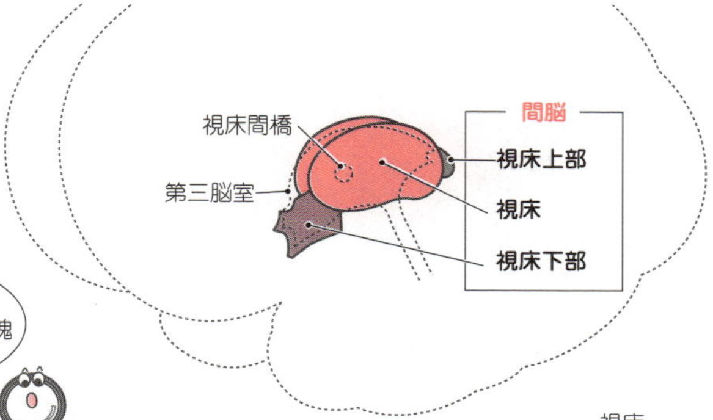
視床間橋
第三脳室
間脳
視床上部
視床
視床下部

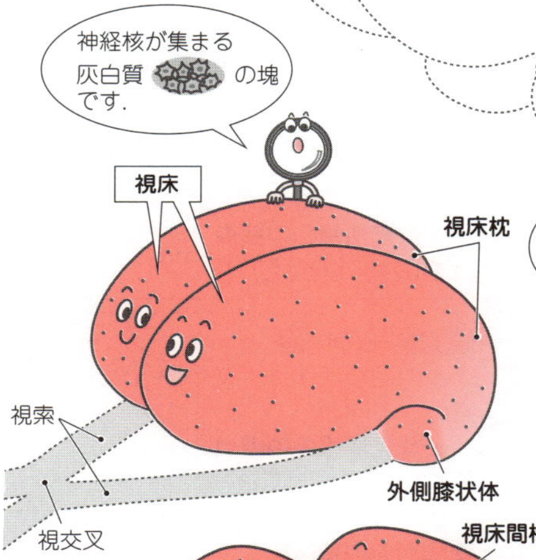
神経核が集まる
灰白質 の塊
です.
視床
視床枕
視索
外側膝状体
視交叉

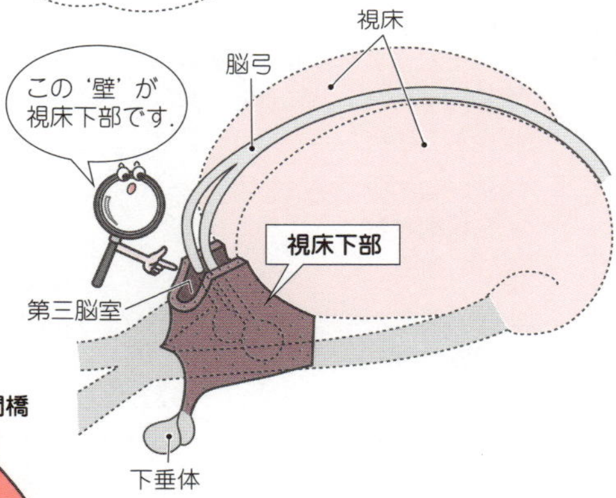
視床
脳弓
この '壁' が
視床下部です.
視床下部
第三脳室
下垂体

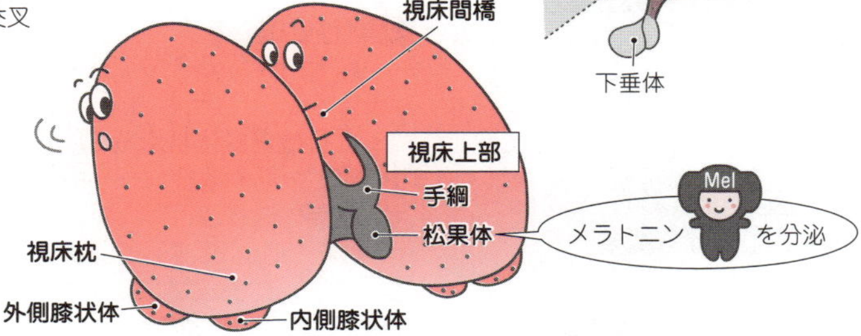
視床間橋
視床上部
手綱
松果体
メラトニン
Mel
を分泌
視床枕
外側膝状体
内側膝状体

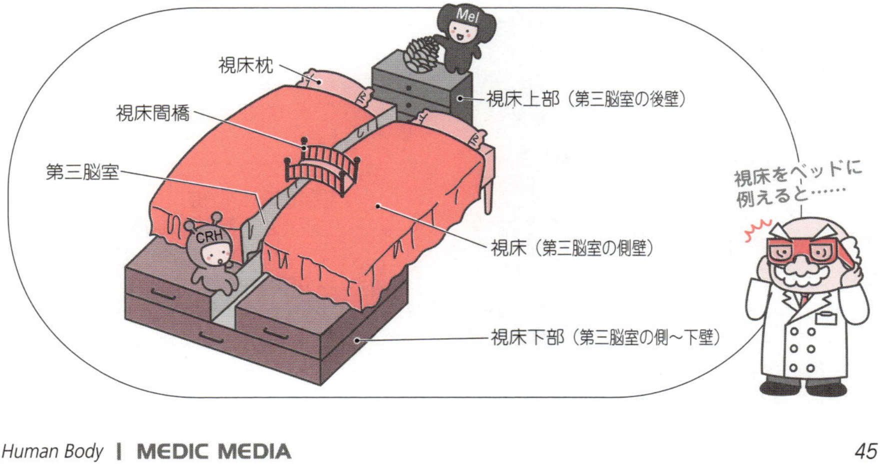
Mel
視床枕
視床上部（第三脳室の後壁）
視床間橋
第三脳室
CRH
視床（第三脳室の側壁）
視床下部（第三脳室の側～下壁）
視床をベッドに
例えると……

視床
▶ 感覚の中継センター

視床は，間脳のなかで最も大きな組織で，感覚情報の中継や運動の調節を担います．

視床の構造

視床は，内側髄板（視床に出入りする有髄線維の層）などにより

- **前核群**
- **内側核群**
- **外側核群**（狭義）
- **腹側核群**

に分けられます（外側核群と腹側核群を合わせて広義の外側核群とし，前，内側，外側の3つに分類することもある）．

内側髄板の中にも神経核があり

- **髄板内核群**

とよばれます．

視床の後部をなす

- **視床枕**（核）

は外側核群の一部ですが，後核群（枕核群）ともよばれます．

視床枕の後下側には

- **外側膝状体**
- **内側膝状体**

があります．

なお視床の下方に位置する視床下核は，解剖学的には腹側視床とよばれますが，機能の点からは大脳基底核と密接に関係しています42．

視床の役割

「〜核群」というように，視床は神経核の集合体で，嗅覚を除く

- **全ての感覚情報の中継点**

となっています．全身から集められたあらゆる感覚情報は視床を経由して，大脳皮質のそれぞれの感覚中枢へ伝わっていきます．

視床は部位ごとに異なる情報を中継しています．感覚情報だけでなく，運動に関する情報の中継も行います．また大脳辺縁系と連携する部位もあります．

体性感覚の中継・味覚の中継

①腹側核群の後外側腹側核は皮膚などから一次体性感覚野へ向かう

- **体性感覚の情報の中継点**

で，後内側腹側核は舌から一次味覚野へ向かう

- **味覚情報の中継点**

です（伝導路の詳細は脊髄視床路104，後索-内側毛帯路106，味覚路102）．

視覚情報の中継

②外側膝状体は，網膜から一次視覚野へと向かう

- **視覚情報の中継点**

です（視覚路の詳細は98）．

聴覚情報の中継

③内側膝状体は，蝸牛から一次聴覚野へと向かう

- **聴覚情報の中継点**

です（聴覚路の詳細は97）．

覚醒状態の維持

④髄板内核群のうち，正中中心核や束傍核は

- **上行性網様体賦活系**（じょうこうせいもうようたいふかつけい）120

の一部で，脳幹網様体からの情報を大脳皮質へ送ることで，覚醒状態を保つはたらきに関与しています．

大脳辺縁系との連携

⑤前核群は

- **パペッツの回路**40

の一部で，乳頭体からの入力を受けて，帯状回へ記憶に関する情報を送ります．

運動情報の中継

視床は，錐体外路系114の一部で，大脳基底核や小脳と連携して

- **運動の制御**

を行います．⑥腹側核群の前腹側核と外腹側核は大脳基底核や小脳からの運動に関する情報を中継し，一次運動野や運動前野へ送ります．

23 視床

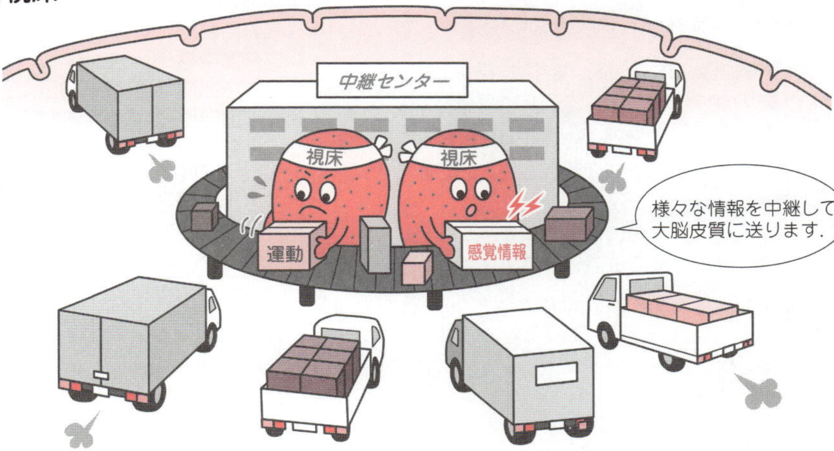
中継センター
視床
視床
運動
感覚情報
様々な情報を中継して
大脳皮質に送ります.

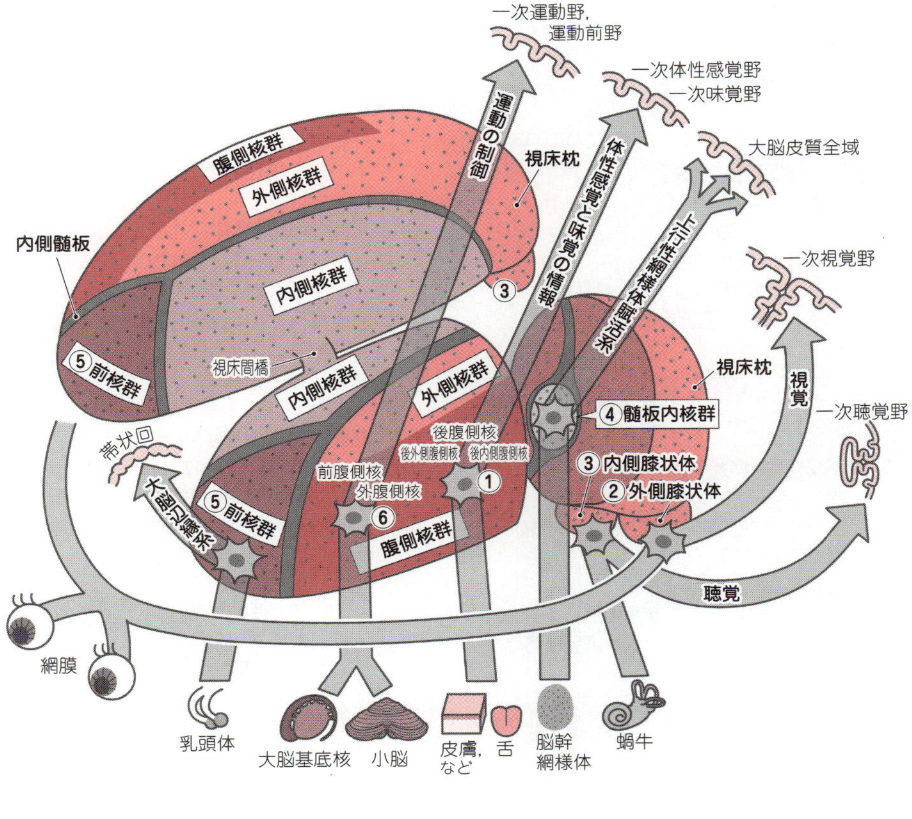
一次運動野,
運動前野
一次体性感覚野
一次味覚野
大脳皮質全域
一次視覚野
一次聴覚野
運動の制御
体性感覚と味覚の情報
上行性網様体賦活系
腹側核群
外側核群
視床枕
内側髄板
内側核群
③
⑤前核群
視床間橋
内側核群
外側核群
④髄板内核群
視床枕
視覚
後腹側核
後外側腹側核
後内側腹側核
③内側膝状体
②外側膝状体
帯状回
前腹側核
外腹側核
①
⑥
大脳辺縁系
⑤前核群
腹側核群
聴覚
網膜
乳頭体
大脳基底核
小脳
皮膚,
など
舌
脳幹
網様体
蝸牛

視床下部
▸ 内分泌，自律神経と本能行動の中枢

視床下部には，内分泌系，自律神経系，本能行動の中枢があり，体内の恒常性7を維持するための重要な役割を果たしています．

視床下部の構造

視床下部は，視床の前下方，第三脳室の側壁～下壁に位置します．

視床下部にある代表的な神経核として

- **室傍核**
- **視索上核**
- **視索前野**
- **視交叉上核**
- **外側野**
- **腹内側核**
- **背内側核**
- **弓状核**(漏斗核)

などが挙げられます．

視床下部のはたらき

視床下部は

- **内分泌系の中枢**
- **自律神経系の中枢**
- **本能行動の中枢**

という，3つの重要な役割を担っています．

それぞれの中枢が，どのようにはたらいているのか見てみましょう．

内分泌系の中枢 30-33

内分泌系の中枢としてのはたらきには，弓状核，室傍核，視索上核などが関与します．

弓状核は

- **視床下部ホルモンを産生し，下垂体前葉のホルモン分泌を調整する**

役割を担います．

室傍核および視索上核は

- **下垂体後葉ホルモン**(AVP，OT)**を産生・分泌する**

ことで内分泌系を調節します．

自律神経系の中枢 116

視索前野には

- **体温調節中枢**(温・冷受容器)

があります．血液の温度を感知して

- **末梢血管収縮・拡張や発汗の調節**

を行うことで体温を調節します．

このほか，交感神経系・副交感神経系を調節するはたらきも担っています．

本能行動の中枢

本能行動の中枢としてのはたらきには，視索上核や室傍核，外側野や腹内側核が関与します．

視索上核や室傍核には

- **水分調節中枢**(浸透圧受容器)

があり，血漿浸透圧の上昇を感知して

- **飲水行動**

を起こさせます．

外側野には

- **摂食中枢**

腹内側核には

- **満腹中枢**

があり，それぞれが血中グルコース濃度を感知して

- **摂食行動の促進や抑制**

を担います．食欲はホルモンにも制御されており，レプチン106というホルモンは，腹内側核に作用して食欲抑制作用を示します．また自律神経系の調節を介する

- **糖代謝調節作用**(肝臓でのグリコーゲン分解や，副腎髄質からのアドレナリン分泌の調整)

もあります．

視索前野には

- **性機能中枢**

があります．また弓状核はゴナドトロピン(GnRH，間接的に性ホルモンの分泌を促進するホルモン)の分泌を担っており，内分泌の面からも性行動を調節しています．

24 視床下部

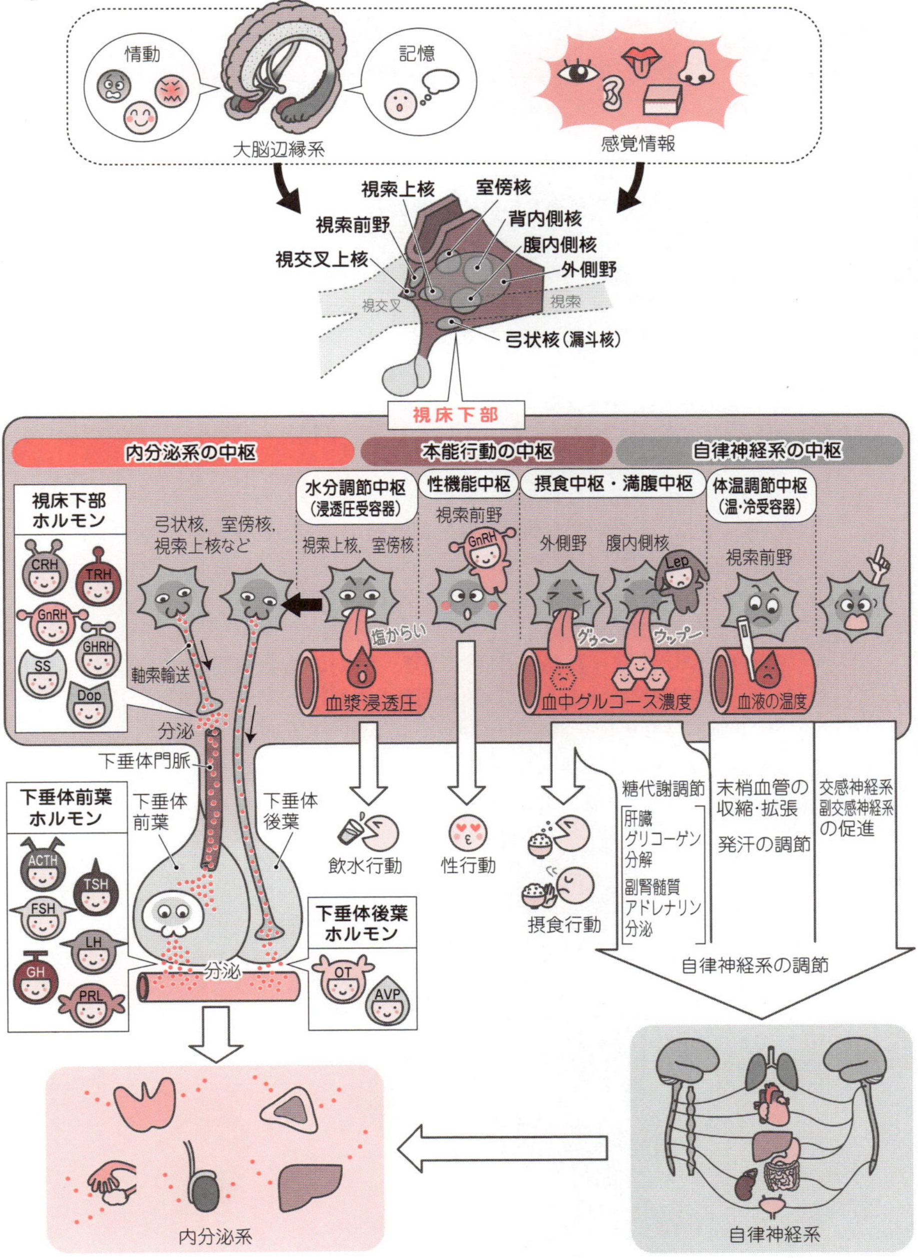

情動
記憶
大脳辺縁系
感覚情報
視索上核
室傍核
視索前野
背内側核
視交叉上核
腹内側核
外側野
視交叉
視索
弓状核（漏斗核）
視床下部
内分泌系の中枢
本能行動の中枢
自律神経系の中枢
視床下部ホルモン
CRH
TRH
GnRH
GHRH
SS
Dop
弓状核，室傍核，視索上核など
水分調節中枢（浸透圧受容器）
視索上核，室傍核
性機能中枢
視索前野
摂食中枢・満腹中枢
外側野　腹内側核
体温調節中枢（温・冷受容器）
視索前野
塩からい
グゥ〜
ウップ〜
Lep
軸索輸送
分泌
血漿浸透圧
血中グルコース濃度
血液の温度
下垂体門脈
下垂体前葉ホルモン
下垂体前葉
下垂体後葉
ACTH
TSH
FSH
LH
GH
PRL
下垂体後葉ホルモン
OT
AVP
飲水行動
性行動
摂食行動
糖代謝調節
肝臓グリコーゲン分解
副腎髄質アドレナリン分泌
末梢血管の収縮・拡張
発汗の調節
交感神経系副交感神経系の促進
自律神経系の調節
内分泌系
自律神経系

4．脳幹・脊髄・小脳

INTRO

脳幹は，中枢神経系を1本の木に見立てると，幹に相当する部位です．脳幹はレベル（高位）により，**中脳**，**橋**，**延髄**に分けられます．中脳は脳幹の最上部にあり，大脳から直接つながる最も太い線維束を**大脳脚**といいます．中脳の背側面には，**上丘**，**下丘**という左右一対ずつの隆起があります（まとめて四丘体という）．橋には小脳と脳幹を行き来する神経線維（上小脳脚，中小脳脚，下小脳脚）が集まり，**水平方向に走る線維**が小脳から伸びる橋のように見えることが名称の由来です．延髄の腹側面には**錐体**，および**オリーブ**という隆起や**錐体交叉**があります．

脳幹の中を見ると，脳脊髄液が流れる**脳室系**（中脳水道～第四脳室），大脳の各部と行き来する神経の束である**伝導路**（感覚路，運動路），神経線維と神経細胞体が混在する**網様体**，そして，脳神経（Ⅲ～Ⅻ）の起点，もしくは終点である**脳神経核**があり，臨床的に重要です．

脊髄と延髄の境界は大後頭孔で，ここから頭蓋腔外に伸びる部位を脊髄といいます．脊髄は神経の束で，31対の脊髄神経が出ています．脊髄の下端は成人では第1～2腰椎の高さにあり，それより下位では脊髄から出た脊髄神経が束になり**馬尾**を形成しています．

小脳は脳幹の背側にあり，表面には多数の溝があります．

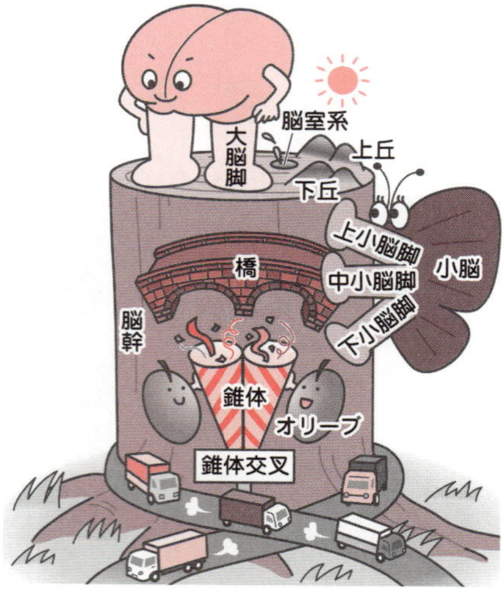

脳室系
大脳脚
上丘
下丘
上小脳脚
中小脳脚
下小脳脚
小脳
橋
脳幹
錐体
オリーブ
錐体交叉

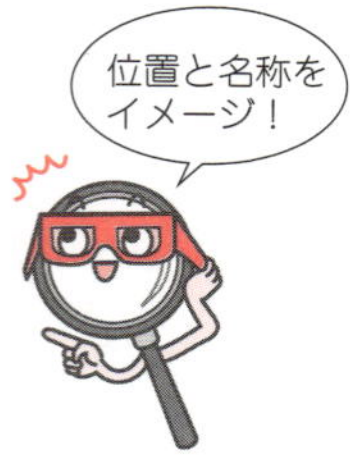

位置と名称をイメージ！

脳幹・脊髄・小脳の全体像

▶ 大脳へと行き来する神経が集まる

25 脳幹・脊髄・小脳の全体像

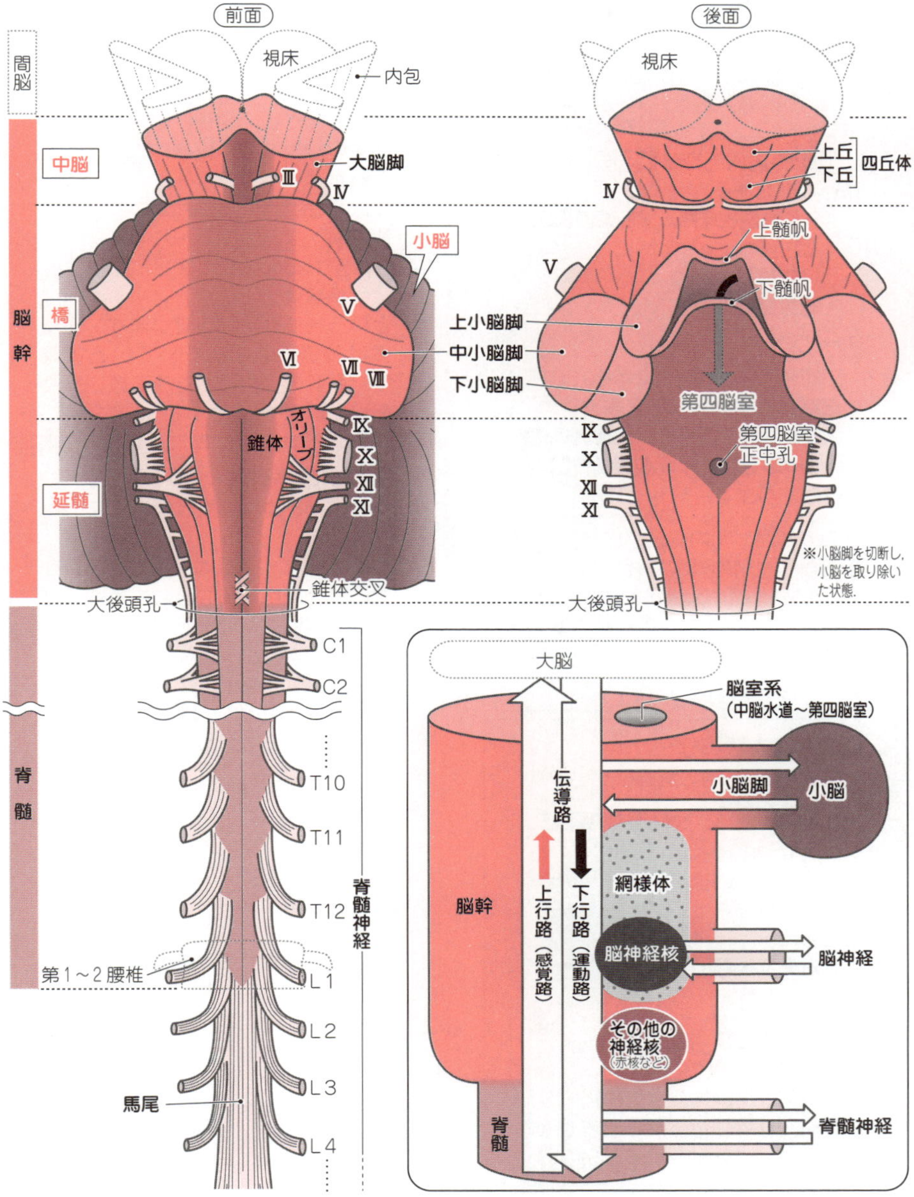

前面
間脳
視床
内包
中脳
大脳脚
Ⅲ
Ⅳ
小脳
脳幹
橋
Ⅴ
Ⅵ
Ⅶ
Ⅷ
オリーブ
錐体
Ⅸ
Ⅹ
Ⅻ
Ⅺ
延髄
錐体交叉
大後頭孔
C1
C2
T10
T11
T12
脊髄
第1～2腰椎
L1
L2
L3
L4
馬尾
脊髄神経
後面
視床
上丘
下丘
四丘体
Ⅳ
上髄帆
Ⅴ
下髄帆
上小脳脚
中小脳脚
下小脳脚
第四脳室
Ⅸ
Ⅹ
Ⅻ
Ⅺ
第四脳室正中孔
※小脳脚を切断し，小脳を取り除いた状態．
大後頭孔
大脳
脳室系
（中脳水道～第四脳室）
伝導路
小脳脚
小脳
網様体
上行路（感覚路）
下行路（運動路）
脳幹
脳神経核
脳神経
その他の神経核（赤核など）
脊髄
脊髄神経

脳幹・脊髄・小脳

中脳
▶ 脳幹の最上部を占める

中脳は脳幹の最も頭側に位置し，頭側は間脳，尾側は橋と連続しています．

伝導路

中脳を通る上行性（求心性，感覚情報を伝える）の伝導路には，内側毛帯を通る

①後索-内側毛帯路 106

脊髄毛帯を通る

②外側脊髄視床路，③前脊髄視床路 104

下丘に中継核がある

④聴覚路 97

などがあります．

下行性（遠心性，運動に関わる指令を伝える）の伝導路には，大脳脚を通る

⑤皮質延髄路 112**，⑥皮質脊髄路（錐体路）** 110**，⑦皮質橋路** 54

などがあります．

このほか，⑧内側縦束には外転神経核から対側の動眼神経核へ至る上行性の線維（眼球の位置の調節に関わる）や，下行性の伝導路である前庭脊髄路，視蓋脊髄路（頭部の位置の調節に関わる）などが通ります．

脳神経核と脳神経

中脳からは2対の脳神経が出ます．

⑨動眼神経核，⑩動眼神経副核
→**⑪動眼神経（Ⅲ）** 68

が出ます．動眼神経副核は⑫視蓋前域（上丘の腹側の領域．上丘のことを視蓋ともいう）とともに

⑬対光反射 118

に関わります．

⑭滑車神経核
→**⑮滑車神経（Ⅳ）** 68

が出ます．滑車神経は脳神経のなかで唯一，脳幹の背側から出ます（このほかの脳神経は全て脳幹の腹側から出る）．

脳室系 126

中脳の中央やや背側に

⑯中脳水道

という脳脊髄液の通り道があります．中脳水道の頭側は第三脳室，尾側は第四脳室と連続しています．

中脳の，中脳水道より背側の領域を中脳蓋といいます．中脳水道より腹側の領域は中脳被蓋と大脳脚に分かれます．

網様体

中脳水道の腹側には

⑰網様体

という構造が広がっています．網様体は神経細胞が散在している領域で，脳幹の全長にわたって縦に長く続いています．

その他の神経核

大脳脚と中脳被蓋との境目に

⑱黒質

があります．黒質はメラニン色素を含む神経細胞からなるため黒く見えます．黒質は神経細胞がまばらな網様部（大脳脚側）と，神経細胞が豊富な緻密部（中脳被蓋側）に分かれます．

黒質は大脳基底核 42と連携して運動の調節に関わります．

黒質の背側（やや中央寄り）に

⑲赤核

があります．赤核は血管が豊富なため赤く見えます．

赤核は錐体外路の一つである赤核脊髄路 114の起点で，運動の調節に関わっています．

26 中脳

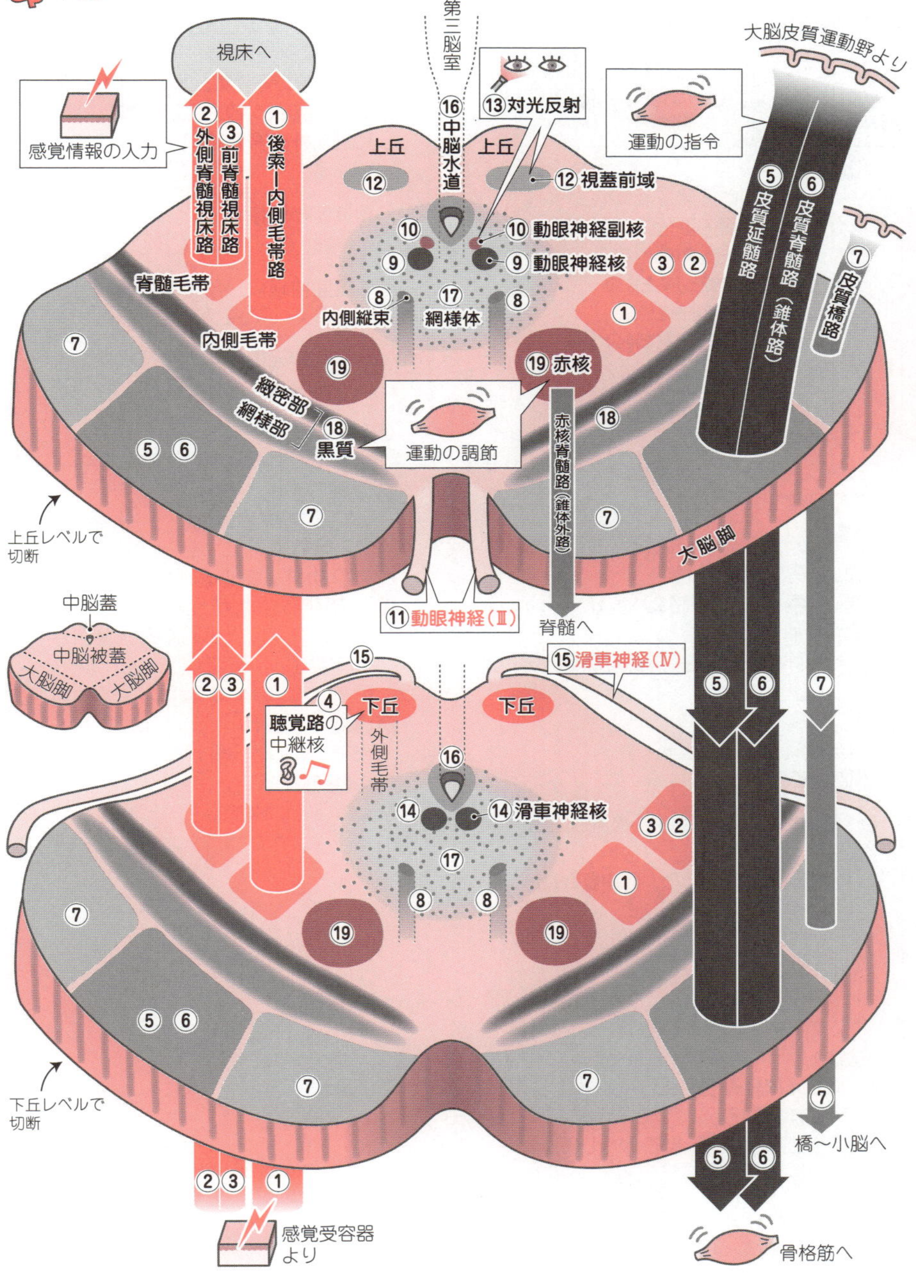

第三脳室
視床へ
感覚情報の入力
① 後索-内側毛帯路
② 外側脊髄視床路
③ 前脊髄視床路
⑯ 中脳水道
⑬ 対光反射
大脳皮質運動野より
運動の指令
上丘
上丘
⑫ 視蓋前域
⑤ 皮質延髄路
⑥ 皮質脊髄路（錐体路）
⑦ 皮質橋路
⑩ 動眼神経副核
⑨ 動眼神経核
脊髄毛帯
内側縦束
網様体
内側毛帯
⑲ 赤核
緻密部
網様部
⑱ 黒質
運動の調節
赤核脊髄路（錐体外路）
大脳脚
上丘レベルで切断
中脳蓋
中脳被蓋
大脳脚
大脳脚
⑪ 動眼神経（Ⅲ）
脊髄へ
⑮ 滑車神経（Ⅳ）
下丘
下丘
聴覚路の中継核
外側毛帯
⑭ 滑車神経核
下丘レベルで切断
橋〜小脳へ
感覚受容器より
骨格筋へ

橋
▶ 脳幹と小脳の連結部

橋は脳幹の中ほどに位置し，頭側は中脳，尾側は延髄と連続しています．背側には小脳があります．

伝導路
橋には小脳と連絡する線維が多く走っていて，橋の断面では脳幹と小脳を連絡する線維の束である

①**上小脳脚**（中脳と小脳を結ぶ）
②**中小脳脚**（橋と小脳を結ぶ）
③**下小脳脚**（延髄と小脳を結ぶ）

が確認できます60．

橋の正中腹側には大脳脚から続く
④**橋縦束**
という，縦方向に走る線維の集まりがあります．

橋の断面で見える上行性の伝導路には，内側毛帯を通る
⑤**後索-内側毛帯路** 106
脊髄毛帯を通る
⑥**外側脊髄視床路**，⑦**前脊髄視床路** 104
下小脳脚を通る
⑧**脊髄小脳路** 108
があります．

下行性の伝導路には，橋縦束を通る
⑨**皮質延髄路** 112，⑩**皮質脊髄路**（錐体路） 110
があります．
⑪**皮質橋路**
は，橋まで下行すると，橋縦束の周囲にある神経核（橋核）を経て，中小脳脚を通って小脳へ向かいます．
⑫**三叉神経脊髄路** 104
は三叉神経から入力して三叉神経脊髄路核を通り，延髄まで下行します．

---

⑬内側縦束には，外転神経核から動眼神経核へ上行する線維や，運動の制御に関わる錐体外路 114 の線維が通ります．

脳神経核と脳神経
橋には多くの脳神経核があり，4対の脳神経が出ます．

⑭**三叉神経運動核**，⑮**三叉神経中脳路核**，⑯**三叉神経主感覚核**，⑰**三叉神経脊髄路核**
→⑱**三叉神経（Ⅴ）** 70

---

⑲**外転神経核**
→⑳**外転神経（Ⅵ）** 68

㉑**顔面神経核**，㉒**上唾液核**
→㉓**顔面神経（Ⅶ）** 72

㉔**前庭神経核**，㉕**蝸牛神経核**
→㉖**内耳神経（Ⅷ）** 74

が出ます．

脳室系
橋の正中背側には
㉗**第四脳室**
があります．第四脳室は中脳水道126からつながっています．第四脳室の天井は上小脳脚と上髄帆（ずいはん）からなります．

網様体
橋の中央には中脳から連続する
㉘**網様体**
が広がっています．

27 橋

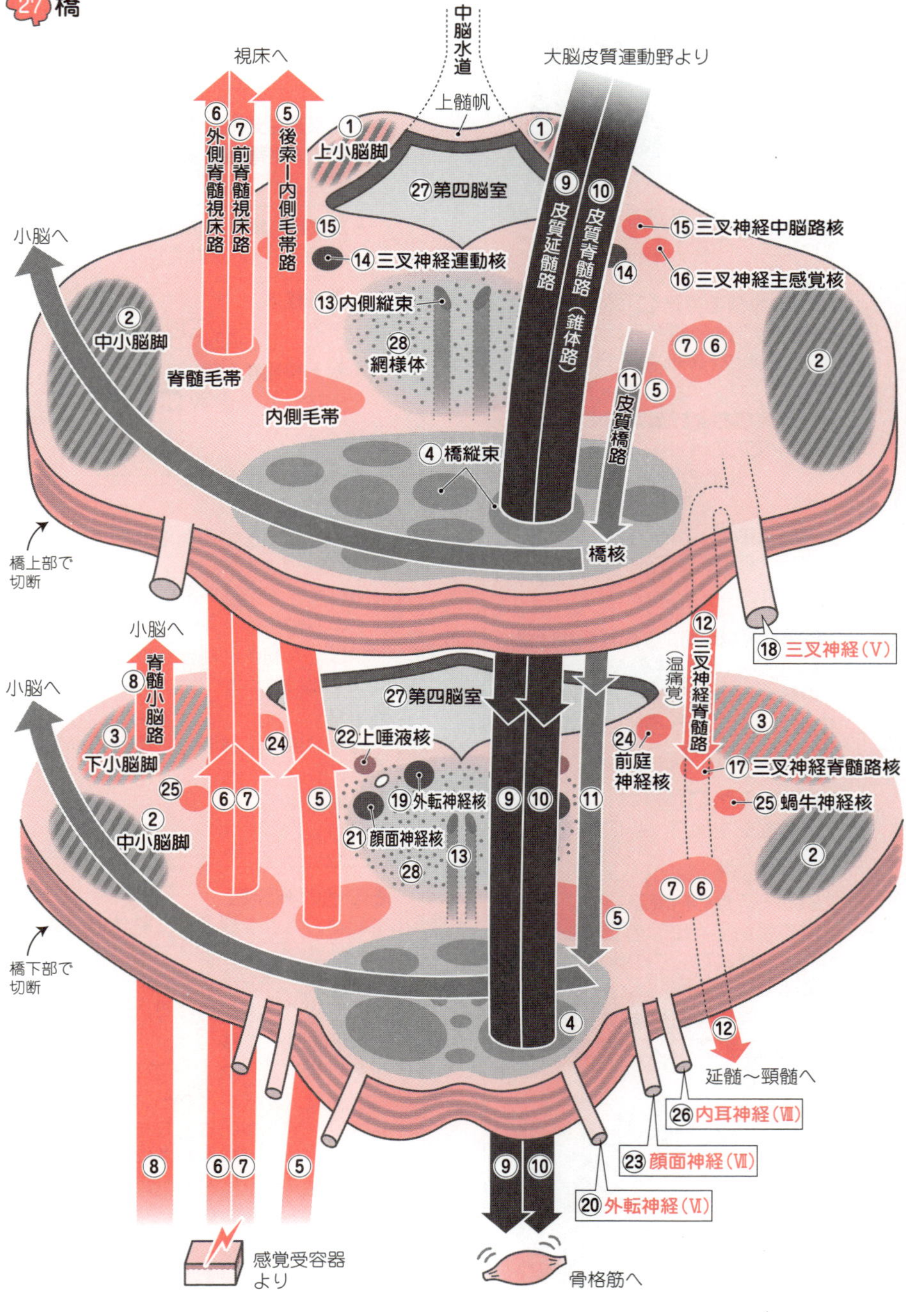
中脳水道
視床へ
大脳皮質運動野より
上髄帆
① 上小脳脚
⑥ 外側脊髄視床路
⑦ 前脊髄視床路
⑤ 後索－内側毛帯路
㉗ 第四脳室
⑨ 皮質延髄路
⑩ 皮質脊髄路（錐体路）
⑮ 三叉神経中脳路核
⑭ 三叉神経運動核
⑯ 三叉神経主感覚核
小脳へ
⑬ 内側縦束
② 中小脳脚
㉘ 網様体
脊髄毛帯
内側毛帯
⑪ 皮質橋路
④ 橋縦束
橋核
橋上部で切断
⑫ 三叉神経脊髄路
（温痛覚）
⑱ 三叉神経（V）
⑧ 脊髄小脳路
③ 下小脳脚
㉒ 上唾液核
㉔ 前庭神経核
⑰ 三叉神経脊髄路核
⑲ 外転神経核
㉕ 蝸牛神経核
㉑ 顔面神経核
橋下部で切断
延髄～頸髄へ
㉖ 内耳神経（Ⅷ）
㉓ 顔面神経（Ⅶ）
⑳ 外転神経（Ⅵ）
感覚受容器より
骨格筋へ

延髄

▶ 脳幹の最尾部，脊髄への移行部

延髄は腹側が丸みを帯びた形をしていることから球ともよばれます．脳幹の最も尾側にあり，下端は脊髄へ続きます．

伝導路

まず上行性の伝導路です．延髄下部から上部に向かって走行を追ってみましょう．

①**後索-内側毛帯路** 106

は名称の通り，脊髄から延髄下部までは後索（楔状束，薄束）を上行します．そして

- **楔状束核（けつじょうそく）および薄束核に至ると**

②**対側へ交叉**（=毛帯交叉）

します．交叉後の神経線維は束となって

③**内側毛帯**

を形成し，延髄の中心（やや腹側寄り）を上行します．

---

④**外側脊髄視床路**，⑤**前脊髄視床路** 104

は，脊髄から延髄下部までは離れていますが，上行するうちに接近して1つにまとまります．

---

⑥**脊髄小脳路** 108

は，下小脳脚を通り，小脳へ向かいます．

続いて下行性の伝導路です．

延髄の腹側正中には前正中裂という切れ込みがあり，この両側に

⑦**錐体**

とよばれる隆起があります．

⑧**皮質延髄路** 112，⑨**皮質脊髄路**（錐体路） 110

は錐体の中を下行して

⑩**延髄の下端で対側へ交叉**（=錐体交叉）

します．

---

⑪**三叉神経脊髄路** 104

の一部は延髄で対側に交叉し，残りは頸髄まで下行します．

脳神経と脳神経核

延髄には多くの脳神経核があり，4対の脳神経が出ます．

---

⑫**三叉神経脊髄路核**，⑬**孤束核**，⑭**疑核**，⑮**下唾液核**

→⑯**舌咽神経**（Ⅸ） 76

- **孤束核，疑核，**⑰**迷走神経背側核**

→⑱**迷走神経**（Ⅹ） 78

---

⑲**副神経核**

→⑳**副神経**（Ⅺ） 80

㉑**舌下神経核**

→㉒**舌下神経**（Ⅻ） 81

が出ます．

脳室系

延髄上部の正中背側には

㉓**第四脳室**

があります．延髄下部では

- **中心管**

となり，脊髄へと続きます．

網様体

延髄の中央には中脳，橋から連続する

㉔**網様体**

が広がっています．

その他の神経核

延髄の外表を見ると，錐体の外側に

㉕**オリーブ**

というふくらみがあり，この中に

㉖**下オリーブ核**

があります．下オリーブ核は脊髄，大脳皮質，赤核などから情報入力を受け，小脳へ情報を送ります．下オリーブ核から小脳へ至る経路（㉗オリーブ小脳路）は，運動の調節に関わります．

28 延髄

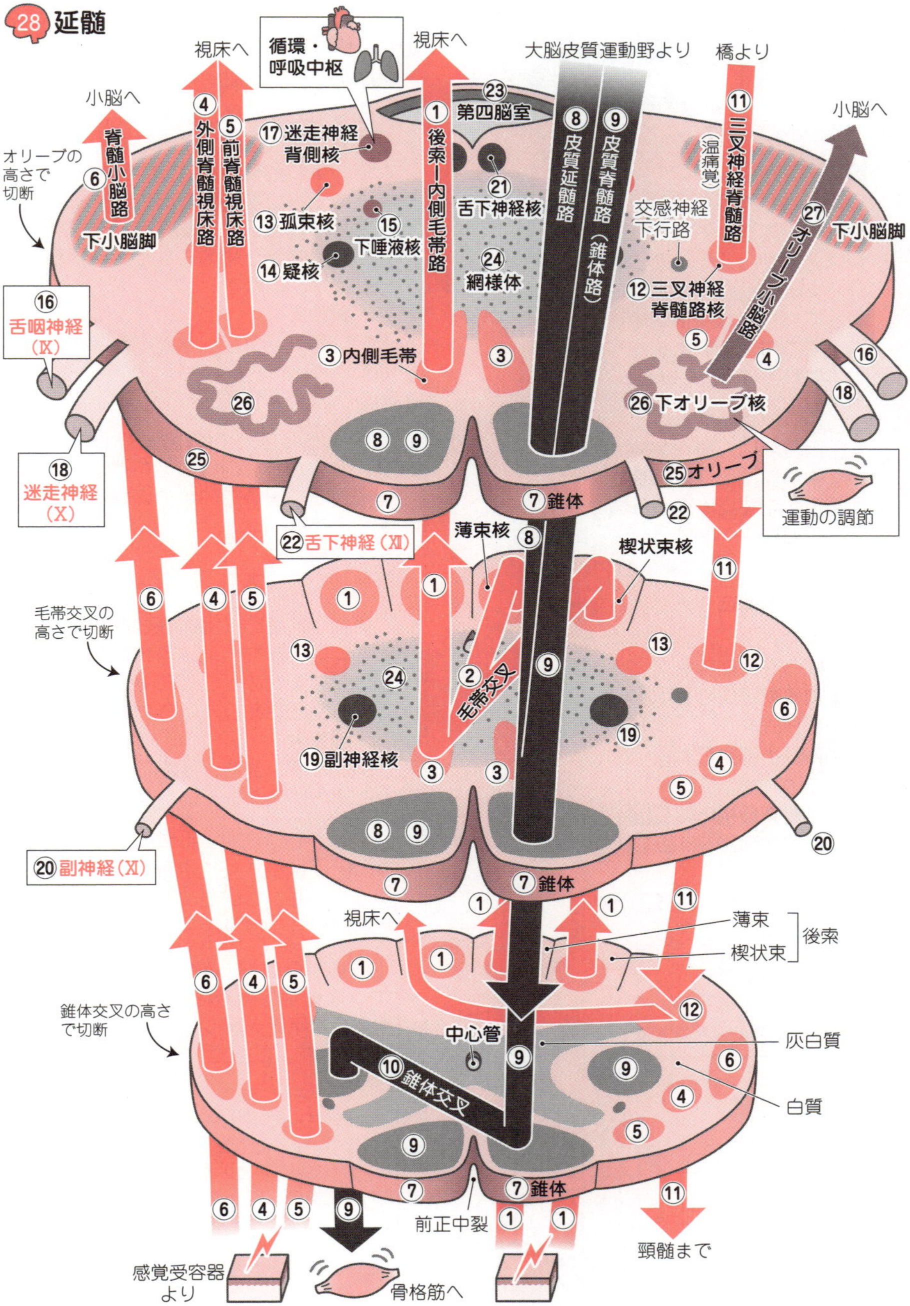

循環・呼吸中枢
視床へ
視床へ
大脳皮質運動野より
橋より
小脳へ
小脳へ
オリーブの高さで切断
④外側脊髄視床路
⑤前脊髄視床路
⑥脊髄小脳路
⑰迷走神経背側核
①後索－内側毛帯路
㉓第四脳室
⑧皮質延髄路
⑨皮質脊髄路（錐体路）
⑪三叉神経脊髄路（温痛覚）
⑬孤束核
⑮下唾液核
⑭疑核
㉑舌下神経核
㉔網様体
交感神経下行路
⑫三叉神経脊髄路核
㉗オリーブ小脳路
下小脳脚
下小脳脚
⑯舌咽神経（Ⅸ）
③内側毛帯
㉖下オリーブ核
運動の調節
⑱迷走神経（Ⅹ）
㉕オリーブ
⑦錐体
㉒舌下神経（Ⅻ）
薄束核
楔状束核
毛帯交叉の高さで切断
②毛帯交叉
⑲副神経核
⑳副神経（Ⅺ）
視床へ
薄束
楔状束
後索
錐体交叉の高さで切断
中心管
⑩錐体交叉
灰白質
白質
前正中裂
頸髄まで
感覚受容器より
骨格筋へ

脳幹・脊髄・小脳

脊髄
▶ レベルにより断面の形が異なる

脊髄は頸部から腰部まで続き，全長は約40〜45cmあります．

脊髄の構造

脊髄は，椎骨が連なってできる脊柱管の中を通っています．脊髄の上端は延髄から連続していて大後頭孔から始まり，下端は第1〜2腰椎の高さにあります．下端は徐々に細くなっており，その形状から脊髄円錐とよばれます．

脊髄の断面を見ると

①周辺部に白質（神経線維が集まる）

②中心部に灰白質（細胞体が集まる）

があり，中央に脳室からつながる

- **中心管**

があります．

白質は伝導路が多く通ります．

- **前索，側索，後索**（薄束と楔状束）

に分けられ，前索を

③前脊髄視床路 104

側索の外側を

④脊髄小脳路 108

側索の内側を

⑤外側脊髄視床路 104

⑥皮質脊髄路（錐体路） 110

後索を

⑦後索-内側毛帯路 106

が通ります．

灰白質は前後に

- **前角，後角**

が突出した蝶のような形をしています．

脊髄は，出入りする脊髄神経 83 に対応して31個の分節に分かれます．

脊髄のレベルごとの特徴

頸髄からは8対の頸神経が出ますが，対応する頸椎は7個です．なぜなら，第1頸神経（C1）は第1頸椎の上を通って脊柱管を出るためです．

頸髄には上肢を支配する神経が多く出入りするため太くなっている部分があり，これを

- **頸膨大**

といいます．また，頸髄の断面を見ると前角（下位運動ニューロンの細胞体が集まる）が発達しています．

胸髄からは12対の胸神経が出ます．胸髄からは内臓に分布する交感神経が多く出るため，その細胞体が多く集まる

- **側角**

が発達しています．

腰髄からは5対の腰神経が出ます．腰髄には下肢を支配する神経が多く出入りするため，こちらも太くなっている部分があり，これを

- **腰膨大**

といいます．また，腰髄の断面を見ると前角が発達しています．

仙髄からは5対の仙骨神経が出ます．断面は小さく，上行・下行する神経線維が少ないため，特に白質の割合が小さくなります．

尾髄からは1対の尾骨神経が出ます．尾椎は3〜5個と数は不定で，癒合して尾骨を形成しています．

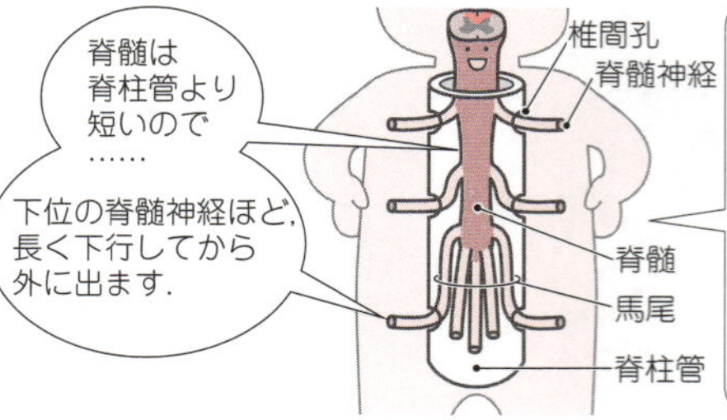

脊髄は
脊柱管より
短いので
……
下位の脊髄神経ほど，
長く下行してから
外に出ます．
椎間孔
脊髄神経
脊髄
馬尾
脊柱管

脊髄と脊柱管の長さ

脊髄よりも脊柱管の方が長いことから，脊髄神経が脊髄から出る高さと，これに対応する椎骨（椎間孔）の高さにはずれがあり，下位の脊髄神経ほど脊髄を出たあとに脊柱管内を長く下行してから椎間孔を出ます．

脊髄の下端よりも尾側に伸びる脊髄神経の線維は，その形状からまとめて

- **馬尾**（ばび）

とよばれます．

29 脊髄

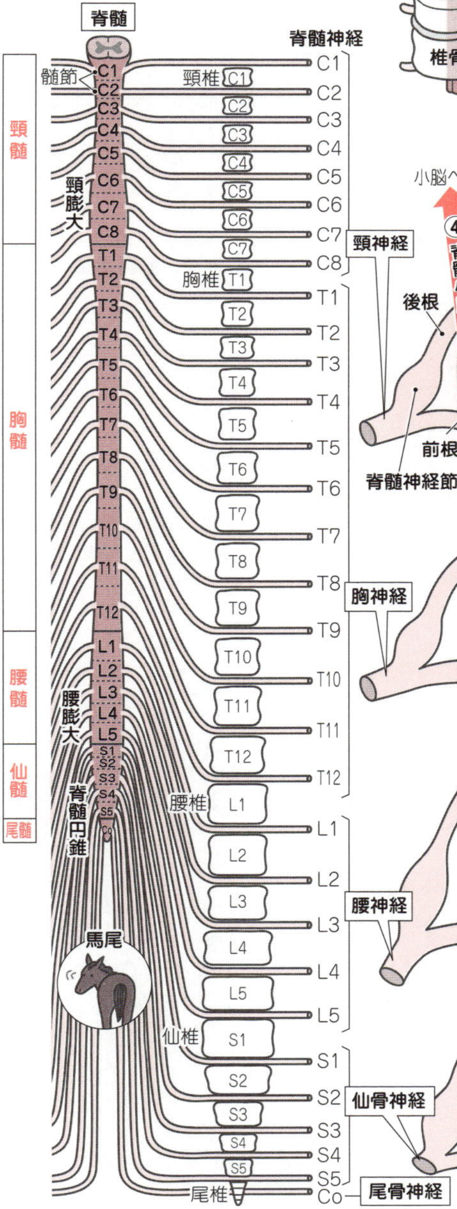
脊髄
脊髄神経
髄節
C1
C2
C3
C4
C5
C6
C7
C8
T1
T2
T3
T4
T5
T6
T7
T8
T9
T10
T11
T12
L1
L2
L3
L4
L5
S1
S2
S3
S4
S5
Co
頸髄
胸髄
腰髄
仙髄
尾髄
頸膨大
腰膨大
脊髄円錐
馬尾
頸椎
胸椎
腰椎
仙椎
尾椎
頸神経
胸神経
腰神経
仙骨神経
尾骨神経

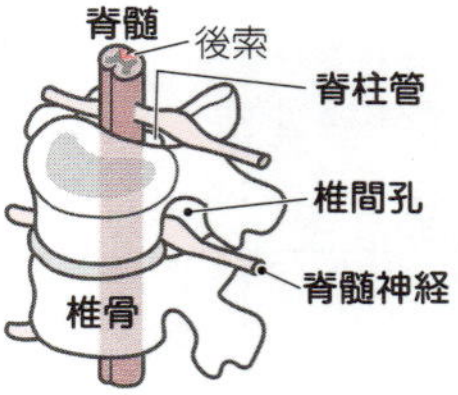
脊髄
後索
脊柱管
椎間孔
脊髄神経
椎骨

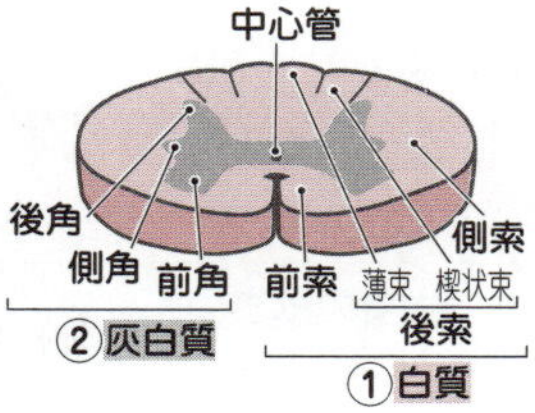
中心管
後角
側角
前角
前索
薄束
楔状束
側索
後索
②灰白質
①白質

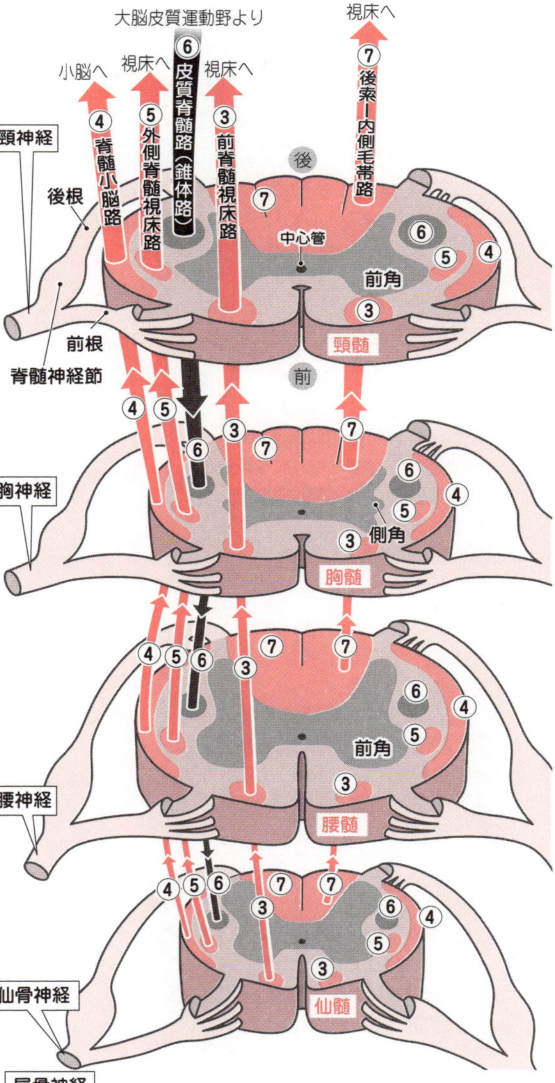
大脳皮質運動野より
小脳へ
視床へ
視床へ
視床へ
④脊髄小脳路
⑤外側脊髄視床路
⑥皮質脊髄路（錐体路）
③前脊髄視床路
⑦後索-内側毛帯路
後
前
後根
前根
脊髄神経節
中心管
前角
側角
頸髄
胸髄
腰髄
仙髄

小脳
▶ 運動，深部感覚，平衡覚の情報処理

小脳は脳幹の背側にあります．

小脳の構造

小脳は横に長い形をしていて，左右に張り出した部分を

①小脳半球

といい，真ん中のくびれた部分を

②小脳虫部

といいます．小脳半球と小脳虫部の移行部を傍虫部といいます．

小脳の表面には多数の溝があり，特に大きい溝を裂（れつ）といいます（第一裂，水平裂，後外側裂など）．小脳は溝や裂を基準に，いくつかの葉（よう）に分けられます．最も大きな分類では第一裂と後外側裂により③前葉，④後葉，⑤片葉小節葉の3つに分けられます．

機能的な分類としては

⑥大脳小脳（小脳半球にほぼ一致）

⑦脊髄小脳（虫部の大部分にほぼ一致）

⑧前庭小脳（片葉小節葉にほぼ一致）

に分けられます（傍虫部には大脳小脳に含まれる部分と脊髄小脳に含まれる部分がある）．虫部のうち小舌，小節は前庭小脳に分類されます．

続いて，小脳をいろいろな方向から見てみましょう．

前面には脳幹から連続する

⑨上小脳脚（主に小脳からの出力線維）

⑩中小脳脚（主に小脳への入力線維）

⑪下小脳脚（主に小脳への入力線維）

があります．

断面を見ると，小脳は皮質と髄質に分かれています．

皮質は神経細胞体が集まる灰白質で，プルキンエ細胞（樹状突起が発達した細胞で，情報の出力を担う）や顆粒細胞などが層を形成しています．

髄質は神経線維が通る白質です．髄質の中には小脳核（室頂核，球状核，栓状核，歯状核）が点在しています．

続いて，小脳の各領域の機能を見てみましょう．

大脳小脳

大脳小脳には大脳皮質から

⑫運動の情報

が入力されます．

大脳皮質からの情報は皮質橋路54を経て伝わります．大脳小脳はこの情報を統合し視床を経て⑬大脳皮質へとフィードバックします．

大脳小脳のはたらきは

- **運動の計画や学習，協調運動，滑らかな発語**

などに関わります．

脊髄小脳

脊髄小脳には脊髄から

⑭深部感覚の情報

（筋の長さや筋にかかる張力などの情報）

が入力されます．

脊髄からの情報は脊髄小脳路108を経て伝わります．脊髄小脳は，この情報をもとに，中脳の赤核や網様体，前庭神経核へ情報を出力します．これらの部位から起こる⑮錐体外路114を経て，脊髄へ情報がフィードバックされます．

脊髄小脳のはたらきは

- **筋緊張の調節による姿勢の維持や歩行の調節**

などに関わります．

前庭小脳

前庭小脳には前庭神経核から

⑯頭の動きや傾き（平衡覚）の情報

が入力されます（平衡感覚路100）．前庭小脳は，この情報をもとに，前庭神経核を経て，脊髄や眼球運動系の脳神経核へ情報を⑰フィードバックします．

前庭小脳のはたらきは

- **眼球運動の調節，身体の平衡の維持**

などに関わります．

30 小脳

⑥ 大脳小脳 ≒①小脳半球（＋傍虫部）
⑦ 脊髄小脳 ≒②虫部（＋傍虫部）
⑧ 前庭小脳 ≒⑤片葉小節葉

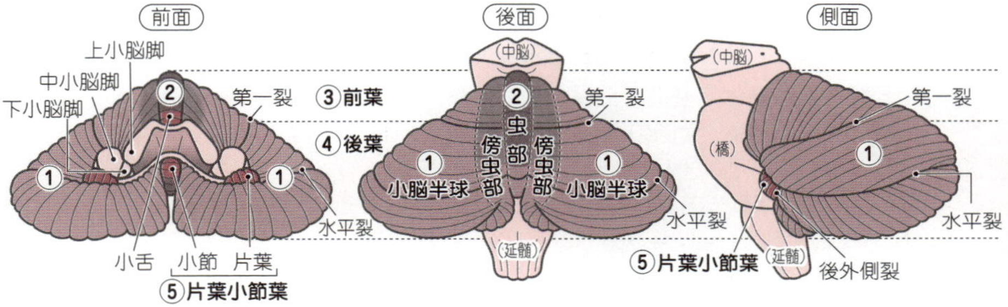
前面
上小脳脚
中小脳脚
下小脳脚
②
第一裂
③前葉
④後葉
①
水平裂
小舌
小節
片葉
⑤片葉小節葉
後面
(中脳)
虫部
傍虫部
小脳半球
(延髄)
側面
(橋)
後外側裂

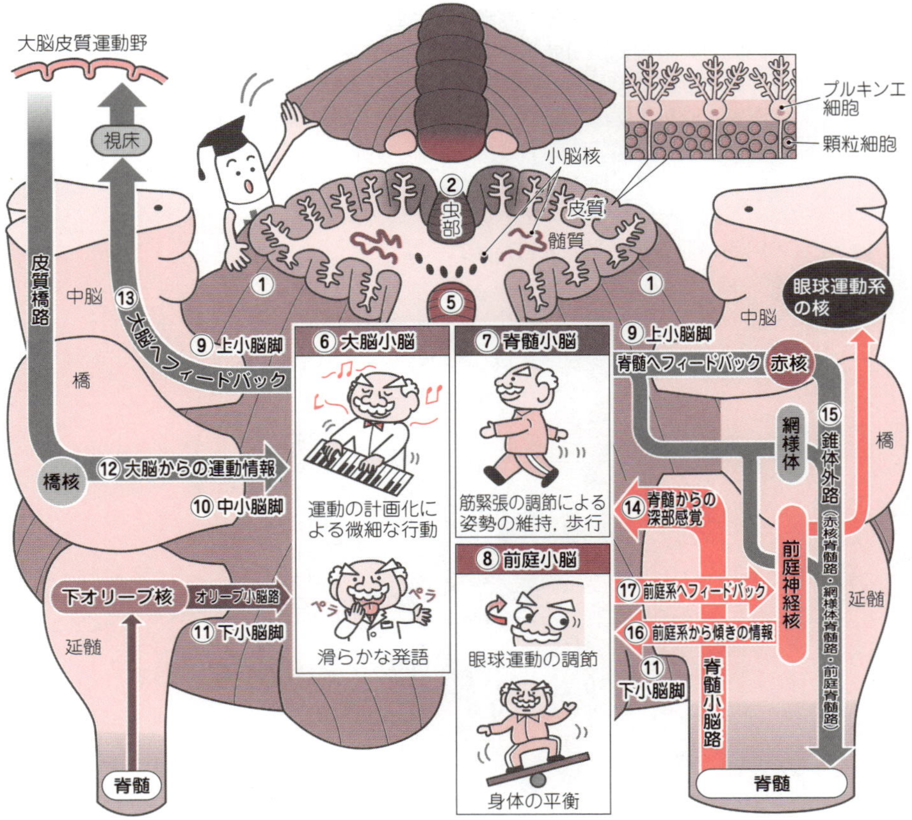
大脳皮質運動野
視床
皮質橋路
中脳
⑬大脳へフィードバック
⑨上小脳脚
橋
橋核
⑫大脳からの運動情報
⑩中小脳脚
下オリーブ核
オリーブ小脳路
⑪下小脳脚
延髄
脊髄
小脳核
②虫部
皮質
髄質
プルキンエ細胞
顆粒細胞
①
⑤
⑥大脳小脳
運動の計画化による微細な行動
滑らかな発語
ペラ
⑦脊髄小脳
筋緊張の調節による姿勢の維持，歩行
⑧前庭小脳
眼球運動の調節
身体の平衡
⑨上小脳脚
脊髄へフィードバック
赤核
眼球運動系の核
網様体
⑮錐体外路
(赤核脊髄路・網様体脊髄路・前庭脊髄路)
⑭脊髄からの深部感覚
⑰前庭系へフィードバック
⑯前庭系から傾きの情報
前庭神経核
脊髄小脳路
⑪下小脳脚
橋
延髄
脊髄

5. 脳神経

INTRO

脳神経とは，脳から伸びる末梢神経のことです．12対あり，脳から出る高さの順番にⅠ～Ⅻの番号がついています．**嗅神経**（Ⅰ）と**視神経**（Ⅱ）は，大脳の突起として発生します．中脳からは，**動眼神経**（Ⅲ），**滑車神経**（Ⅳ）が出ます．橋からは**三叉神経**（Ⅴ），**外転神経**（Ⅵ），**顔面神経**（Ⅶ），**内耳神経**（Ⅷ）が出ます．延髄からは，**舌咽神経**（Ⅸ），**迷走神経**（Ⅹ），**副神経**（Ⅺ），**舌下神経**（Ⅻ）が出ます．

脳神経は脳幹にある**脳神経核**から起こり（大脳から直接出るⅠ，Ⅱを除く），頭蓋底の孔を通って，頭蓋内から頭蓋外へ出ます．

脳神経は，それぞれが特徴的な役割を担っています．Ⅰは嗅覚，Ⅱは視覚，Ⅲは眼球運動と縮瞳，Ⅳは眼球運動，Ⅴは顔面および舌の感覚と咀嚼運動，Ⅵは眼球運動，Ⅶは味覚・表情筋の運動・涙や鼻汁および唾液の分泌，Ⅷは聴覚および平衡覚，Ⅸは咽頭および舌の感覚・味覚・咽頭の運動・唾液の分泌，Ⅹは内臓の感覚・咽頭と喉頭の運動・内臓の運動や分泌の調節，Ⅺは頸部の運動，Ⅻは舌の運動を担います．機能別にみると，感覚神経はⅠ・Ⅱ・Ⅴ・Ⅶ・Ⅷ・Ⅸ・Ⅹ，運動神経はⅢ・Ⅳ・Ⅴ・Ⅵ・Ⅶ・Ⅸ・Ⅹ・Ⅺ・Ⅻ，自律神経（副交感神経）はⅢ・Ⅶ・Ⅸ・Ⅹに含まれます．

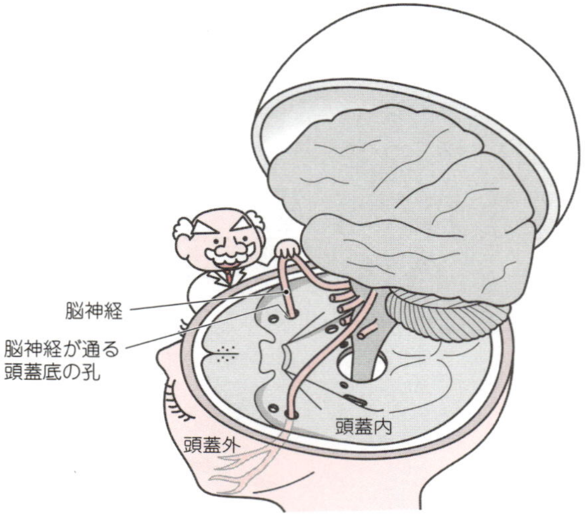
脳神経
脳神経が通る
頭蓋底の孔
頭蓋内
頭蓋外

脳神経の全体像

▸ 脳から伸びる12対の末梢神経

31 脳神経の全体像

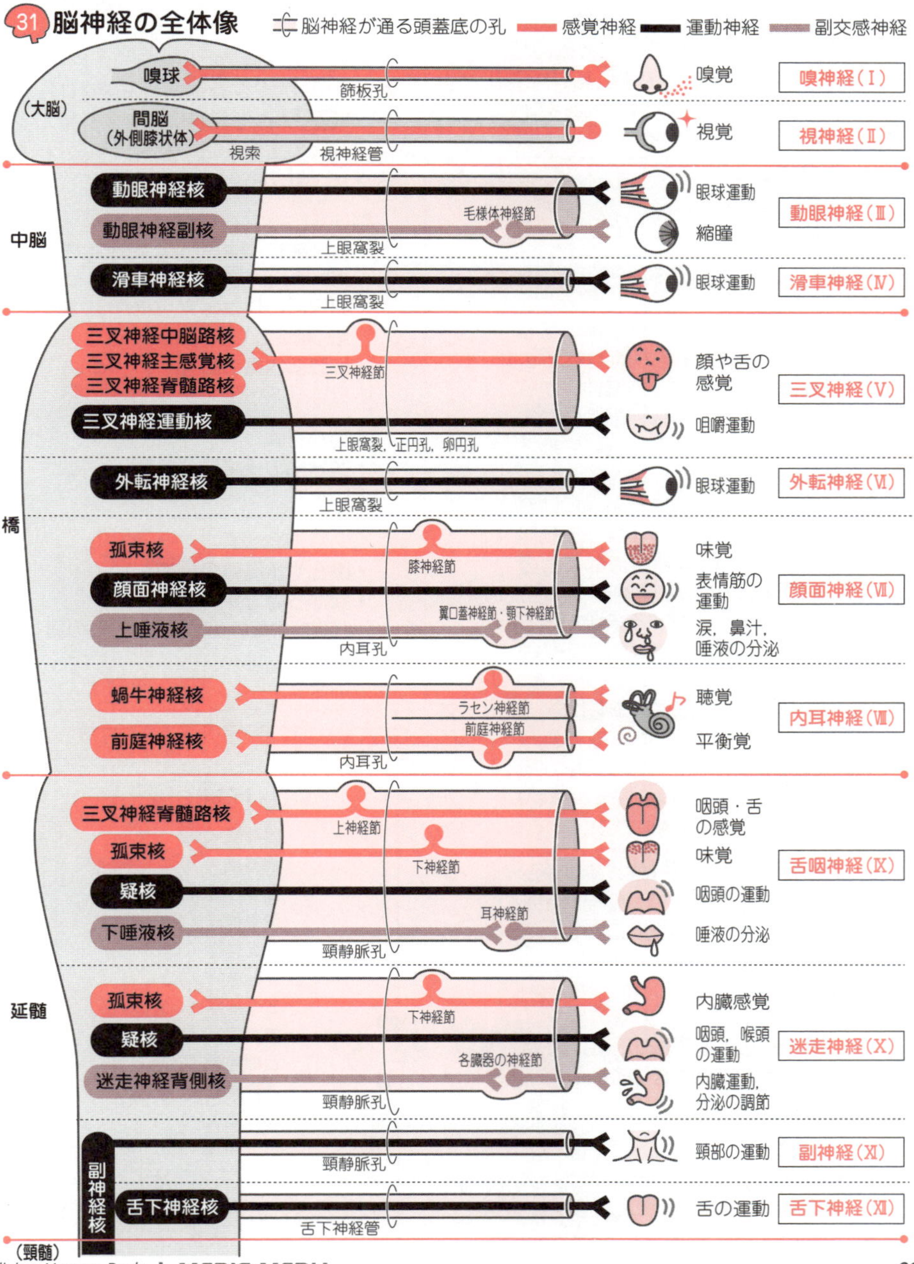

脳神経が通る頭蓋底の孔
感覚神経
運動神経
副交感神経
(大脳)
嗅球
篩板孔
嗅覚
嗅神経(Ⅰ)
間脳
(外側膝状体)
視索
視神経管
視覚
視神経(Ⅱ)
中脳
動眼神経核
動眼神経副核
毛様体神経節
上眼窩裂
眼球運動
縮瞳
動眼神経(Ⅲ)
滑車神経核
上眼窩裂
眼球運動
滑車神経(Ⅳ)
三叉神経中脳路核
三叉神経主感覚核
三叉神経脊髄路核
三叉神経節
顔や舌の感覚
三叉神経運動核
上眼窩裂，正円孔，卵円孔
咀嚼運動
三叉神経(Ⅴ)
橋
外転神経核
上眼窩裂
眼球運動
外転神経(Ⅵ)
孤束核
膝神経節
味覚
顔面神経核
表情筋の運動
顔面神経(Ⅶ)
上唾液核
翼口蓋神経節・顎下神経節
内耳孔
涙，鼻汁，唾液の分泌
蝸牛神経核
ラセン神経節
聴覚
前庭神経核
前庭神経節
内耳孔
平衡覚
内耳神経(Ⅷ)
三叉神経脊髄路核
上神経節
咽頭・舌の感覚
孤束核
下神経節
味覚
舌咽神経(Ⅸ)
疑核
咽頭の運動
下唾液核
耳神経節
頸静脈孔
唾液の分泌
延髄
孤束核
下神経節
内臓感覚
疑核
咽頭，喉頭の運動
迷走神経(Ⅹ)
迷走神経背側核
各臓器の神経節
頸静脈孔
内臓運動，分泌の調節
副神経核
頸静脈孔
頸部の運動
副神経(Ⅺ)
舌下神経核
舌下神経管
舌の運動
舌下神経(Ⅻ)
(頸髄)

脳神経の走行と機能

▶ 脳幹から出る末梢神経

脳神経は脳幹から出る，または脳幹に入る末梢神経です．12対あり，特徴に基づく名称と，脳幹から出る高さに基づくⅠ～Ⅻの番号が付いています（本文では番号で表記している．名称との対応はページ末を参照）．

脳神経の走行

脳神経は，脳幹の

- **脳神経核**

に出入りします（ⅠおよびⅡは脳神経核を経由せずに大脳に入る）．

脳神経核には，脳神経を構成する運動神経や自律神経の細胞体および，脳神経を構成する感覚神経からの情報を引き継ぐ神経の細胞体が集まっていて，脳神経と大脳の中継地点となっています．

脳神経核と脳神経は一対一には対応せず，複数の脳神経核から出た線維が集まり1本の脳神経になるもの（例：Ⅲ 68），1つの脳神経核から複数の脳神経を構成する線維が出る（もしくは，複数の脳神経の線維が1つの脳神経核に入る）ものもあります（例：三叉神経脊髄路核にはⅤ 70，Ⅶ 72，Ⅸ 76，Ⅹ 78の線維が入る）．なお，脳神経核は，同じようなはたらきの細胞からなることが多いです（例：味覚の線維はⅦ 72，Ⅸ 76とも孤束核に入る）．

脳神経核から出た神経線維は，脳幹を出る際に束となり，脳神経を形成します．そして頭蓋底にある孔を通って頭蓋腔を出ます．

脳神経は走行中に

- **神経節**

というふくらみを形成し，ここには感覚神経や副交感神経の節後ニューロンの細胞体が集まっています（例：三叉神経節 70）．

脳神経は頭頸部に分布します．Ⅹは胸腹部の内臓にも分布します．

脳神経の機能

脳神経は，感覚神経，運動神経，自律神経（副交感神経のみで，交感神経は含まれない）の線維からなります．

機能は脳神経ごとに異なり，感覚神経のみからなる脳神経もあれば（例：Ⅷ 74），感覚神経，運動神経，自律神経の全てを含む脳神経もあります（例：Ⅶ 72）．

脳神経の感覚神経は

- **特殊感覚**［味覚（Ⅶ，Ⅸ），聴覚および平衡感覚（Ⅷ）］
- **頭頸部の体性感覚**（温痛覚および触圧覚，深部感覚）（Ⅴ，Ⅸなど）
- **胸腹部内臓の感覚**（Ⅸ，Ⅹなど）

を中枢神経系へ伝えます．

運動神経は

- **頭頸部の骨格筋の運動**（Ⅶ，Ⅺなど）

を担います．

副交感神経は

- **瞳孔や水晶体の調節**（Ⅲ）
- **腺からの分泌の調節**（Ⅶ，Ⅸ）
- **胸腹部内臓の運動および分泌の調節**（Ⅹ）

を担います．

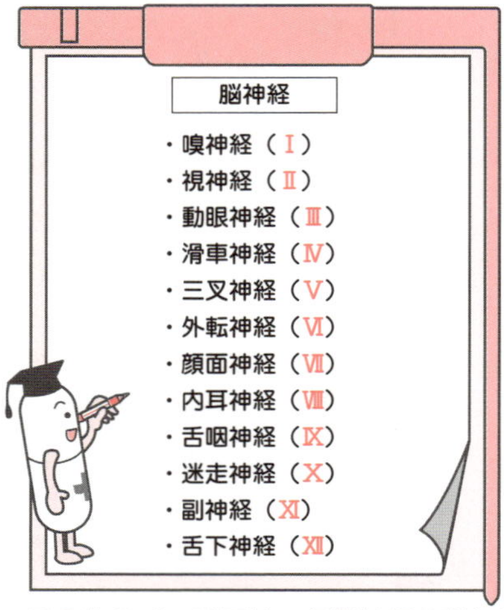
脳神経
・嗅神経（Ⅰ）
・視神経（Ⅱ）
・動眼神経（Ⅲ）
・滑車神経（Ⅳ）
・三叉神経（Ⅴ）
・外転神経（Ⅵ）
・顔面神経（Ⅶ）
・内耳神経（Ⅷ）
・舌咽神経（Ⅸ）
・迷走神経（Ⅹ）
・副神経（Ⅺ）
・舌下神経（Ⅻ）

この先のページでは，各脳神経の詳しい走行と機能を解説します．

32 脳神経の走行と機能

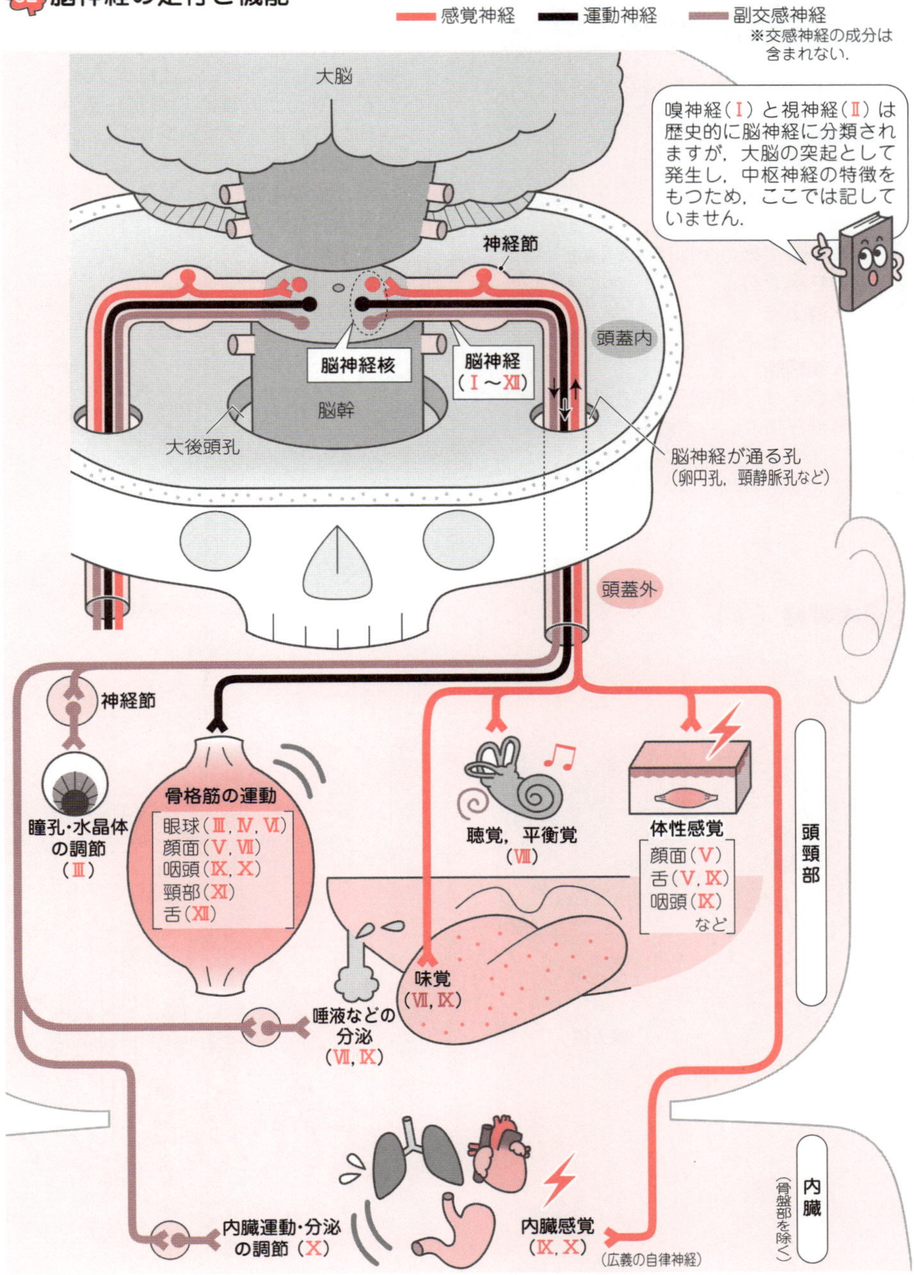

感覚神経
運動神経
副交感神経
※交感神経の成分は含まれない．
大脳
嗅神経（Ⅰ）と視神経（Ⅱ）は歴史的に脳神経に分類されますが，大脳の突起として発生し，中枢神経の特徴をもつため，ここでは記していません．
神経節
脳神経核
脳神経（Ⅰ～Ⅻ）
頭蓋内
脳幹
大後頭孔
脳神経が通る孔（卵円孔，頸静脈孔など）
頭蓋外
神経節
瞳孔・水晶体の調節（Ⅲ）
骨格筋の運動
眼球（Ⅲ，Ⅳ，Ⅵ）
顔面（Ⅴ，Ⅶ）
咽頭（Ⅸ，Ⅹ）
頸部（Ⅺ）
舌（Ⅻ）
聴覚，平衡覚（Ⅷ）
体性感覚
顔面（Ⅴ）
舌（Ⅴ，Ⅸ）
咽頭（Ⅸ）
など
頭頸部
味覚（Ⅶ，Ⅸ）
唾液などの分泌（Ⅶ，Ⅸ）
内臓運動・分泌の調節（Ⅹ）
内臓感覚（Ⅸ，Ⅹ）
（広義の自律神経）
内臓（骨盤部を除く）

脳神経

嗅神経（I）
▶ 嗅覚を司る神経

嗅神経は嗅覚を司る神経です．

嗅神経

嗅神経は

- **嗅覚の伝達**

を担う感覚神経です．

鼻腔の奥の最上部には匂いを受容する粘膜である

- **嗅上皮**

があり，そこに

- **嗅細胞**

があります．嗅神経は，この嗅細胞の軸索が束になったものです．

嗅覚の受容と伝達（嗅覚路は 96）

嗅細胞は鼻腔側に嗅線毛という突起を伸ばしており，ここに匂い分子が結合すると嗅細胞が興奮します．嗅細胞の興奮は嗅覚の情報として嗅神経を伝わっていきます．

嗅神経は，鼻腔の上壁をなす篩骨に多数ある

- **篩板孔**（しばんこう）

を通って頭蓋腔内へ入り

- **嗅球**

へ至ります．

33 嗅神経（I）

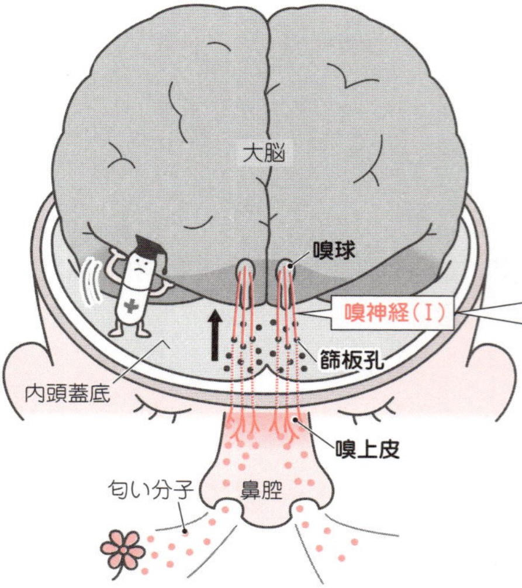

大脳
嗅球
嗅神経（I）
篩板孔
内頭蓋底
嗅上皮
匂い分子
鼻腔

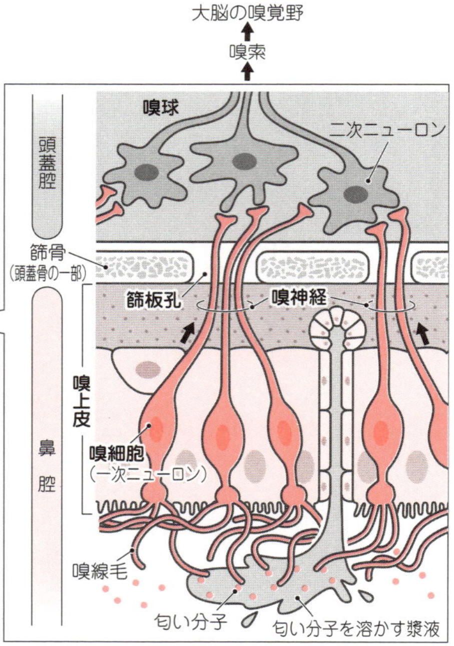

大脳の嗅覚野
嗅索
嗅球
二次ニューロン
頭蓋腔
篩骨
（頭蓋骨の一部）
篩板孔
嗅神経
嗅上皮
鼻腔
嗅細胞
（一次ニューロン）
嗅線毛
匂い分子
匂い分子を溶かす漿液

視神経（Ⅱ）

▶ 視覚を司る神経

視神経は視覚を司る神経です．

網膜の構造と視神経

視神経は

- **視覚の伝達**

を担う感覚神経です．

眼球の奥にある

- **網膜**

は層構造をなしており，神経層と色素上皮層からなります．神経層には

- **視細胞**
- **双極細胞**
- **神経節細胞**

などが層状に分布しています．視神経は，神経節細胞の軸索が集まって1つの束になったものです．

視覚の受容と伝達 （視覚路は 98）

光刺激を受容するのは網膜の

- **視細胞**

です．視細胞には

- **錐体細胞**（明所ではたらき，網膜中心部に多い）
- **杆体細胞**（暗所ではたらき，網膜周辺部に多い）

の2種類があります．視細胞の興奮は双極細胞を経て神経節細胞へと伝わり，これが視覚情報として視神経を伝わっていきます．

視神経は，眼窩の奥にある

- **視神経管**

を通って頭蓋腔内へ入ります．

34 視神経（Ⅱ）

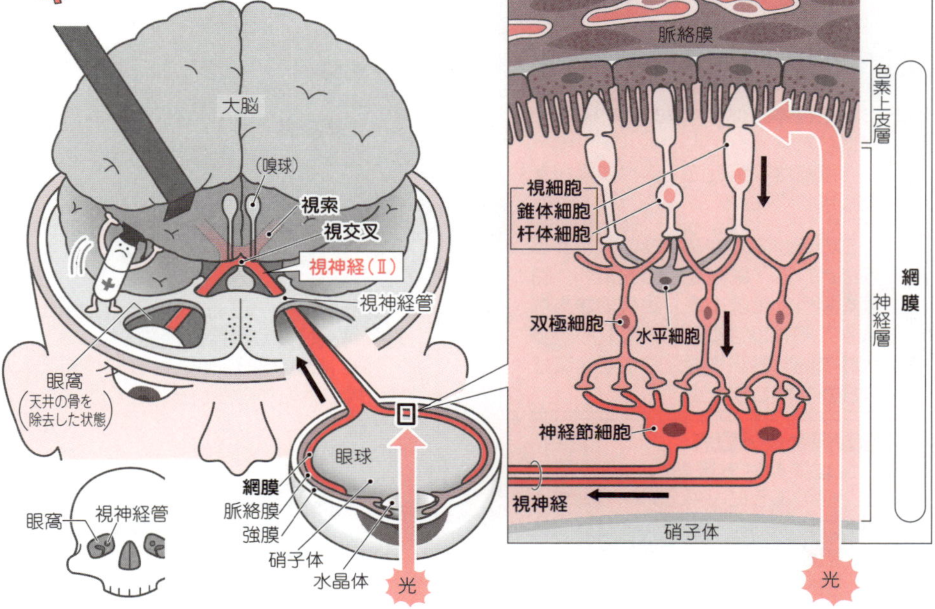

大脳
（嗅球）
視索
視交叉
視神経（Ⅱ）
視神経管
眼窩
（天井の骨を除去した状態）
眼球
網膜
脈絡膜
強膜
硝子体
水晶体
光
眼窩
視神経管
脈絡膜
色素上皮層
視細胞
錐体細胞
杆体細胞
双極細胞
水平細胞
神経節細胞
視神経
神経層
網膜
硝子体
光

動眼神経（Ⅲ）・滑車神経（Ⅳ）・外転神経（Ⅵ）

▶ 3つの脳神経が眼球運動を支配する

動眼神経，滑車神経，外転神経は眼球運動を司ります．また，動眼神経は眼球内の調節や，まぶたの運動も司ります．

視覚器に関連する筋

眼球の外表に付着し，眼球運動を司る筋を

- 外眼筋

といい

- **4つの直筋**（上直筋，下直筋，内直筋，外直筋）**と2つの斜筋**（上斜筋，下斜筋）

があります．

外眼筋は横紋筋で，運動神経が支配します（随意筋）．

眼球の内部にあり，光の通り道である瞳孔や水晶体の調節を担う筋を

- 内眼筋

といい

- **瞳孔散大筋**（瞳孔を広げ，眼に入る光の量を増やす＝散瞳させる）
- **瞳孔括約筋**（瞳孔を縮め，眼に入る光の量を減らす＝縮瞳させる）
- **毛様体筋**（水晶体の厚さを調節する）

があります．

内眼筋は平滑筋で，自律神経が支配します（不随意筋）．

このほかに眼瞼（がんけん）（まぶた）に分布する筋肉として，閉眼を担う眼輪筋，開眼を担う上眼瞼挙筋，瞼板筋があります．眼輪筋は顔面神経72，上眼瞼挙筋は動眼神経，瞼板筋は交感神経が支配します．

眼球運動と外眼筋

眼球運動は外眼筋の共同運動です．図のように①外上方への動きは外直筋と上直筋，②外下方では外直筋と下直筋，③内上方では内直筋と下斜筋，④内下方では内直筋と上斜筋，⑤真上では上直筋と下斜筋，⑥真下では下直筋と上斜筋がはたらきます．

眼球運動を司る神経の走行と機能です．

動眼神経（Ⅲ）の走行と機能

動眼神経は運動神経と副交感神経からなります．運動神経は中脳の動眼神経核（動眼神経主核），副交感神経は中脳の動眼神経副核（エディンガー・ウェストファル核）から起こり，合流して

- **中脳**

から出ます．その後，眼窩の奥の

- **上眼窩裂**

から頭蓋腔を出て眼窩に入ります．

運動神経は

- **4つの外眼筋**（上直筋，下直筋，内直筋，下斜筋）**と上眼瞼挙筋を支配**

します．

副交感神経は

- **内眼筋**（瞳孔括約筋，毛様体筋）**を支配**

し，対光反射118に関わります．

滑車神経(Ⅳ)の走行と機能

滑車神経は運動神経からなります．中脳の滑車神経核から起こり，脳幹内で交叉して

- **中脳**

から出ます．その後は

- **上眼窩裂**

から頭蓋腔を出て眼窩に入ります．

滑車神経は

- **外眼筋のうち上斜筋を支配**

します（上斜筋の腱は軟骨でできた滑車をくぐって眼球に至る）．

外転神経(Ⅵ)の走行と機能

外転神経は運動神経からなります．橋の外転神経核から起こり

- **橋**

から出ます．その後は

- **上眼窩裂**

から頭蓋腔を出て眼窩に入ります．

外転神経は

- **外眼筋のうち外直筋を支配**

します（外直筋は眼球を外転させる）．

35 動眼神経（Ⅲ）・滑車神経（Ⅳ）・外転神経（Ⅵ）

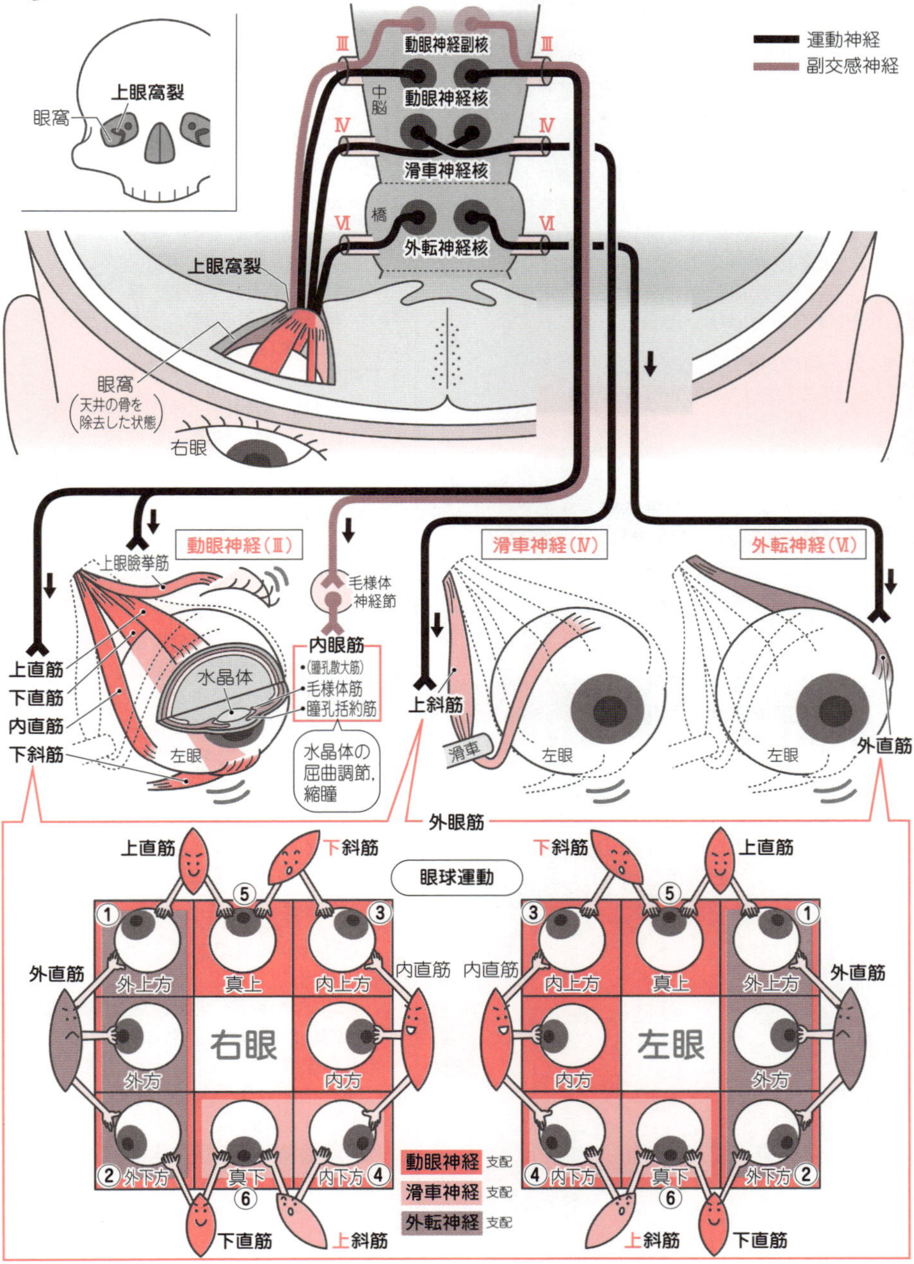

運動神経
副交感神経
上眼窩裂
眼窩
動眼神経副核
動眼神経核
中脳
滑車神経核
橋
外転神経核
Ⅲ
Ⅳ
Ⅵ
眼窩
（天井の骨を除去した状態）
右眼
動眼神経（Ⅲ）
上眼瞼挙筋
毛様体神経節
内眼筋
・(瞳孔散大筋)
・毛様体筋
・瞳孔括約筋
水晶体の屈曲調節，縮瞳
水晶体
上直筋
下直筋
内直筋
下斜筋
左眼
滑車神経（Ⅳ）
上斜筋
滑車
外転神経（Ⅵ）
外直筋
外眼筋
眼球運動
右眼
左眼
外上方
真上
内上方
外方
内方
外下方
真下
内下方
動眼神経 支配
滑車神経 支配
外転神経 支配

三叉神経（V）
▶ 顔面の感覚と咀嚼運動を司る

三叉神経は，走行の途中で3つに分かれることから，このような名が付いています．

三叉神経の解剖

三叉神経は，①3つの脳神経核（中脳にある三叉神経中脳路核，橋にある三叉神経主感覚核，橋～上部頸髄にまたがる三叉神経脊髄路核）に入る感覚神経の線維と，橋にある②三叉神経運動核から出る運動神経の線維が束になったものです．

脳幹の側からたどると，感覚神経の線維は太い③感覚根を形成して

- **橋**

から出て

④三叉神経節

をつくります．三叉神経節を出ると

⑤眼神経（V_1：三叉神経第1枝）
⑥上顎神経（V_2：三叉神経第2枝）
⑦下顎神経（V_3：三叉神経第3枝）

に分かれて

- **眼神経は上眼窩裂**
- **上顎神経は正円孔**
- **下顎神経は卵円孔**

から頭蓋腔を出ます．

運動神経の線維は細い⑧運動根を形成し，感覚神経と並走します．三叉神経節の下を通過したのち，感覚神経に合流して走行します．

三叉神経は，感覚神経と運動神経からなります．

三叉神経の機能

三叉神経に含まれる感覚神経は

- **顔面の体性感覚**

を司ります．枝ごとに見ると，眼神経（V_1）は

- **前頭部，眼**（結膜，上眼瞼，角膜など），**鼻**（鼻背の皮膚，鼻粘膜，副鼻腔の粘膜など）

上顎神経（V_2）は

- **硬膜，頬部，下眼瞼，鼻**〔鼻翼，鼻前庭（鼻腔の入口）の粘膜〕，**上唇，上顎の歯および歯肉**

下顎神経（V_3）は

- **硬膜，側頭部，耳**（耳介，外耳道の一部），**下顎の歯および歯肉，下唇，下顎部**

などの感覚を司ります．下顎神経の枝である舌神経は，顔面神経の枝である鼓索神経72と合流して舌に分布し

- **舌前2/3の体性感覚**

を司ります（味覚は顔面神経支配）．

脳幹では，感覚の種類により入る脳神経核が異なります．温痛覚および粗大な触圧覚の情報は三叉神経脊髄路核（顔の中心部の情報は橋，周辺部の情報は上部頸髄というように中心から外側に向かうにつれ，入力する部位が尾側になる），精細な触圧覚の情報は三叉神経主感覚核，深部感覚の情報は三叉神経中脳路核に入ります．

運動神経は橋にある三叉神経運動核から起こり

- **咀嚼筋**（側頭筋，内側翼突筋，外側翼突筋，咬筋，顎舌骨筋）**の運動**

を司ります．

運動神経は下顎神経（V_3）に合流して走行するため

- **運動神経は下顎神経にのみ**

含まれます．

36 三叉神経（V）

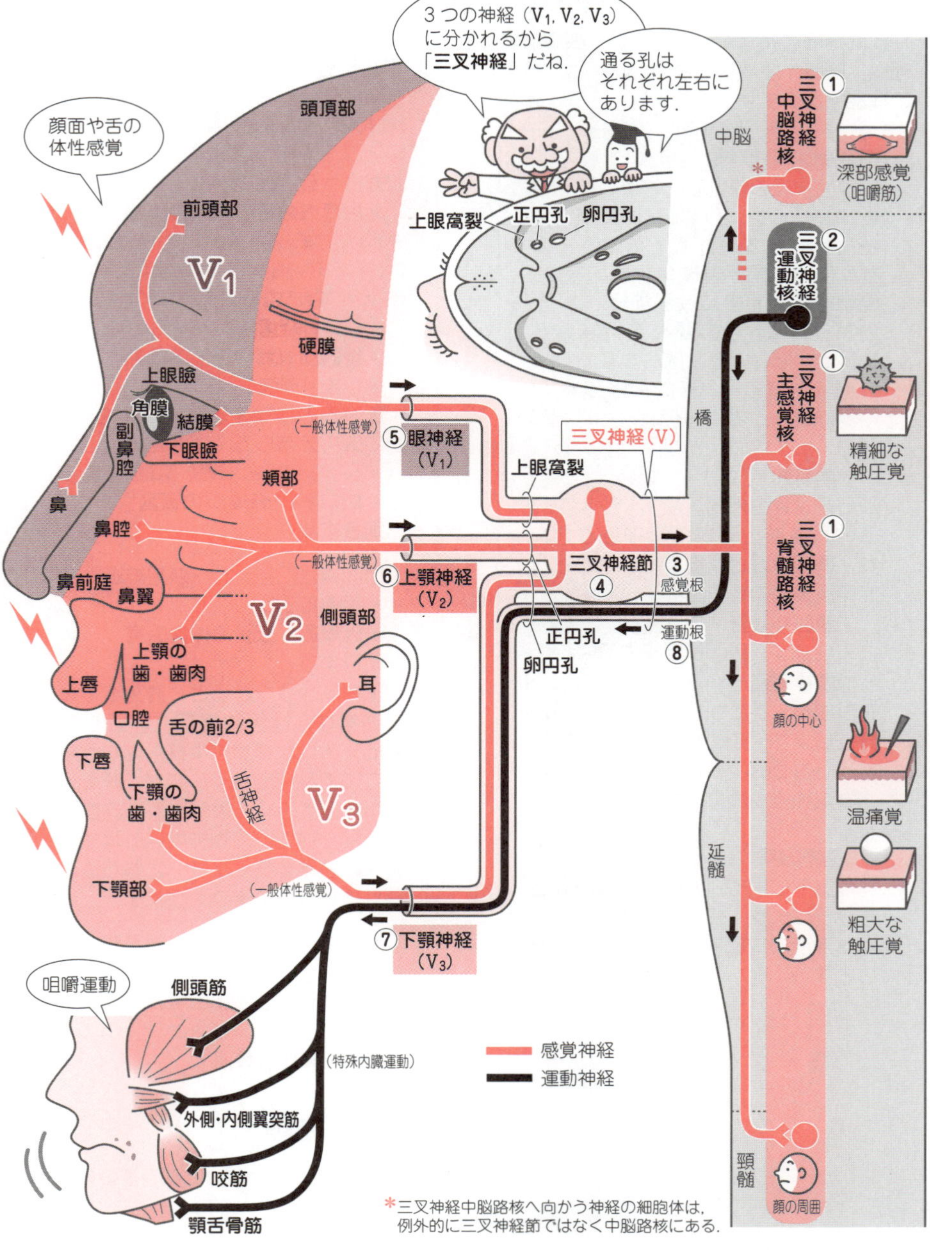
3つの神経（V1, V2, V3）に分かれるから「三叉神経」だね.
通る孔はそれぞれ左右にあります.
顔面や舌の体性感覚
頭頂部
前頭部
V1
硬膜
上眼瞼
角膜
結膜
副鼻腔
下眼瞼
鼻
頬部
鼻腔
鼻前庭
鼻翼
V2
側頭部
上顎の歯・歯肉
上唇
口腔
舌の前2/3
耳
下唇
下顎の歯・歯肉
舌神経
V3
下顎部
(一般体性感覚)
⑤眼神経（V1）
⑥上顎神経（V2）
⑦下顎神経（V3）
上眼窩裂
正円孔
卵円孔
三叉神経（V）
三叉神経節 ④
③ 感覚根
運動根 ⑧
中脳
橋
延髄
頸髄
三叉神経中脳路核 ①
深部感覚（咀嚼筋）
三叉神経運動核 ②
三叉神経主感覚核 ①
精細な触圧覚
三叉神経脊髄路核 ①
顔の中心
温痛覚
粗大な触圧覚
顔の周囲
咀嚼運動
側頭筋
(特殊内臓運動)
外側・内側翼突筋
咬筋
顎舌骨筋
感覚神経
運動神経

＊三叉神経中脳路核へ向かう神経の細胞体は，例外的に三叉神経節ではなく中脳路核にある.

顔面神経（Ⅶ）

▶ 運動，感覚，自律神経いずれも含む

顔面神経は顔面に広く分布し，表情筋の運動，味覚，涙液や唾液の分泌など，多くの機能を司ります．

顔面神経の解剖

顔面神経の線維は，①運動神経（狭義の顔面神経）と，それ以外（感覚神経および副交感神経）とで分かれて脳幹を出ます．感覚神経と副交感神経の束は，脳幹から出る際に顔面神経（狭義）と内耳神経 74 の間を走行するため，②中間神経とよばれます．

脳幹を出ると，顔面神経（狭義）と中間神経は，内耳神経とともに側頭骨の

③内耳孔

から側頭骨内の内耳道へ入ります．

内耳道を出ると内耳神経と分かれ，顔面神経と中間神経が合わさって側頭骨内の

④顔面神経管

に入ります．顔面神経管内では

⑤膝神経節

を形成し，ここから⑥大錐体神経が分枝します．その後は顔面神経管を走行しながら，⑦アブミ骨筋神経，⑧鼓索神経を順に分枝します．そして

⑨茎乳突孔

から皮下に出て，⑩後耳介神経などを分枝します．残った⑪顔面神経（狭義）は顔面の広範囲に放射状に枝を出します．

続いて，顔面神経の機能を運動神経，感覚神経，副交感神経の順に，神経の走行に沿って説明します．

顔面神経の機能

顔面神経に含まれる運動神経の線維は，橋の⑫顔面神経核から出ます．

アブミ骨筋神経は，アブミ骨筋を収縮させることで

- **内耳への音の伝達の調整**

を担います（アブミ骨筋は大きな音がした際に収縮し，内耳への音の伝達を弱めることで内耳を保護する．これをアブミ骨筋反射という）．

後耳介神経の運動神経は

- **後頭部や耳介後部の運動**

を司ります．

これらの神経を分枝した後は，顔面に広く分布して

- **表情筋（前頭筋，眼輪筋，側頭筋，頬筋，口輪筋，オトガイ筋など）の運動**

を司ります．

顔面神経に含まれる感覚神経は

- **舌前2/3の味覚**
- **外耳道，鼓膜の体性感覚**

を司ります．

末梢側からたどると，味覚を伝える感覚神経は舌神経 102 として舌に分布しますが，中枢へ向かう途中で鼓索神経に合流します．味覚の情報は延髄の⑬孤束核に入ります．

後耳介神経の感覚神経は外耳道や鼓膜の感覚を伝えます．こちらは⑭三叉神経脊髄路核に入ります．

副交感神経は橋の⑮上唾液核から起こります．

大錐体神経は⑯翼口蓋神経節へと向かい

- **涙，鼻汁の分泌**

を司ります．

鼓索神経の副交感神経は⑰顎下神経節へと向かい

- **舌下腺，顎下腺からの唾液の分泌**

を司ります．

37 顔面神経（Ⅶ）

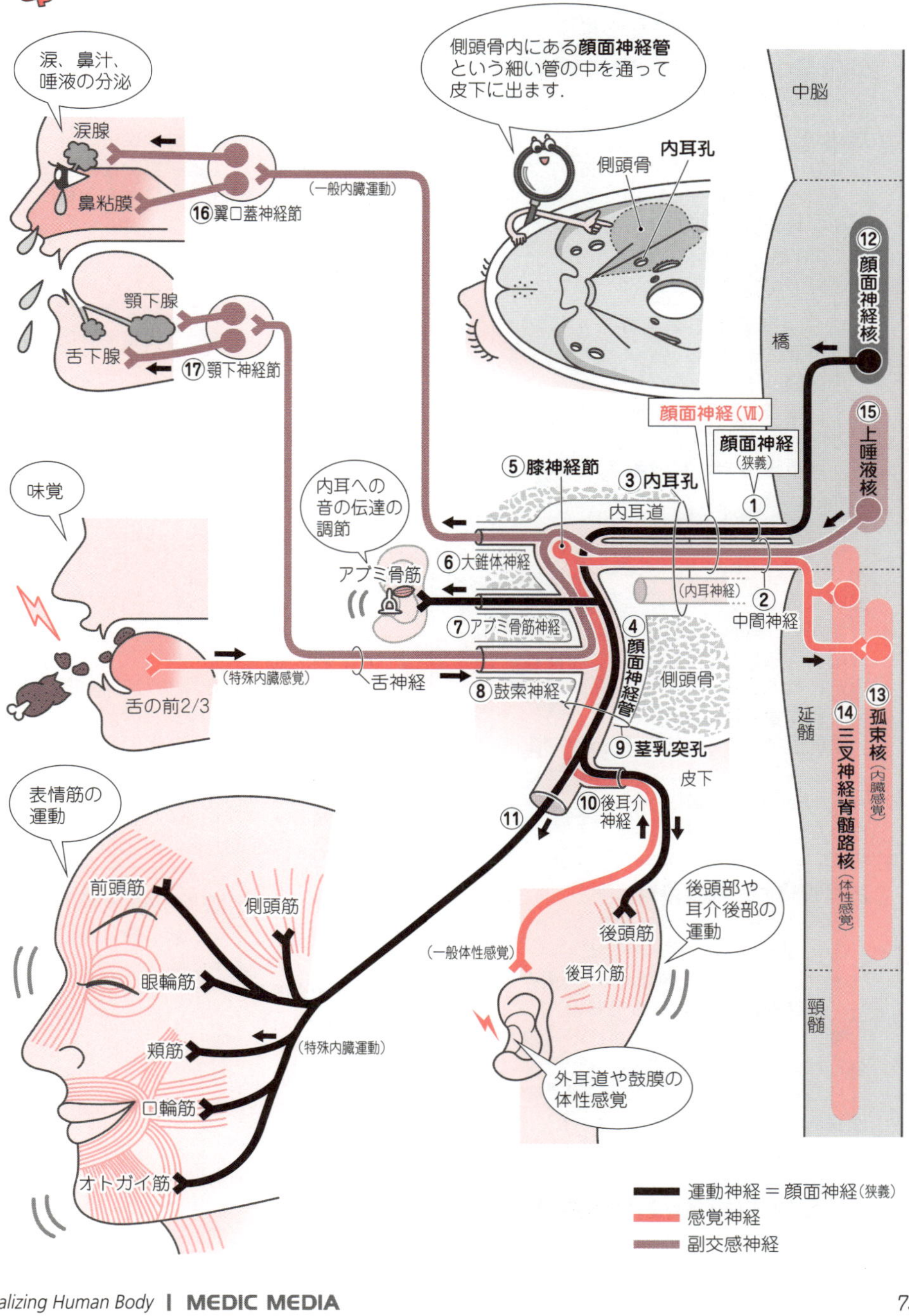

涙、鼻汁、唾液の分泌
涙腺
鼻粘膜
⑯翼口蓋神経節
（一般内臓運動）
顎下腺
舌下腺
⑰顎下神経節
側頭骨内にある顔面神経管という細い管の中を通って皮下に出ます.
側頭骨
内耳孔
中脳
橋
延髄
頸髄
⑫顔面神経核
⑮上唾液核
顔面神経（Ⅶ）
顔面神経（狭義）
①
⑤膝神経節
③内耳孔
内耳道
内耳への音の伝達の調節
アブミ骨筋
⑥大錐体神経
⑦アブミ骨筋神経
（内耳神経）
②中間神経
味覚
（特殊内臓感覚）
舌神経
舌の前2/3
⑧鼓索神経
④顔面神経管
側頭骨
⑨茎乳突孔
皮下
⑬孤束核（内臓感覚）
⑭三叉神経脊髄路核（体性感覚）
表情筋の運動
⑪
⑩後耳介神経
前頭筋
側頭筋
眼輪筋
頬筋
口輪筋
オトガイ筋
（特殊内臓運動）
（一般体性感覚）
後頭筋
後耳介筋
後頭部や耳介後部の運動
外耳道や鼓膜の体性感覚
運動神経＝顔面神経（狭義）
感覚神経
副交感神経

脳神経

内耳神経（Ⅷ）
▶ 聴覚および平衡感覚を伝える

内耳神経は，聴覚と平衡感覚を内耳から中枢へ伝える感覚神経です．

耳の構造

耳は
- **外耳，中耳，内耳**

からなります．外耳と中耳は音の伝達に関わり，内耳には聴覚および平衡感覚の受容器があります．

外耳は耳介と外耳道からなります．外耳と中耳は
- **鼓膜**

により隔てられています．中耳には鼓膜の振動を内耳に伝える
- **耳小骨**（ツチ骨，キヌタ骨，アブミ骨）

があります．

内耳は複雑な形をしていて，骨迷路（骨で囲まれた管腔）と，その中に浮かぶ膜迷路（膜性の閉鎖管）からなります．骨迷路と膜迷路の間は外リンパ，膜迷路の内腔は内リンパという液体で満たされています．膜迷路は

①**蝸牛管**（聴覚の受容器）
②**前庭器**（回転加速度の受容器である半規管と，頭部の傾きや直線加速度の受容器である卵形嚢・球形嚢の総称）

からなります．

内耳神経の機能と走行

内耳神経は

③**蝸牛神経**（聴覚の伝達を担う）と
④**前庭神経**［平衡感覚（回転や傾きの感覚）の伝達を担う］**が合わさったもの**

です．これらの神経線維は，内耳の蝸牛管および前庭器からそれぞれ起こり，合流後は側頭骨内の内耳道を顔面神経72とともに走行して

⑤**内耳孔**

から頭蓋腔へ入り

⑥**橋の蝸牛神経核および前庭神経核**

にそれぞれ至ります．

聴覚は音波による振動が蝸牛に伝わり生じます．その流れを見てみましょう．

音の伝達と受容（伝導路は97）

音波は外耳を伝わり鼓膜を振動させ，その振動は耳小骨により増幅されます．アブミ骨の振動が蝸牛の外リンパに伝わると，蝸牛管の基底膜が振動します．基底膜上には有毛細胞と支持細胞からなる

⑦**コルチ器**

があり，基底膜の振動により内有毛細胞の感覚毛と蓋膜との間にずれが生じ，感覚毛が屈伸して内有毛細胞が興奮します．これを
- **蝸牛神経**

が蝸牛神経核へと伝えます．

平衡感覚の受容を担うのは，前庭器の半規管および卵形嚢・球形嚢です．

平衡感覚の受容（伝導路は100）

半規管には⑧膨大部（ふくらみ）があり，その内腔の上皮に有毛細胞が並んでいます．有毛細胞の感覚毛は
- **クプラ**

というゼラチン質で覆われており，回転運動で生じた内リンパの流れによりクプラが押されることで感覚毛が屈曲し，有毛細胞が興奮します．

卵形嚢および球形嚢の内腔には，上皮が厚くなっている⑨平衡斑という領域があり，ここに有毛細胞が並んでいます．有毛細胞の感覚毛は平衡砂膜というゼラチン質の膜で覆われており，その上部には
- **平衡砂**（耳石）

という炭酸カルシウムの結晶が多数含まれています．この平衡砂に重力や直線加速度がかかることで，平衡砂膜が動き，感覚毛が屈曲して有毛細胞が興奮します．

これらの有毛細胞の興奮を
- **前庭神経**

が前庭神経核へと伝えます．

38 内耳神経（Ⅷ）

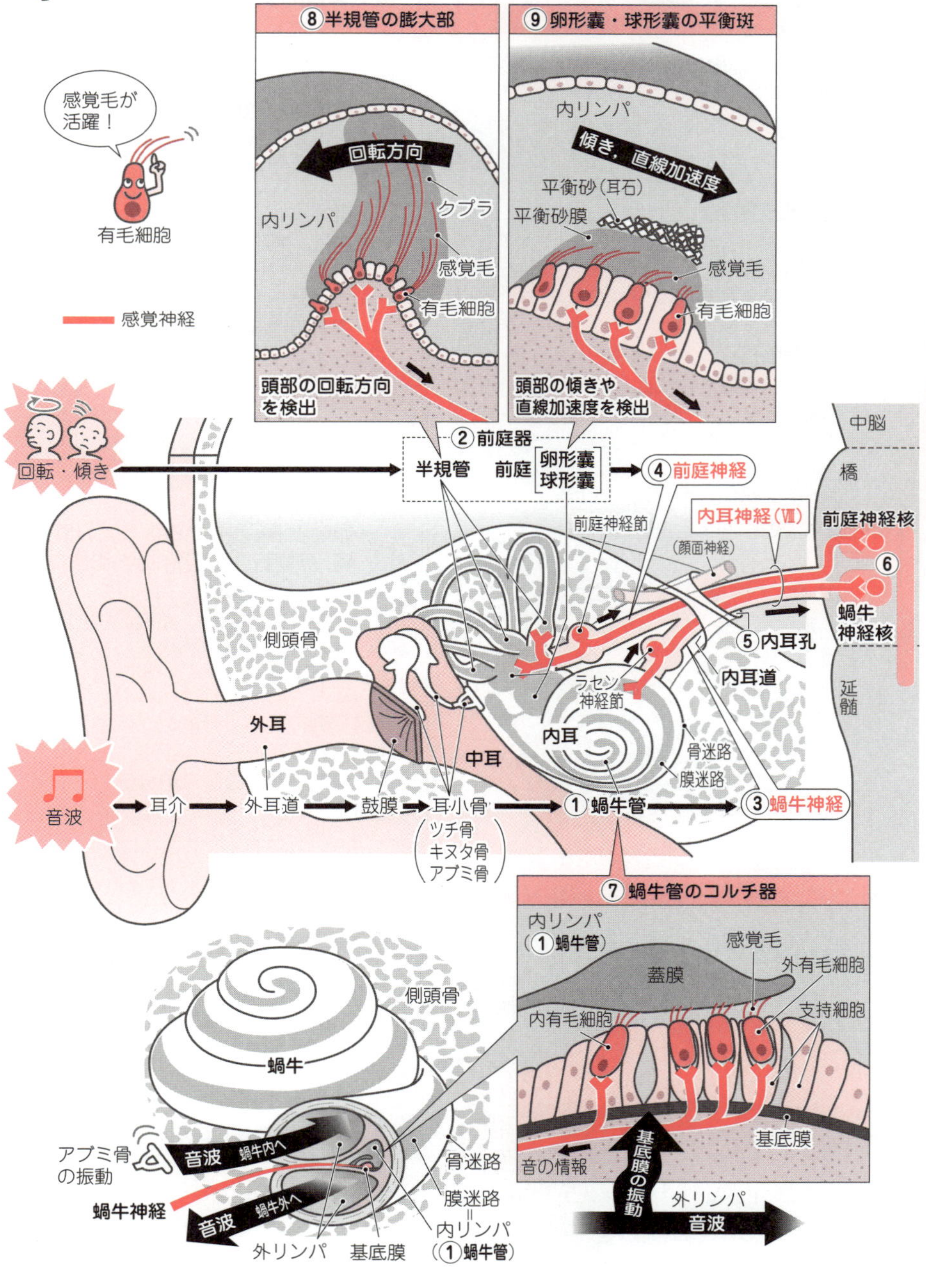
感覚毛が活躍！
有毛細胞
感覚神経
⑧半規管の膨大部
回転方向
内リンパ
クプラ
感覚毛
有毛細胞
頭部の回転方向を検出
⑨卵形嚢・球形嚢の平衡斑
内リンパ
傾き，直線加速度
平衡砂（耳石）
平衡砂膜
感覚毛
有毛細胞
頭部の傾きや直線加速度を検出
回転・傾き
②前庭器
半規管
前庭
卵形嚢
球形嚢
④前庭神経
前庭神経節
（顔面神経）
内耳神経（Ⅷ）
前庭神経核
⑥
蝸牛神経核
中脳
橋
延髄
⑤内耳孔
内耳道
側頭骨
ラセン神経節
内耳
骨迷路
膜迷路
外耳
中耳
音波
耳介
外耳道
鼓膜
耳小骨
ツチ骨
キヌタ骨
アブミ骨
①蝸牛管
③蝸牛神経
⑦蝸牛管のコルチ器
内リンパ
（①蝸牛管）
感覚毛
外有毛細胞
蓋膜
支持細胞
内有毛細胞
基底膜
音の情報
基底膜の振動
外リンパ
音波
側頭骨
蝸牛
アブミ骨の振動
音波 蝸牛内へ
音波 蝸牛外へ
蝸牛神経
骨迷路
膜迷路
内リンパ
（①蝸牛管）
外リンパ
基底膜

舌咽神経（IX）
▶ 舌と咽頭に分布する

舌咽神経は，運動神経，感覚神経，副交感神経からなり，のど（咽頭）の運動と感覚，舌の後部の味覚，唾液の分泌などを司ります．

舌咽神経の解剖

舌咽神経は
- **延髄**

から出て①上神経節を形成したのちに
- **頸静脈孔**

を通って頭蓋腔を出て，②下神経節を形成します．下神経節からは，中耳（鼓室）や耳下腺へ向かう神経が分枝します．

その後は頸部を下行しながら，舌，咽頭，頸動脈洞へと向かう枝を出します．

舌咽神経の機能

舌咽神経に含まれる運動神経は，延髄の③疑核から出て咽頭の筋に分布し
- **嚥下運動**（咽頭の挙上運動）

を司ります．嚥下運動には次ページで述べる迷走神経も関わります．

感覚神経は
- **中耳，咽頭，舌の後ろ1/3の体性感覚**
- **舌の後ろ1/3の味覚**
- **咽頭の内臓感覚**

を司ります．温痛覚や触圧覚の情報は，橋の④三叉神経主感覚核，延髄の⑤三叉神経脊髄路核に入ります．味覚や内臓感覚の情報は延髄の⑥孤束核に入ります．

このほか
- **頸動脈洞**♡94**からの血圧の情報，頸動脈小体**♡94**からの血中酸素分圧の情報**

を伝える役割もあり，循環の調節に関わります．これらの情報は延髄の孤束核に入ります．

副交感神経は，延髄の⑦下唾液核から出て⑧耳神経節へ至り
- **耳下腺からの唾液の分泌**

を司ります．

39 舌咽神経（Ⅸ）

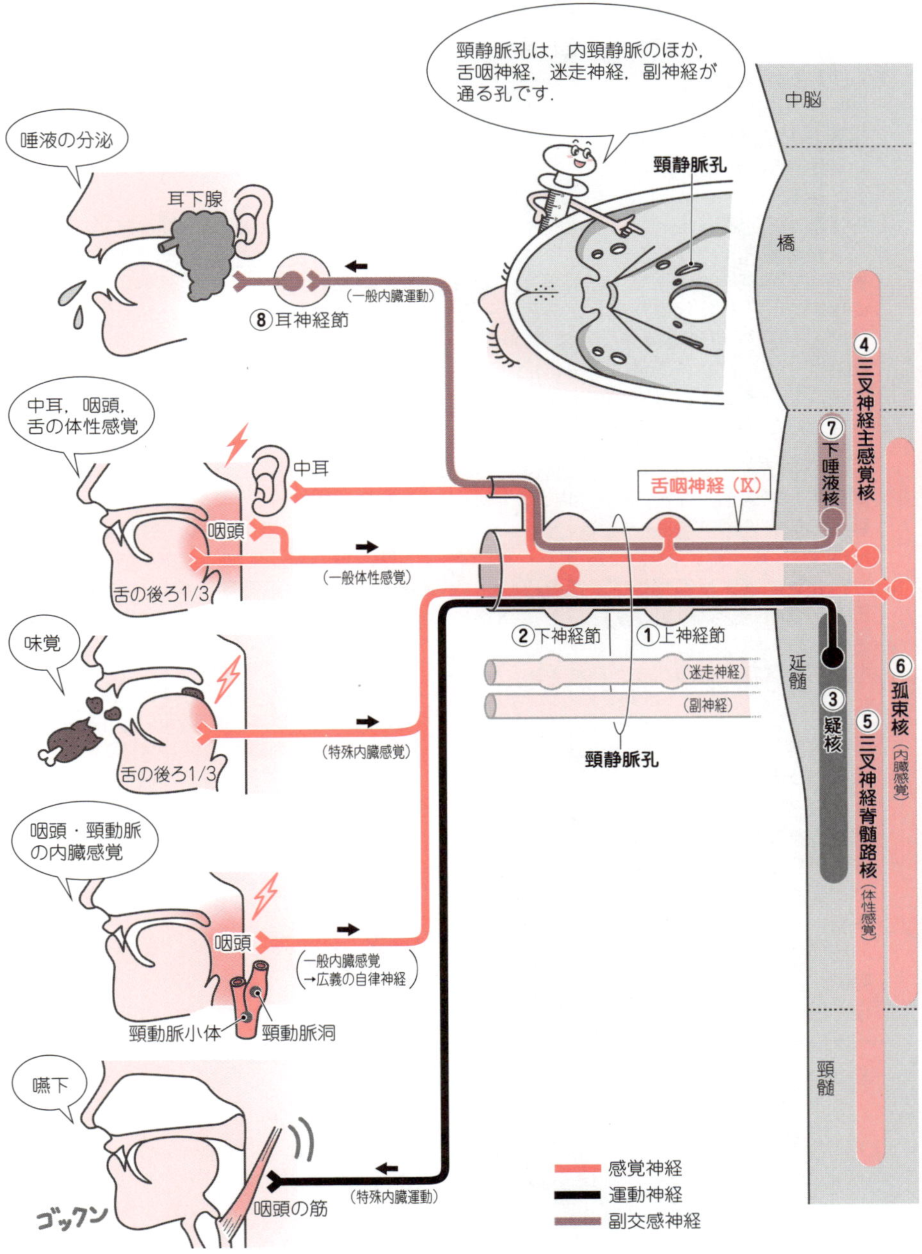

頸静脈孔は，内頸静脈のほか，舌咽神経，迷走神経，副神経が通る孔です．
中脳
橋
延髄
頸髄
頸静脈孔
唾液の分泌
耳下腺
⑧耳神経節
（一般内臓運動）
中耳，咽頭，舌の体性感覚
中耳
咽頭
舌の後ろ1/3
（一般体性感覚）
舌咽神経（Ⅸ）
②下神経節
①上神経節
（迷走神経）
（副神経）
頸静脈孔
味覚
舌の後ろ1/3
（特殊内臓感覚）
咽頭・頸動脈の内臓感覚
咽頭
（一般内臓感覚→広義の自律神経）
頸動脈小体
頸動脈洞
嚥下
ゴックン
咽頭の筋
（特殊内臓運動）
④三叉神経主感覚核
⑦下唾液核
③疑核
⑤三叉神経脊髄路核（体性感覚）
⑥孤束核（内臓感覚）
感覚神経
運動神経
副交感神経

迷走神経（X）
▶ 頸部から腹部まで広範囲に分布する

迷走神経は，頸部，胸部，腹部にわたり，多くの枝を出します．

迷走神経の解剖

迷走神経は
- **延髄**

の上部から出て
- **頸静脈孔**

を通って頭蓋腔を出ます．頸静脈孔の手前で①上神経節を形成し，外耳道や脳硬膜へ向かう枝を出します．頭蓋腔を出たところでは②下神経節を形成し，そのあとは咽頭や喉頭に向かう枝を出しながら下行します．

胸部を下行する際，右迷走神経は鎖骨下動脈の前，左迷走神経は大動脈弓の前を通過すると

③**反回神経**

を分枝します．反回神経は，これらの動脈の下を背側に回りこんで（Uターンして），再び胸部～頸部を上行しながら，気管や食道へ向かう枝を出します．

④胸腹部では内臓へ向かう枝を多数出します．

胸腔内では，気管，気管支，肺，心臓，食道などへ向かう枝を出します．そして，食道とともに横隔膜の食道裂孔〈46〉を通って腹腔に入ります．

腹腔内では，肝臓，脾臓，腎臓，膵臓，胃，小腸，大腸などへ向かう枝を出します．

迷走神経は，運動神経，感覚神経，副交感神経からなります．この順に機能を見てみましょう．

迷走神経の機能

迷走神経に含まれる運動神経は，延髄の⑤疑核から出ます．

咽頭の筋に分布する枝は
- **嚥下**

に関わる咽頭の運動を司ります．

また，反回神経にも運動神経が多く含まれ，喉頭の筋に分布して
- **発声**（**声帯の運動**）

を司ります．

感覚神経は
- **外耳道や脳硬膜の体性感覚**
- **咽頭，喉頭，胸腹部臓器の内臓感覚**

を司ります．

外耳道や硬膜の体性感覚の情報は，橋の⑥三叉神経主感覚核，延髄の⑦三叉神経脊髄路核に入ります．内臓感覚の情報は延髄の⑧孤束核に入ります．

副交感神経は延髄の⑨迷走神経背側核から出ます．広範囲に分布して
- **胸腹部内臓の運動や分泌の調節**

を担います．

40 迷走神経（X）

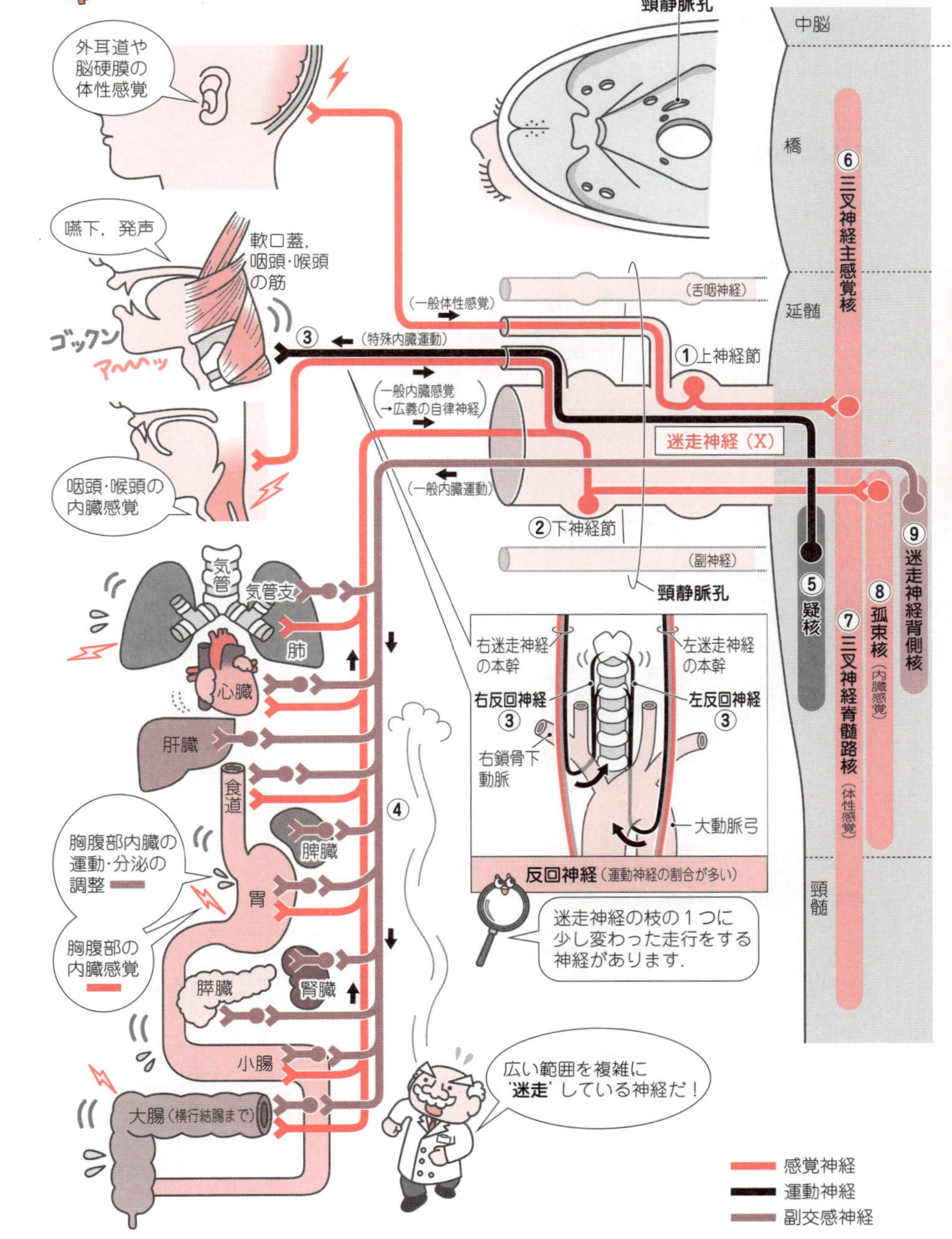

外耳道や脳硬膜の体性感覚
嚥下，発声
軟口蓋，咽頭・喉頭の筋
ゴックン
ア〜ヘッ
咽頭・喉頭の内臓感覚
頸静脈孔
中脳
橋
延髄
頸髄
（舌咽神経）
（副神経）
（一般体性感覚）
③
（特殊内臓運動）
（一般内臓感覚 →広義の自律神経）
（一般内臓運動）
①上神経節
②下神経節
迷走神経（X）
頸静脈孔
⑥三叉神経主感覚核
⑤疑核
⑦三叉神経脊髄路核（体性感覚）
⑧孤束核（内臓感覚）
⑨迷走神経背側核
気管
気管支
肺
心臓
肝臓
食道
脾臓
胃
膵臓
腎臓
小腸
大腸（横行結腸まで）
④
胸腹部内臓の運動・分泌の調整
胸腹部の内臓感覚
右迷走神経の本幹
左迷走神経の本幹
右反回神経 ③
左反回神経 ③
右鎖骨下動脈
大動脈弓
反回神経（運動神経の割合が多い）
迷走神経の枝の1つに少し変わった走行をする神経があります．
広い範囲を複雑に‘迷走’している神経だ！
感覚神経
運動神経
副交感神経

副神経（XI）

▶ 頭部の回転と肩の挙上運動を司る

副神経は，2つの筋を支配する運動神経です．

副神経の機能

副神経は

- **胸鎖乳突筋と僧帽筋（そうぼう）の運動**

を司ります．胸鎖乳突筋は頭部を対側に向ける筋肉です（例えば，左胸鎖乳突筋は頭部を右に向ける）．僧帽筋は肩の挙上を担います．

副神経の延髄根は迷走神経とともに咽頭・喉頭の筋に分布し，迷走神経の一部であるように見えるため，**'副'**神経とよばれます．ここでは延髄根のはたらきは割愛し，脊髄根のはたらきのみを解説しています．

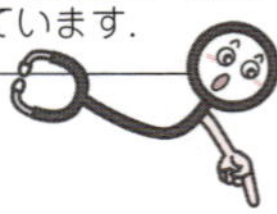

副神経の走行

副神経は，延髄から起こる延髄根と脊髄から起こる脊髄根からなります．

延髄根は延髄の疑核から起こり

- **延髄**

から出ます．

脊髄根は頸髄の副神経核から起こり

- **頸髄［C2～C5（またはC6）］から出て脊柱管内を上行**

します．そして，大後頭孔から頭蓋腔へ入り，延髄根と合流します．

こうして1つの副神経となり

- **頸静脈孔**

を通って頭蓋腔を出ると，再び分かれます．延髄根の神経線維は迷走神経と合流し，脊髄根の神経線維は胸鎖乳突筋と僧帽筋に分布します．

41 副神経（XI）

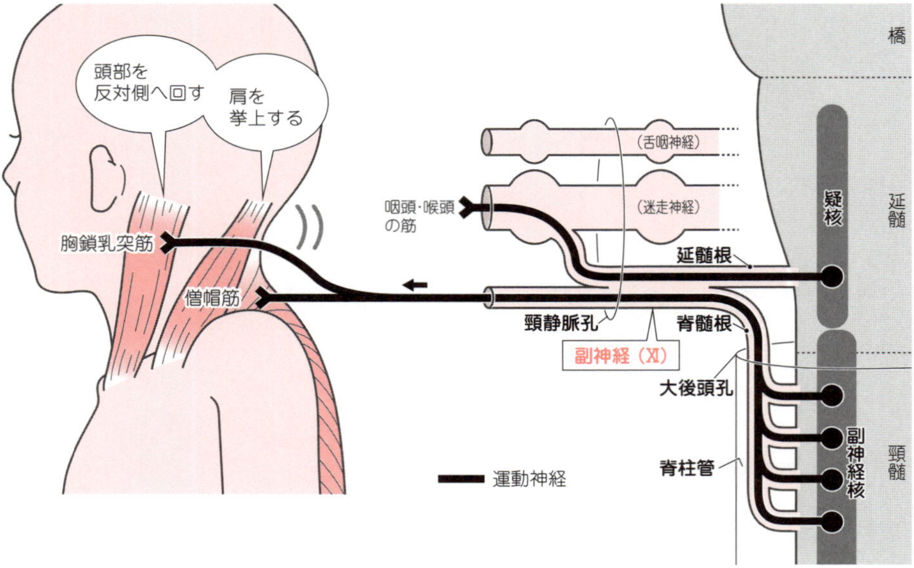

頭部を反対側へ回す
肩を挙上する
胸鎖乳突筋
僧帽筋
咽頭・喉頭の筋
（舌咽神経）
（迷走神経）
延髄根
頸静脈孔
脊髄根
副神経（XI）
大後頭孔
脊柱管
運動神経
橋
延髄
頸髄
疑核
副神経核

舌下神経（Ⅻ）
▶ 舌の運動を司る

舌下神経は，舌を動かす筋肉を支配する運動神経です．

舌下神経の機能

舌下神経は
- 舌の運動

を司ります．

舌下神経の走行

舌下神経は延髄にある舌下神経核から起こり
- **延髄**

から出ます．そして
- **舌下神経管**

を通って頭蓋腔を出ます．

舌根部で多数の枝に分かれて，オトガイ舌筋，舌骨舌筋，茎突舌筋，内舌筋に分布します．

42 舌下神経（Ⅻ）

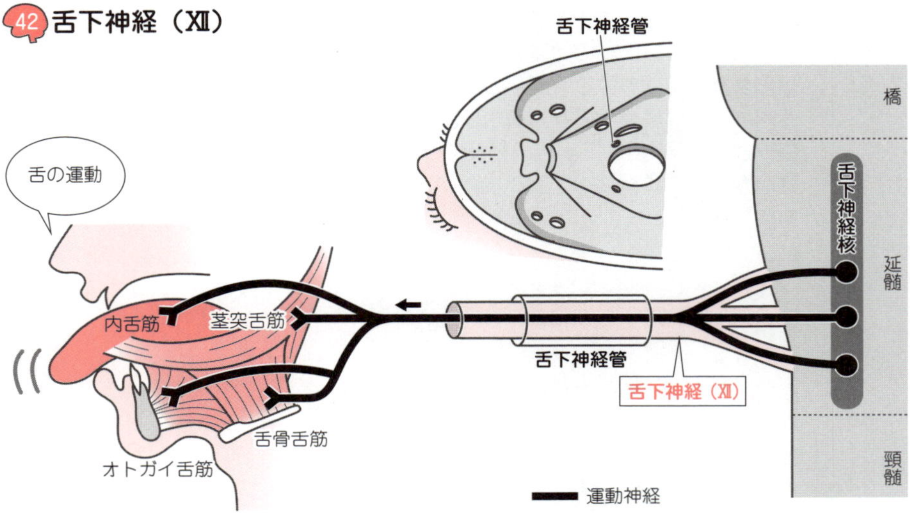

舌下神経管
橋
舌の運動
舌下神経核
延髄
内舌筋
茎突舌筋
舌下神経管
舌下神経（Ⅻ）
舌骨舌筋
オトガイ舌筋
頸髄
運動神経

6．脊髄神経

INTRO

脊髄神経は，脊髄から伸びる末梢神経です．31対あり，脊柱管を出る高さに基づき，**頸神経**（頸椎から出る，C1〜C8），**胸神経**（胸椎から出る，T1〜T12），**腰神経**（腰椎から出る，L1〜L5），**仙骨神経**（仙骨から出る，S1〜S5），**尾骨神経**（尾骨から出る，Co）に分けられます．

脊髄神経は，**体性神経**と**自律神経**からなります．体性神経は，頸部，および腰部では複数の神経が合わさり**神経叢**を形成します．C1〜C4は，頸神経叢を形成して頸部を支配します（横隔膜を支配する横隔神経も含まれる）．C5〜T1は，腕神経叢を形成して上肢を支配します．L1〜L4は，腰神経叢を形成して下腹部や下肢（大腿前面）を支配します．L4〜S5は，仙骨神経叢を形成して殿部や下肢（大腿後面，および下腿）を支配します．T2〜T12は神経叢を形成せず，胸腹壁を支配します．

自律神経は，交感神経と副交感神経で脊髄から出る高さが異なります．**交感神経**は，節前ニューロンがT1〜L2として出て**交感神経幹**を形成します．交感神経幹は交感神経節が縦に連なったもので，頭頸部，および胸部の内臓や皮膚へ向かう節後ニューロンはここから出ます．腹部および骨盤部の内臓へ向かう節後ニューロンは，腹腔内もしくは骨盤内の神経節から出ます．**副交感神経**は節前ニューロンがS2〜S4として出て，節後ニューロンは臓器の近傍にある神経節から出て骨盤部の内臓へ向かいます（骨盤部以外へ向かう副交感神経は脳神経として出る）．

頸　C　= Cervical

胸　T　= Thoracic

腰　L　= Lumber

仙　S　= Sacral

尾　Co = Coccygeal

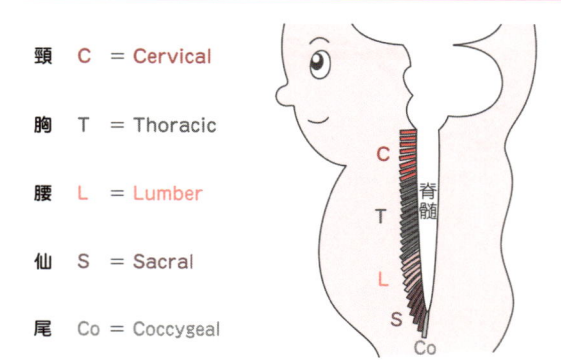

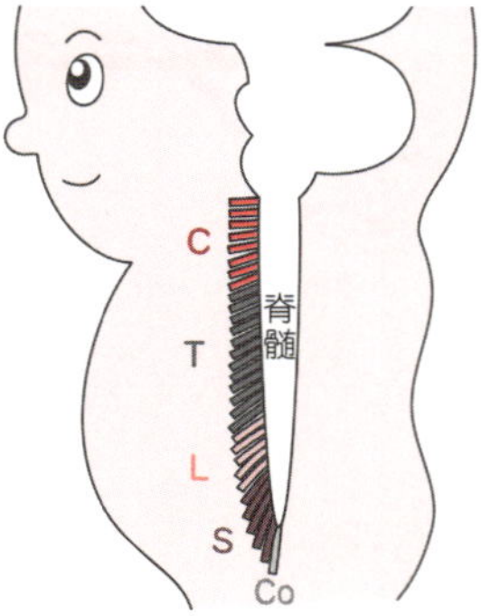
C
T
L
S
Co
脊髄

脊髄神経の全体像

▶ 脊髄から伸びる31対の末梢神経

43 脊髄神経の全体像

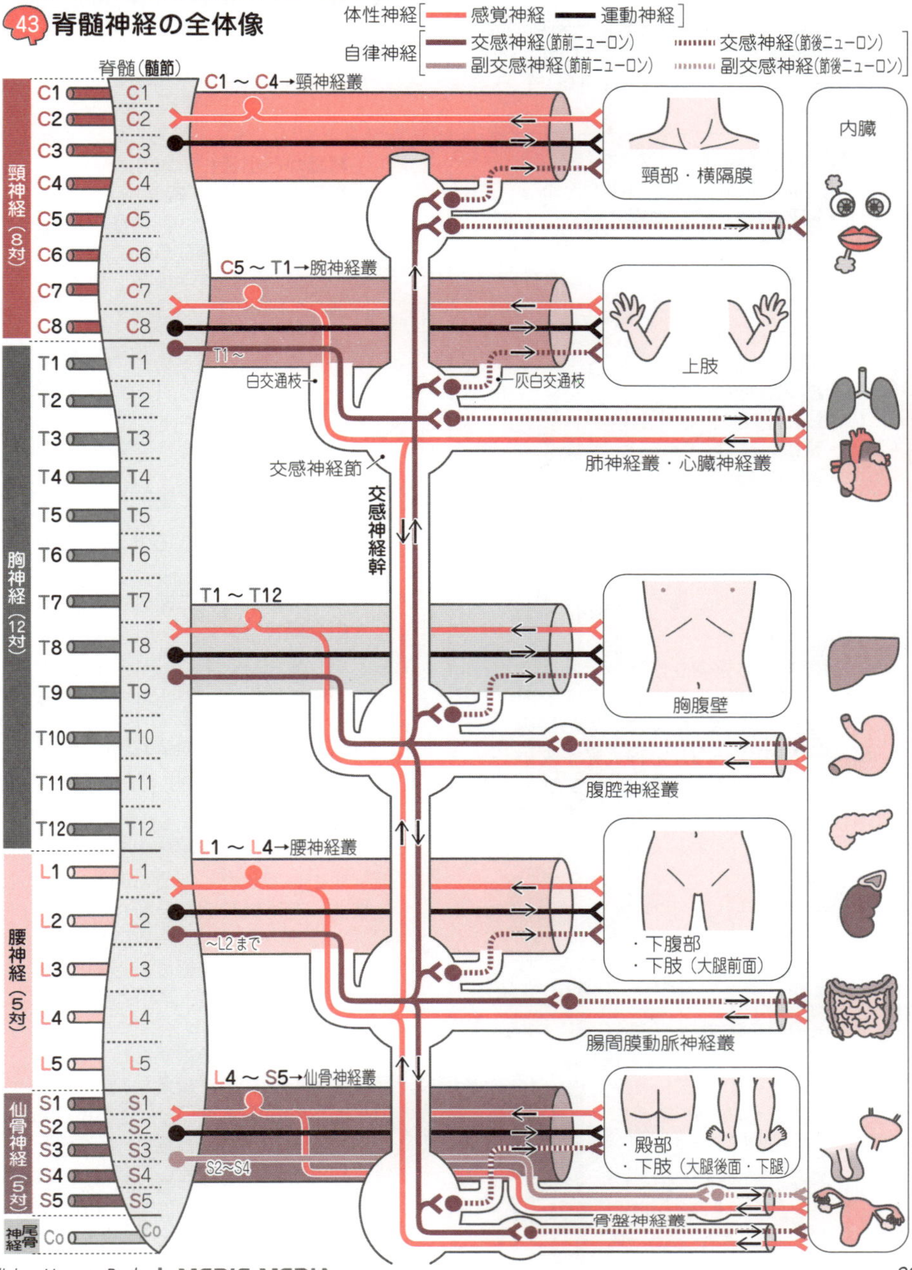

体性神経 感覚神経 運動神経
自律神経 交感神経(節前ニューロン) 副交感神経(節前ニューロン) 交感神経(節後ニューロン) 副交感神経(節後ニューロン)
脊髄(髄節)
頸神経(8対)
胸神経(12対)
腰神経(5対)
仙骨神経(5対)
尾骨神経
C1 C2 C3 C4 C5 C6 C7 C8
T1 T2 T3 T4 T5 T6 T7 T8 T9 T10 T11 T12
L1 L2 L3 L4 L5
S1 S2 S3 S4 S5
Co
C1～C4→頸神経叢
頸部・横隔膜
内臓
C5～T1→腕神経叢
T1～
上肢
白交通枝
灰白交通枝
肺神経叢・心臓神経叢
交感神経節
交感神経幹
T1～T12
胸腹壁
腹腔神経叢
L1～L4→腰神経叢
～L2まで
・下腹部
・下肢（大腿前面）
腸間膜動脈神経叢
L4～S5→仙骨神経叢
S2～S4
・殿部
・下肢（大腿後面・下腿）
骨盤神経叢

脊髄神経

脊髄神経の走行と機能

▶ 脊髄から左右に伸びる神経

脊髄神経は，脊髄から左右に一対ずつ伸びる末梢神経です．頸椎から尾椎のレベルまで，全部で31対（C1～C8，T1～T12，L1～L5，S1～S5，Co）あります．

脊髄神経の成分

脊髄神経には，体性神経である

- **運動神経，感覚神経**

と，内臓の運動を支配する

- **自律神経**

の線維が含まれています．

自律神経には

- **交感神経**
- **副交感神経**

の2種類があり（詳細は 90）

- **交感神経はT1～T12，L1～L2**
- **副交感神経はS2～S4**

の脊髄神経に含まれます（副交感神経は，これらの脊髄神経のほか，一部の脳神経にも含まれている 63）．

体性神経は，脊髄と末梢の器官を直接つなぎます．

自律神経は脊髄から末梢の器官に至る途中，神経節でシナプスを形成します．脊髄～神経節までの神経細胞を節前ニューロン，神経節～末梢の器官までの神経細胞を節後ニューロンといいます．交感神経の神経節は脊髄の左右で縦に連なっており，これを

- **交感神経幹**

といいます．

デルマトーム

それぞれの脊髄神経の感覚系における支配領域のことをデルマトーム（皮膚分節）といいます．感覚障害がある場合，感覚障害のある領域から，脊髄の障害高位（レベル）を推定できます．

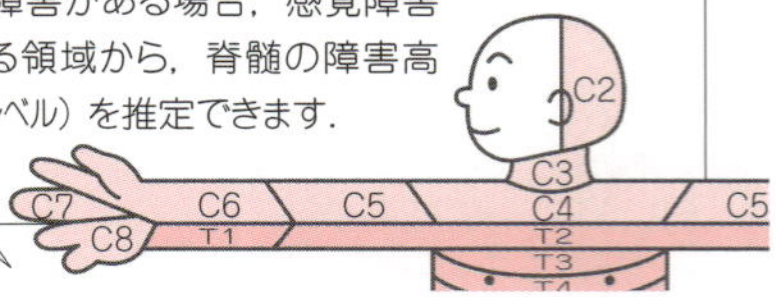
C2
C3
C4
C5
C6
C7
C8
T1
T2
T3
T4
C5

では，脊髄神経の走行を見てみましょう．分岐したり，合流したりしながら，標的器官へと向かいます．

脊髄神経の走行

脊髄に出入りする神経線維の束を

- **神経根**

といい

①脊髄から出る（遠心性の）前根
②脊髄に入る（求心性の）後根

があります．前根は③前角から起こる運動神経と④側角から起こる自律神経の線維，後根は⑤後角に終わる感覚神経の線維の集まりです．

前根と後根は，いったんまとまり1本の

⑥脊髄神経

となり

⑦椎間孔

を通って脊柱管の外に出ます．

脊髄神経は脊柱管から出ると，再び枝分かれします．

まず，交感神経幹に連絡する

⑧白交通枝

が分枝してから

⑨灰白交通枝

が合流します．その後

⑩前枝（四肢と，体幹の前面および側面に分布）
⑪後枝（体幹の背面に分布）

に分かれます．

交感神経は，脊髄から出る際は脊髄神経として走行し，そのあと白交通枝として脊髄神経から分かれて内臓などに向かいます．一部の（皮膚立毛筋などに向かう）交感神経は交感神経幹と灰白交通枝を経て，再び脊髄神経に合流します．

副交感神経は脊髄神経としてしばらく走行してから，枝分かれして内臓などに向かいます．

内臓感覚を伝える神経は，交感神経や副交感神経と並走します．

44 脊髄神経の走行と機能

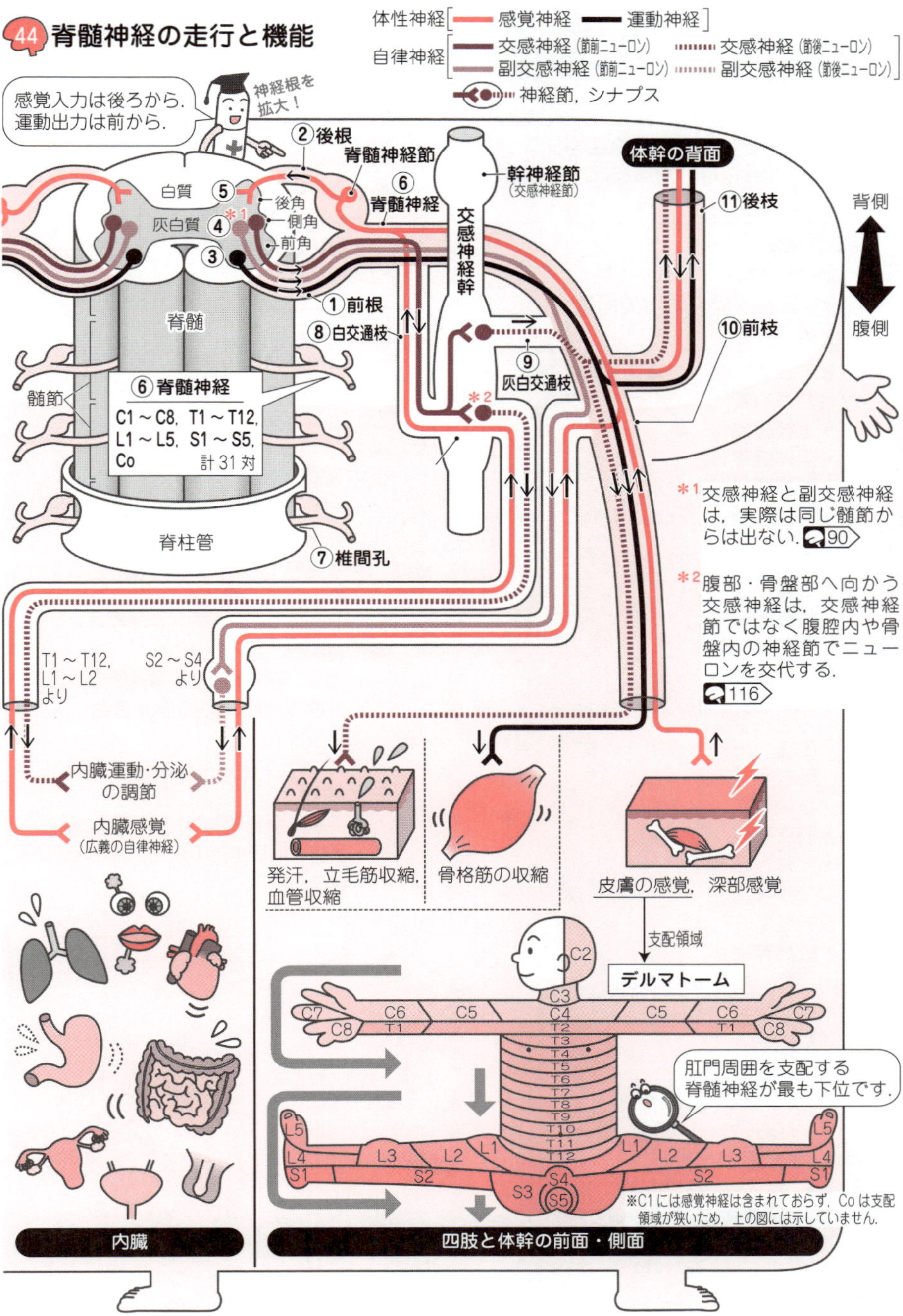

体性神経
感覚神経
運動神経
自律神経
交感神経（節前ニューロン）
交感神経（節後ニューロン）
副交感神経（節前ニューロン）
副交感神経（節後ニューロン）
神経節，シナプス
感覚入力は後ろから．運動出力は前から．
神経根を拡大！
②後根
脊髄神経節
白質
⑤
灰白質
④
③
後角
側角
前角
⑥脊髄神経
①前根
⑧白交通枝
幹神経節（交感神経節）
交感神経幹
⑨灰白交通枝
体幹の背面
⑪後枝
⑩前枝
背側
腹側
脊髄
髄節
⑥脊髄神経
C1～C8，T1～T12，L1～L5，S1～S5，Co 計31対
脊柱管
⑦椎間孔
T1～T12，L1～L2より
S2～S4より
内臓運動・分泌の調節
内臓感覚（広義の自律神経）
発汗，立毛筋収縮，血管収縮
骨格筋の収縮
皮膚の感覚，深部感覚
支配領域
デルマトーム
C2
C3
C4
C5
C6
C7
C8
T1
T2
T3
T4
T5
T6
T7
T8
T9
T10
T11
T12
L1
L2
L3
L4
L5
S1
S2
S3
S4
S5
肛門周囲を支配する脊髄神経が最も下位です．
内臓
四肢と体幹の前面・側面

＊1 交感神経と副交感神経は，実際は同じ髄節からは出ない．90

＊2 腹部・骨盤部へ向かう交感神経は，交感神経節ではなく腹腔内や骨盤内の神経節でニューロンを交代する．116

※C1には感覚神経は含まれておらず，Coは支配領域が狭いため，上の図には示していません．

上肢の神経

▶ 腕神経叢の概要と主要な5つの神経

頚部および腰部では，複数の脊髄神経が合流と分岐を繰り返して，神経叢をつくります．上肢の神経は，腕神経叢から分岐します．

腕神経叢

腕神経叢は
- **C5～C8およびT1の前枝**

で構成されます．

まず，それぞれの脊髄神経の前枝が合わさって
- **上神経幹**（C5，6）
- **中神経幹**（C7）
- **下神経幹**（C8，T1）

の3つの神経幹を形成します．

次に，これらの神経幹がそれぞれ前部と後部に分かれて
- **外側神経束**
- **内側神経束**
- **後神経束**

の3つの束を形成します．

その後，外側神経束，内側神経束は，それぞれ2枝に分かれて
- **正中神経**
- **筋皮神経**
- **尺骨神経**

となります．

後神経束は
- **腋窩神経**

を出して，残りは
- **橈骨神経**

となります．

続いて，上肢の神経のうち，主要な5つの神経のはたらきを説明します．それぞれの神経に，感覚神経と運動神経の両方の線維が含まれています（上肢の皮膚の血管や汗腺などに分布する交感神経も含まれるが，ここでは省略）．

筋皮神経
- **前腕橈側の感覚**
- **肘の屈曲運動**

を支配します．

腋窩神経
- **三角筋領域の感覚**
- **上腕の外転運動**

を支配します．

正中神経
- **手掌，手指**（母指，示指，中指と，環指の橈側）**の感覚**
- **手首および手指の屈曲運動**

を支配します．

橈骨神経
- **上腕～前腕後面と手背橈側の感覚**
- **手首の背屈，肘の伸展運動**

を支配します．

尺骨神経
- **手掌，手指**（環指の尺側と小指）**の感覚**
- **手首および小指の屈曲，指の開閉運動**

を支配します．

上肢のミオトーム

感覚系のデルマトーム84のように，それぞれの脊髄神経の運動器における支配領域のことをミオトーム（筋分節）といい，障害高位の推定に有用です．隣接する複数の髄節に支配される筋もありますが，大まかには

・**C5：肘の屈曲**　**C6：手首の背屈**

・**C7：肘の伸展，手首の屈曲**　**C8～T1：指の屈曲，指の開閉**

に関連する筋を支配します．四つん這いの姿勢と関連づけると理解しやすくなります．

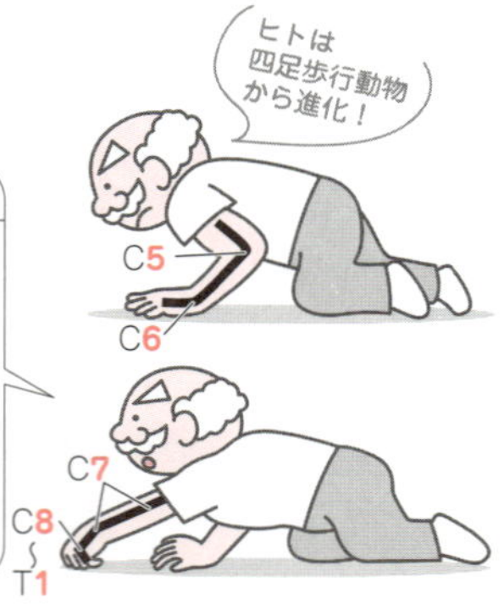
ヒトは
四足歩行動物
から進化！
C5
C6
C7
C8
T1

45 上肢の神経

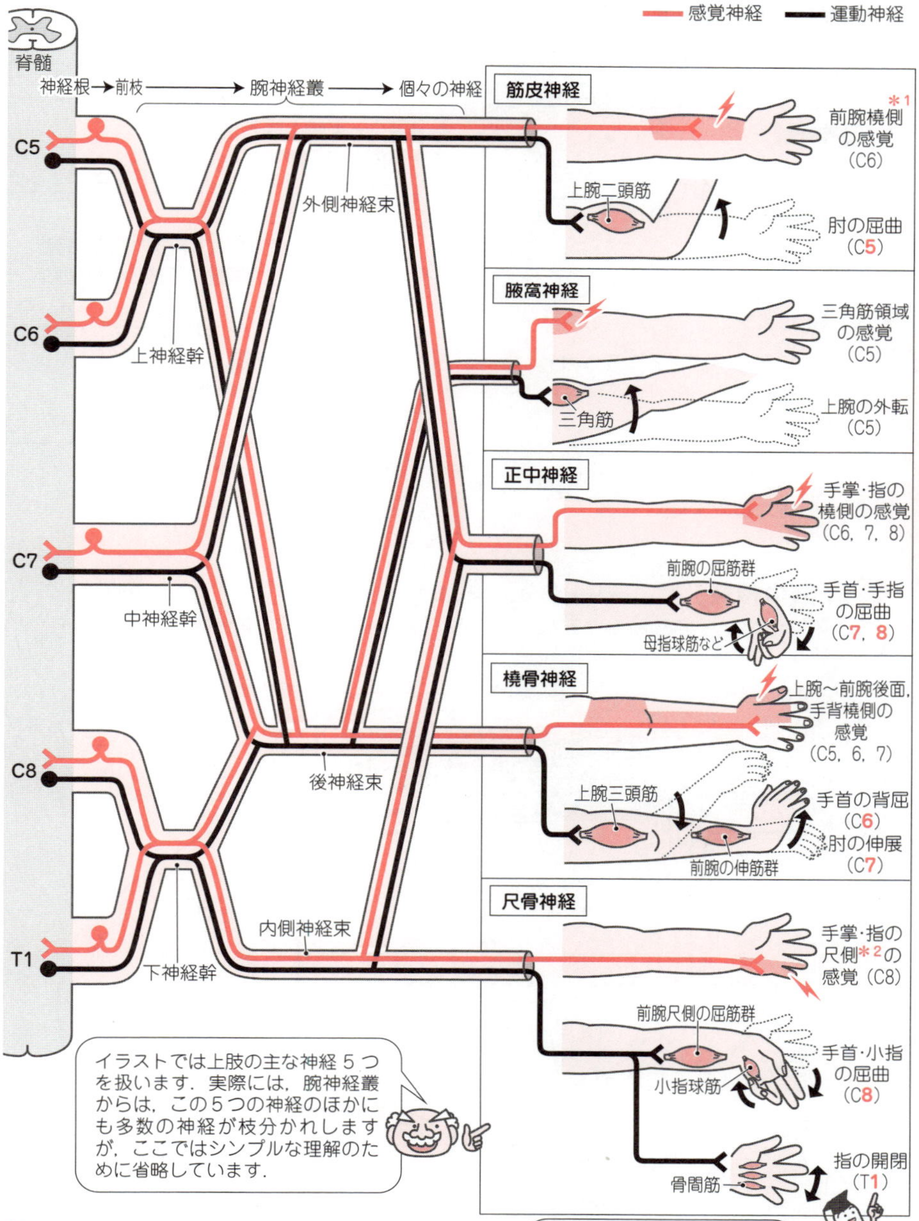

感覚神経
運動神経
脊髄
神経根→前枝→腕神経叢→個々の神経
C5
C6
C7
C8
T1
上神経幹
中神経幹
下神経幹
外側神経束
後神経束
内側神経束
筋皮神経
＊1 前腕橈側の感覚（C6）
上腕二頭筋
肘の屈曲（C5）
腋窩神経
三角筋領域の感覚（C5）
三角筋
上腕の外転（C5）
正中神経
手掌・指の橈側の感覚（C6，7，8）
前腕の屈筋群
手首・手指の屈曲（C7，8）
母指球筋など
橈骨神経
上腕～前腕後面，手背橈側の感覚（C5，6，7）
上腕三頭筋
手首の背屈（C6）
肘の伸展（C7）
前腕の伸筋群
尺骨神経
手掌・指の尺側＊2の感覚（C8）
前腕尺側の屈筋群
手首・小指の屈曲（C8）
小指球筋
指の開閉（T1）
骨間筋

イラストでは上肢の主な神経５つを扱います．実際には，腕神経叢からは，この５つの神経のほかにも多数の神経が枝分かれしますが，ここではシンプルな理解のために省略しています．

＊1 橈側とは橈骨のある側，すなわち母指のある側を指す．
＊2 尺側とは尺骨のある側，すなわち小指のある側を指す．

赤数字の部分は，左ページのイラストでも確認しておこう．

下肢の神経
▶ 腰髄〜仙髄領域の脊髄神経から

下肢の神経は，腰神経叢と仙骨神経叢から起こります．

腰神経叢

腰神経叢は
- **L2〜L4の前枝**

で構成されます．

腰神経叢の枝は，主に
- **下腹部〜大腿前面**

に分布します．

腰神経叢から起こる主要な神経には，閉鎖管を通る
- **閉鎖神経**

や，筋裂孔（腸腰筋が通る孔）を通る
- **大腿神経**
- **外側大腿皮神経**

などがあります．

腰神経叢から起こる神経の代表として，閉鎖神経，大腿神経，外側大腿皮神経の機能を見てみましょう．

閉鎖神経
- **大腿内側の感覚**
- **大腿の内転運動**

を支配します．

大腿神経
- **大腿前面および下腿内側の感覚**
- **大腿の屈曲運動，下肢の伸展運動**

を支配します．

外側大腿皮神経
- **大腿外側面の感覚**

を支配します（運動神経は含まれない）．

続いて，仙骨神経叢です．

46 下肢の神経

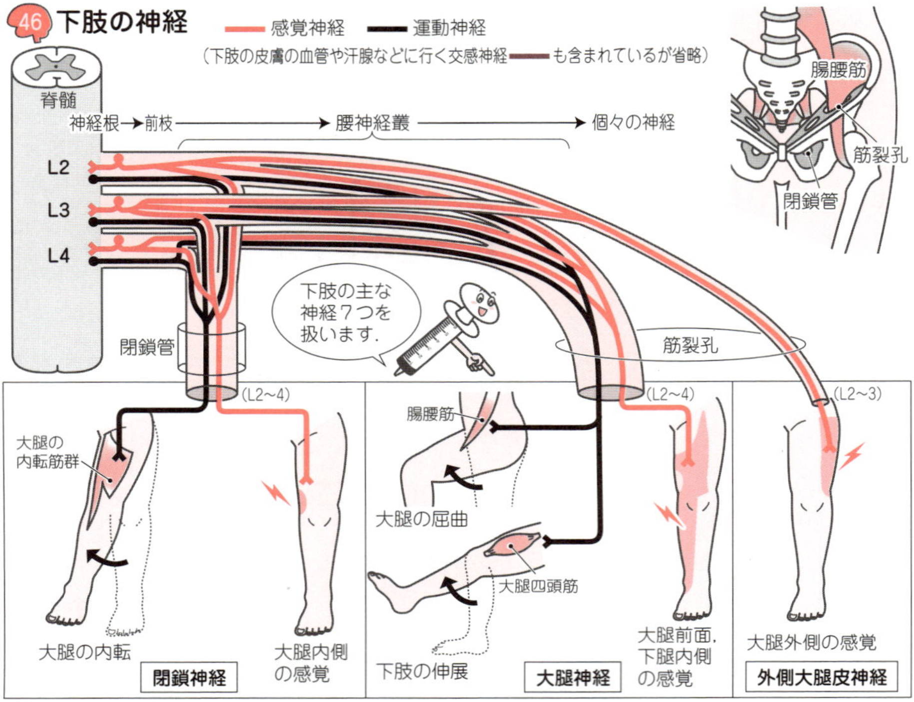

感覚神経
運動神経
（下肢の皮膚の血管や汗腺などに行く交感神経も含まれているが省略）
脊髄
神経根→前枝→腰神経叢→個々の神経
L2
L3
L4
閉鎖管
下肢の主な神経７つを扱います．
筋裂孔
(L2〜4)
(L2〜4)
(L2〜3)
大腿の内転筋群
大腿の内転
大腿内側の感覚
閉鎖神経
腸腰筋
大腿の屈曲
大腿四頭筋
下肢の伸展
大腿神経
大腿前面，下腿内側の感覚
大腿外側の感覚
外側大腿皮神経
腸腰筋
筋裂孔
閉鎖管

仙骨神経叢

仙骨神経叢は
- **L4〜S3の前枝**

で構成されます.

仙骨神経叢の枝は，主に
- **殿部，大腿後面，下腿，足**

に分布します.

仙骨神経叢から起こる主要な神経には，大坐骨孔を通る
- **坐骨神経**
- **後大腿皮神経**

などがあります.

仙骨神経叢から起こる神経の代表として，後大腿皮神経，坐骨神経，脛骨神経，総腓骨神経の機能を見てみましょう.

後大腿皮神経
- **大腿後面の感覚**

を支配します（運動神経は含まれない）.

坐骨神経

坐骨神経は，仙骨神経叢から分岐した時点では1本の神経に見えますが
- **脛骨神経と総腓骨神経が共通の被膜で包まれている**

もので，膝窩上方で分かれます.
- **下腿の屈曲運動**

を支配します.

脛骨神経
- **下腿後面および足底の感覚**
- **足首や足趾の底屈運動**

を支配します.

総腓骨神経
- **下腿外側や足背の感覚**
- **足首や足趾の背屈運動**

を支配します.

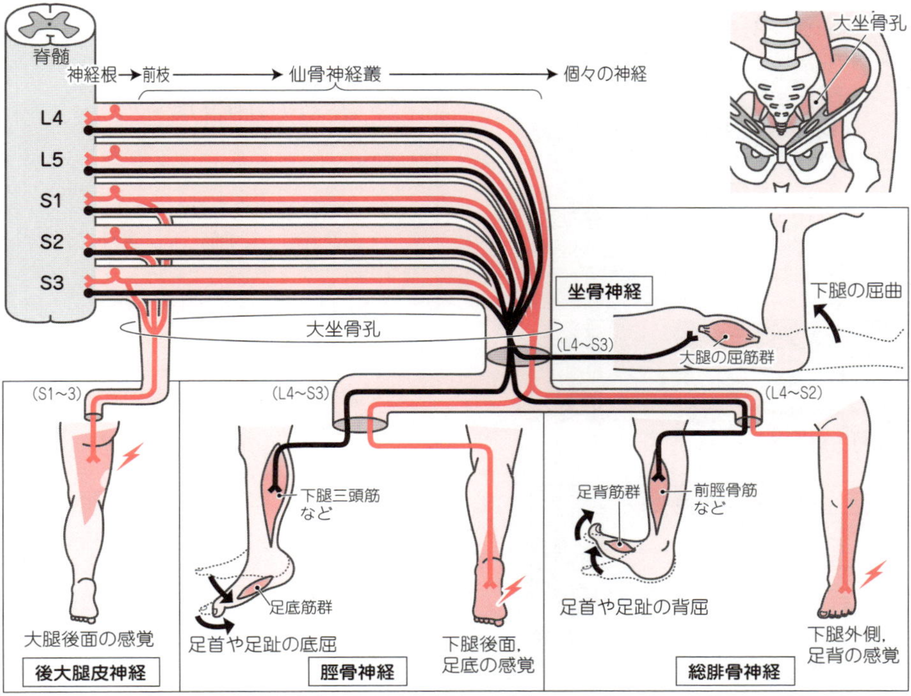

脊髄
神経根
前枝
仙骨神経叢
個々の神経
L4
L5
S1
S2
S3
大坐骨孔
大坐骨孔
坐骨神経
(L4〜S3)
大腿の屈筋群
下腿の屈曲
(S1〜3)
(L4〜S3)
(L4〜S2)
下腿三頭筋
など
足底筋群
足首や足趾の底屈
下腿後面，
足底の感覚
脛骨神経
大腿後面の感覚
後大腿皮神経
足背筋群
前脛骨筋
など
足首や足趾の背屈
下腿外側，
足背の感覚
総腓骨神経

自律神経系

▶ 意思の影響を受けずに身体を守る

自律神経系は無意識のうちにはたらき，生命維持に欠かせない活動を担う神経系です．

自律神経系の役割

自律神経系の上位中枢は視床下部にあり，大脳皮質のはたらきが関与しません．このため，自律神経は

- **意識や意思の影響を受けず不随意的・無意識的に＝自律的に**

はたらきます．

主な役割は

- **基本的な生命活動の維持**

で，具体的には循環，呼吸，消化，分泌，排泄，体温調節などです．

自律神経系の種類

自律神経には

- **交感神経**
- **副交感神経**

の2種類があります．

あらゆる器官は

- **交感神経と副交感神経の二重支配**

を受け，両者は多くの場合

- **拮抗する作用**(相反する作用)

をもちます(一部の器官で例外あり)．おおまかに交感神経は運動時，副交感神経は安静時の調節を担います．

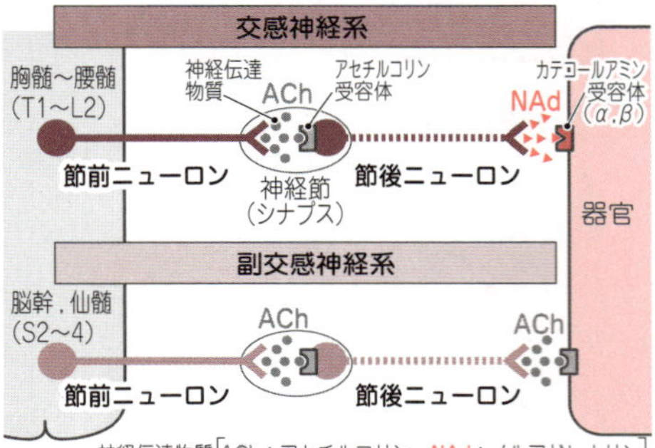

交感神経系
胸髄～腰髄
(T1～L2)
神経伝達
物質
ACh
アセチルコリン
受容体
NAd
カテコールアミン
受容体
(α,β)
節前ニューロン
神経節
(シナプス)
節後ニューロン
器官
副交感神経系
脳幹，仙髄
(S2～4)
ACh
ACh
節前ニューロン
節後ニューロン

神経伝達物質[ACh：アセチルコリン　NAd：ノルアドレナリン]

※例外として，汗腺を支配する交感神経節後ニューロンはAChを分泌する．

自律神経の作用を見てみましょう．

標的器官での作用

涙腺は副交感神経のみが支配し

- **涙液の分泌亢進**

の作用があります．

瞳孔では

- **交感神経は散瞳**
- **副交感神経は縮瞳**

の作用があります．

唾液腺では

- **交感神経は少量で粘度の高い唾液分泌**
- **副交感神経は多量で粘度の低い唾液分泌**

の作用があります．

気管支では

- **交感神経は拡張，分泌低下**
- **副交感神経は収縮，分泌亢進**

の作用があります．

心臓では

- **交感神経は心拍数増加，心収縮力増強**
- **副交感神経は心拍数減少，心収縮力減弱**

の作用があります．

皮膚は交感神経のみが支配し

- **血管収縮，立毛筋収縮，発汗亢進**

の作用があります．

消化器では

- **交感神経は蠕動(ぜんどう)運動低下，分泌低下，肝臓でのグリコーゲン分解**
- **副交感神経は蠕動運動亢進，分泌亢進**

の作用があります．

副腎髄質は交感神経のみが支配し

- **カテコールアミン分泌**

の作用があります．

膀胱では

- **交感神経は蓄尿**
- **副交感神経は排尿**

の作用があります．

47 自律神経系

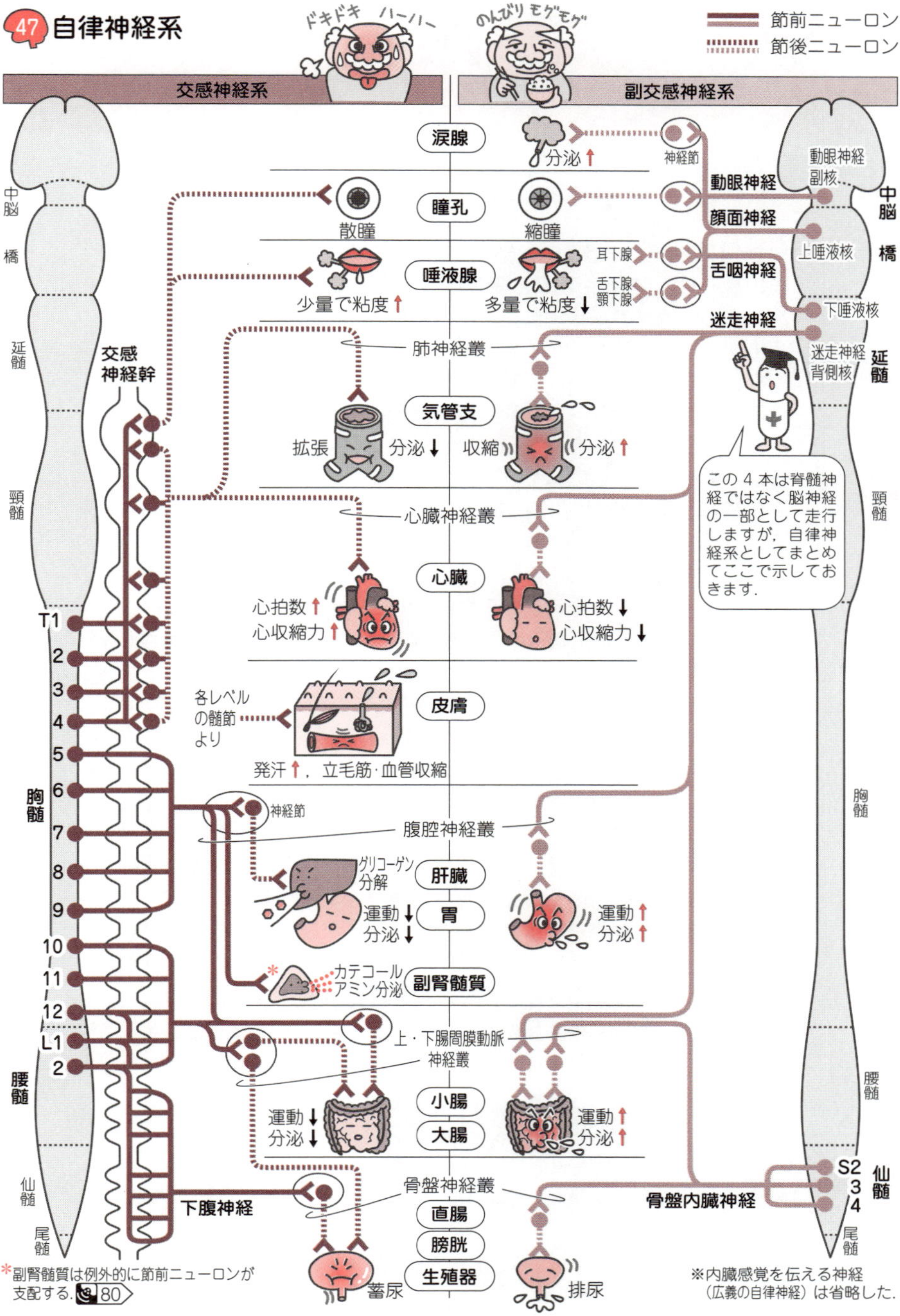
ドキドキ ハーハー
のんびり モグモグ
節前ニューロン
節後ニューロン
交感神経系
副交感神経系
中脳
橋
延髄
頸髄
胸髄
腰髄
仙髄
尾髄
交感神経幹
T1
2
3
4
5
6
7
8
9
10
11
12
L1
2
涙腺
分泌↑
神経節
動眼神経副核
動眼神経
瞳孔
散瞳
縮瞳
顔面神経
上唾液核
唾液腺
少量で粘度↑
多量で粘度↓
耳下腺
舌下腺
顎下腺
舌咽神経
下唾液核
迷走神経
迷走神経背側核
肺神経叢
気管支
拡張
分泌↓
収縮
分泌↑
この4本は脊髄神経ではなく脳神経の一部として走行しますが，自律神経系としてまとめてここで示しておきます．
心臓神経叢
心臓
心拍数↑
心収縮力↑
心拍数↓
心収縮力↓
各レベルの髄節より
皮膚
発汗↑，立毛筋·血管収縮
神経節
腹腔神経叢
グリコーゲン分解
肝臓
運動↓
分泌↓
胃
運動↑
分泌↑
*
カテコールアミン分泌
副腎髄質
上·下腸間膜動脈神経叢
運動↓
分泌↓
小腸
大腸
運動↑
分泌↑
骨盤神経叢
下腹神経
直腸
膀胱
生殖器
蓄尿
排尿
骨盤内臓神経
S2
3
4
仙髄

*副腎髄質は例外的に節前ニューロンが支配する．80

※内臓感覚を伝える神経（広義の自律神経）は省略した．

7. 伝導路

INTRO

1〜6章では，神経系の各部位を解剖学的に分けて見てきました．この章では，神経系全体を情報が伝わっていく経路である**伝導路**を，伝わる情報の種類別に見ていきましょう．

まず，**運動**の情報の伝導路（運動路）です．運動路は2つのニューロンからなり，大脳皮質の運動野から神経線維を伸ばすニューロンを**上位運動ニューロン**，脳幹や脊髄で情報を引き継いで骨格筋に情報を伝えるニューロンを**下位運動ニューロン**といいます．運動路のように，中枢神経からの指令を，末梢神経を経由して末梢の組織に伝える経路を**下行路**といいます．また，中心（中枢）から離れるという意味で**遠心路**ともいいます．

次に，**感覚**の情報の伝導路（感覚路）です．感覚路を構成するニューロンの数は様々で，末梢側から順に一次ニューロン，二次ニューロン……といいます．感覚路のように末梢の感覚受容器で得た情報を，末梢神経を経由して大脳皮質など中枢神経に伝える経路を**上行路**といいます．中心に向かうという意味で，**求心路**ともいいます．

内臓の機能の調節を担う**自律神経**の伝導路は，交感神経は脊髄，副交感神経は脳幹および脊髄から始まり，**節前ニューロン**，**節後ニューロン**の2つからなります（高位中枢は視床下部にある）．

反射路は，末梢から入力された感覚の情報が**脊髄**もしくは**脳幹**に伝わり，そこから運動路や自律神経系に情報がフィードバックされるものです．反射路は伝導路が短く，素早い反応が起こります．

自律神経の伝導路，および反射路は大脳皮質を経由しません．このため意識にのぼらず，また意思に左右されずに活動が営まれます．意識にのぼることとは，大脳皮質により情報が処理されるということとほぼ同義であるためです．

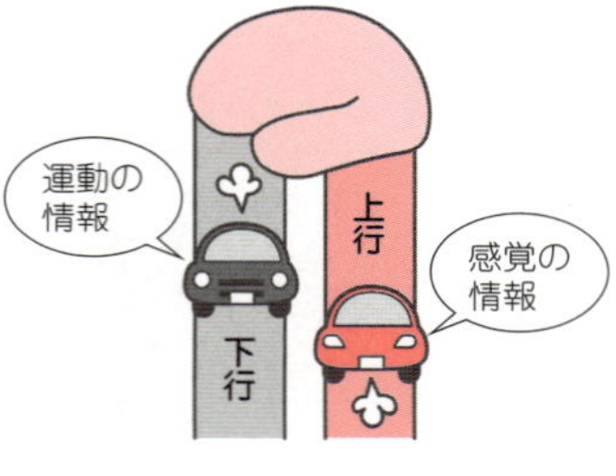
運動の
情報
下行
上行
感覚の
情報

伝導路の全体像

▶ 運動路は下行，感覚路は上行

48 伝導路の全体像

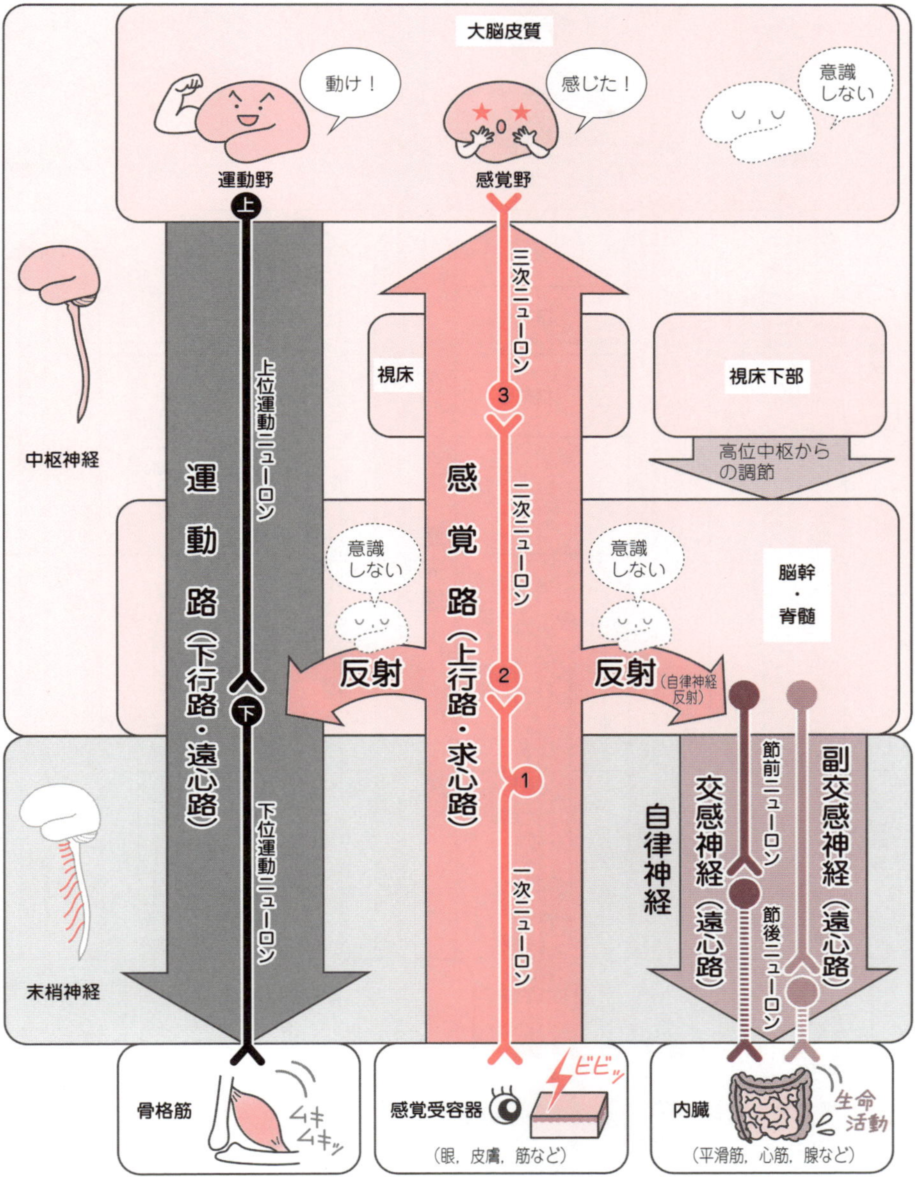

大脳皮質
動け！
感じた！
意識しない
運動野
感覚野
上
三次ニューロン
視床
3
視床下部
上位運動ニューロン
中枢神経
高位中枢からの調節
運動路
感覚路
二次ニューロン
意識しない
意識しない
脳幹・脊髄
反射
2
反射
(自律神経反射)
下
運動路(下行路・遠心路)
感覚路(上行路・求心路)
1
節前ニューロン
副交感神経(遠心路)
交感神経(遠心路)
自律神経
下位運動ニューロン
一次ニューロン
節後ニューロン
末梢神経
骨格筋
ムキムキッ
感覚受容器
ビビッ
(眼，皮膚，筋など)
内臓
生命活動
(平滑筋，心筋，腺など)

感覚路と運動路

▸ 中枢神経と全身を結ぶ様々な経路

49 感覚路と運動路

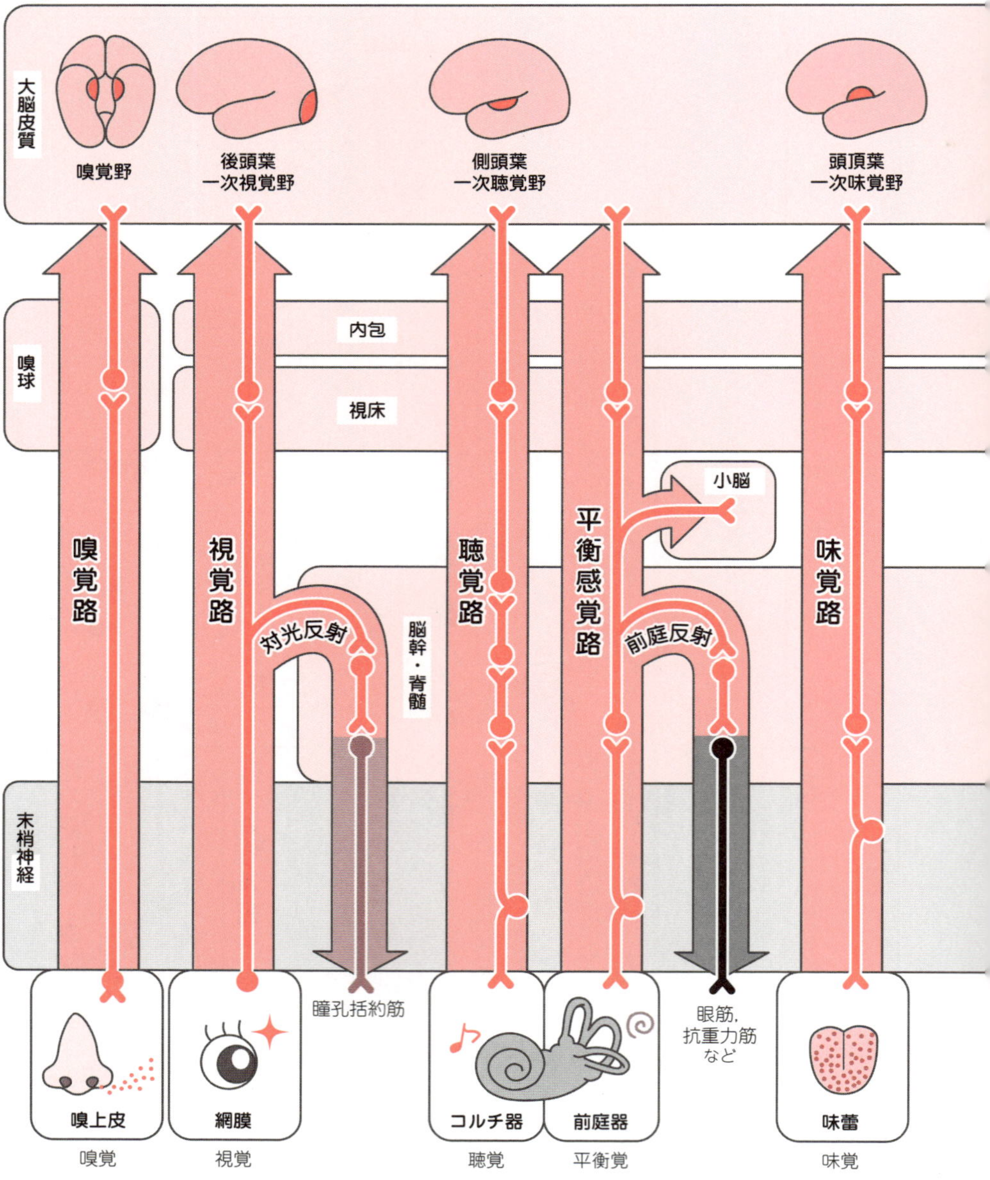

大脳皮質
嗅覚野
後頭葉
一次視覚野
側頭葉
一次聴覚野
頭頂葉
一次味覚野
嗅球
内包
視床
小脳
嗅覚路
視覚路
対光反射
脳幹・脊髄
聴覚路
平衡感覚路
前庭反射
味覚路
末梢神経
瞳孔括約筋
眼筋,
抗重力筋
など
嗅上皮
網膜
コルチ器
前庭器
味蕾
嗅覚
視覚
聴覚
平衡覚
味覚

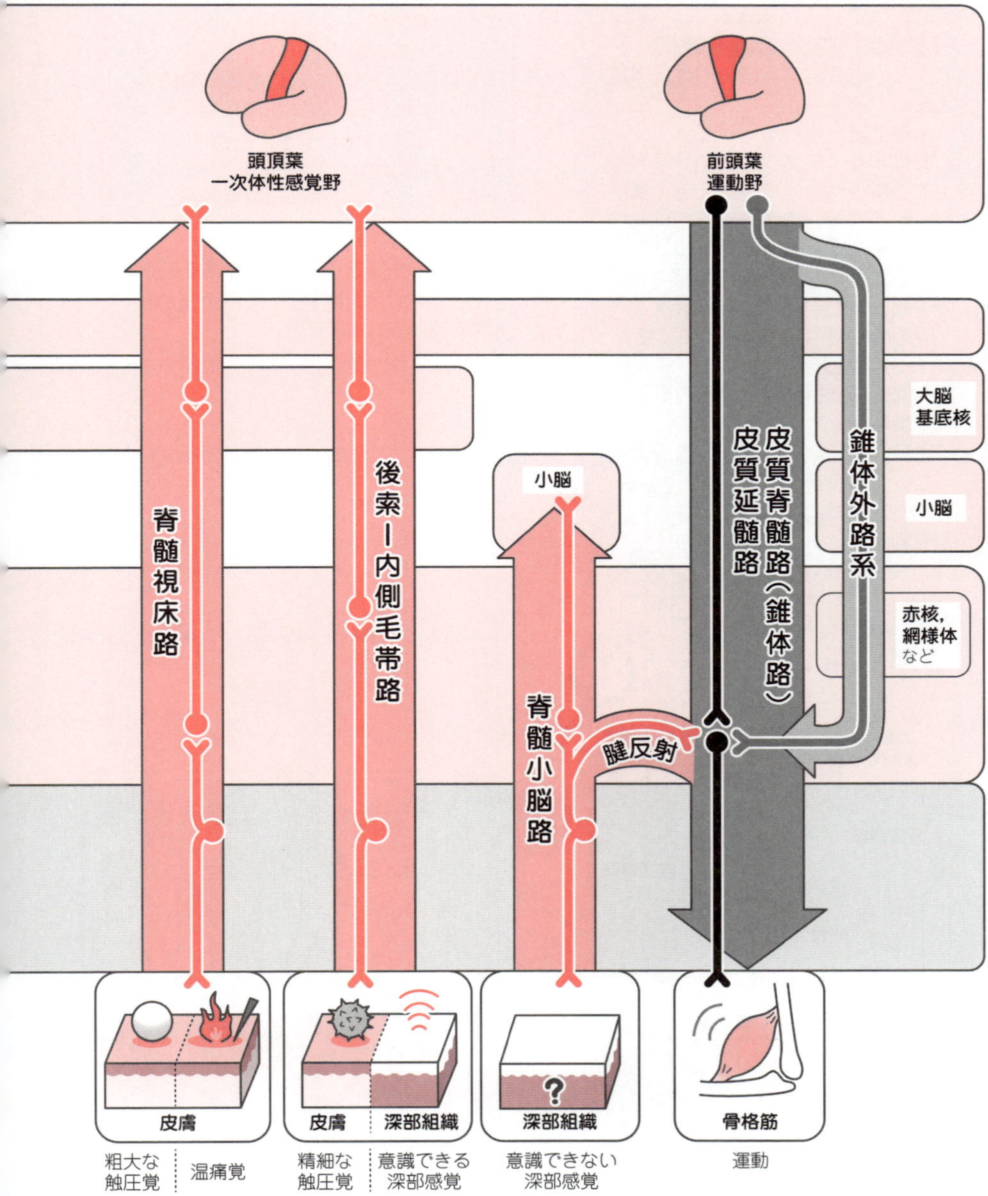
頭頂葉
一次体性感覚野
前頭葉
運動野
大脳
基底核
小脳
小脳
赤核，
網様体
など
脊髄視床路
後索-内側毛帯路
脊髄小脳路
腱反射
皮質脊髄路（錐体路）
皮質延髄路
錐体外路系
皮膚
皮膚
深部組織
深部組織
骨格筋
粗大な
触圧覚
温痛覚
精細な
触圧覚
意識できる
深部感覚
意識できない
深部感覚
運動

嗅覚路

▶ 嗅球を経て大脳辺縁系へ向かう

嗅覚路は，脳幹や視床を経由せずに，直接，大脳へ向かいます．

一次ニューロン（鼻腔～嗅球）

①匂いを受容する嗅細胞は，鼻腔上部の

- **嗅上皮**

にあります．吸気中の匂い分子が嗅上皮を覆う粘液中に溶けこみ，鼻腔側にある嗅細胞の嗅覚受容器に匂い分子が結合すると，嗅細胞に活動電位が生じます．嗅細胞の興奮は匂いの情報として中枢に送られます．

嗅細胞の軸索が束になってできた

- **嗅神経** 66

は，篩骨の篩板孔から頭蓋内に入り

- **嗅球**

に至り，②二次ニューロンとシナプスをつくります．

二次ニューロン以降（嗅球～大脳）

二次ニューロンの線維は

- **嗅索**

を通ったのち，2つに分かれます．大半は

- **外側嗅条**

を経て，側頭葉内側にある嗅覚野（海馬鈎の前端にある梨状葉前皮質，扁桃体など複数の領域からなる）へ至ります．一部は

- **内側嗅条**

を経て，大脳の正中部の中隔野とよばれる領域へ至ります．

大脳皮質のうち嗅覚に関する嗅球，嗅索，扁桃体などの部位をあわせて嗅脳といいます．

50 嗅覚路

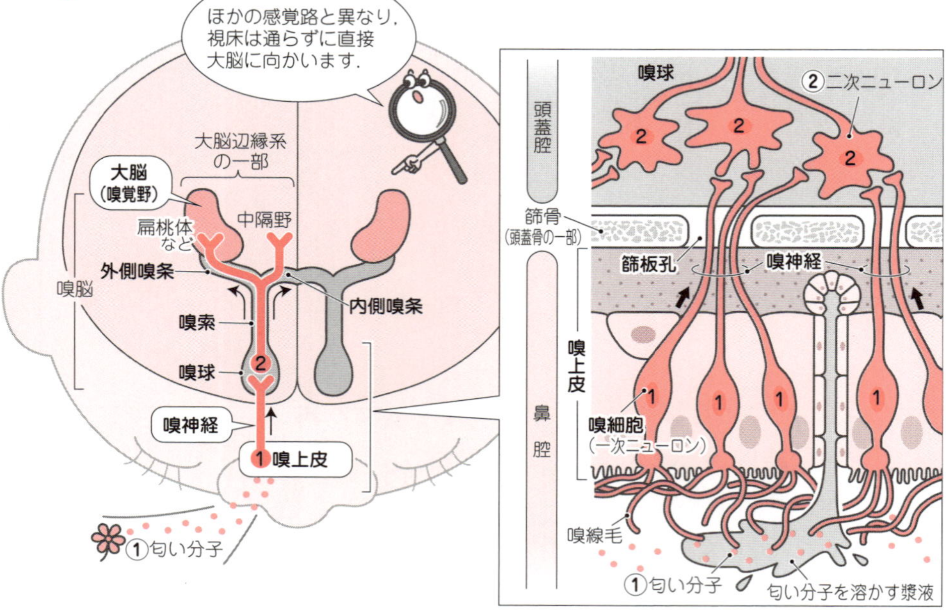
ほかの感覚路と異なり，視床は通らずに直接大脳に向かいます．
大脳辺縁系の一部
大脳（嗅覚野）
扁桃体など
中隔野
外側嗅条
嗅脳
内側嗅条
嗅索
嗅球
2
嗅神経
1 嗅上皮
①匂い分子
嗅球
②二次ニューロン
2
頭蓋腔
篩骨（頭蓋骨の一部）
篩板孔
嗅神経
嗅上皮
鼻腔
1
嗅細胞（一次ニューロン）
嗅線毛
①匂い分子
匂い分子を溶かす漿液

聴覚路

▶ 中継するニューロン数が多い経路

聴覚路にはいくつかのバリエーションがあり，ここでは一例を示します．

一次ニューロン(内耳～蝸牛神経核)

聴覚路は4～7つのニューロンからなります．ここで示すのは5つのニューロンからなる経路です．

音の受容器は，内耳のコルチ器です(音の受容の詳細は74)．コルチ器にある内有毛細胞の活動電位は，音の情報として

①**蝸牛神経**

に伝わります．蝸牛神経は，途中でラセン神経節を形成します(ここに①蝸牛神経のニューロンの細胞体がある)．そして，橋にある

- **蝸牛神経核**

に至り，②二次ニューロンとシナプスをつくります．

二次ニューロン以降

二次ニューロンは対側に交叉し，③上オリーブ核でシナプスをつくります(台形体核，外側毛帯核でシナプスをつくる経路もある)．その後は脳幹の

- **外側毛帯**

を上行し，中脳の

- **下丘**

に至ります．

④下丘ニューロンは視床の

- **内側膝状体**

に至ります．

⑤内側膝状体ニューロンは

- **内包，聴放線**

を経て，側頭葉の

- **一次聴覚野** 36

に投射します．

聴覚路には交叉せず上行する経路もあり，聴覚野は両耳からの情報を受け取ります．複数の経路があることは，音源の位置の特定に必要と考えられています．

51 聴覚路

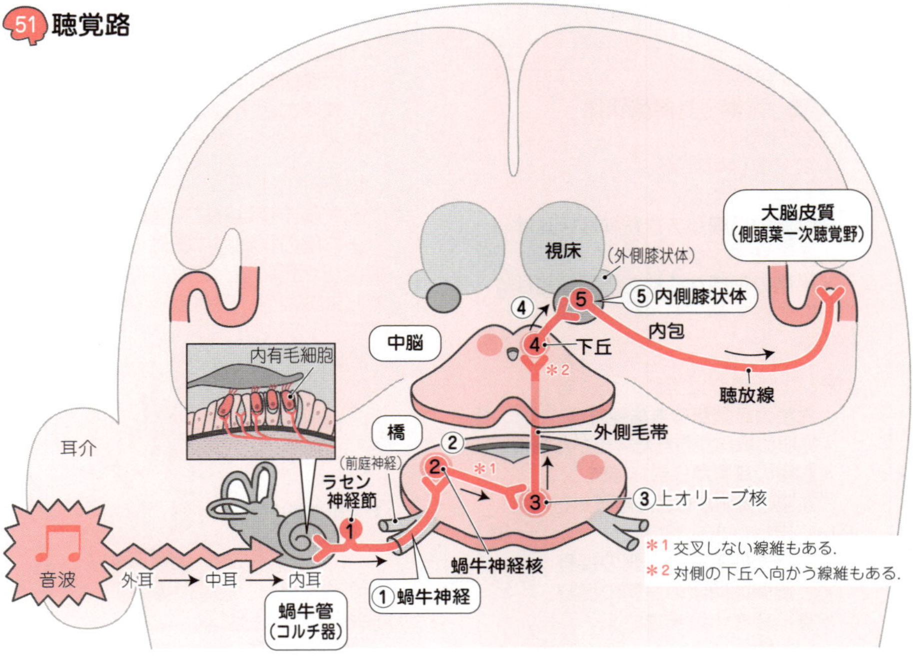

大脳皮質
(側頭葉一次聴覚野)
視床
(外側膝状体)
⑤内側膝状体
内包
中脳
下丘
＊2
聴放線
内有毛細胞
橋
外側毛帯
耳介
(前庭神経)
ラセン
神経節
＊1
③上オリーブ核
音波
外耳 → 中耳 → 内耳
蝸牛神経核
①蝸牛神経
蝸牛管
(コルチ器)
＊1 交叉しない線維もある．
＊2 対側の下丘へ向かう線維もある．

視覚路

▶ 鼻側と耳側，上下に分かれて伝わる

視覚路は視路ともよばれます．眼から入った光刺激が，視覚情報として伝わる経路をたどってみましょう．

水晶体～網膜～視神経

視覚情報は，眼球の前部にある
- **水晶体**

というレンズを通ってきた光が
- **網膜**

にある視細胞に届いて得られます（詳細は67）．

レンズの性質から，網膜には
- **上下左右が反転した形の像**

が映ります．このため
- **耳側の網膜には鼻側の視野**
- **鼻側の網膜には耳側の視野**

の視覚情報が入力されます．

視細胞の興奮は，①双極細胞（一次ニューロン）を経て②神経節細胞（二次ニューロン）に伝わり
- **視神経（神経節細胞の軸索の束）**

に伝わります．

視交叉～視索～外側膝状体

左右の視神経は
- **視交叉（視神経交叉）**

で交わり，ここで
- **耳側の網膜からきた神経線維は交叉せず**
- **鼻側の網膜からきた神経線維は対側に交叉**

します．

そして，再び二手に分かれて
- **左眼の耳側からきた線維と右眼の鼻側からきた線維が左視索**
- **右眼の耳側からきた線維と左眼の鼻側からきた線維が右視索**

として走行します．つまり
- **左視索は両眼の右側の視野**
- **右視索は両眼の左側の視野**

の視覚情報を伝えます．

外側膝状体～視放線～大脳皮質

視索は，視床の
- **外側膝状体** 46

にて③三次ニューロンとシナプスをつくります．

外側膝状体を出た神経線維は
- **内包**

を経て
- **視放線**

となって後頭葉の
- **一次視覚野**

へ至ります．その際，上下に分かれ
- **下半分の視野の情報は頭頂葉を経て，鳥距溝より上**
- **上半分の視野の情報は側頭葉を経て，鳥距溝より下**

の領域へ伝わります．

まとめると
- **左頭頂葉経由の視放線は両眼の右下1/4の視野**
- **左側頭葉経由の視放線は両眼の右上1/4の視野**
- **右頭頂葉経由の視放線は両眼の左下1/4の視野**
- **右側頭葉経由の視放線は両眼の左上1/4の視野**

の視覚情報を伝えます．

最終的には
- **左脳の視覚野に右側の視野**
- **右脳の視覚野に左側の視野**

の情報が伝わり，これらが統合されて1つの像として認識されます．

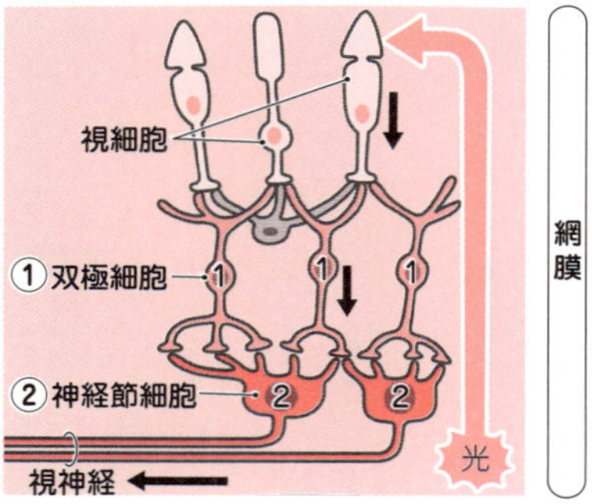

視細胞
①双極細胞
②神経節細胞
視神経
光
網膜

52 視覚路

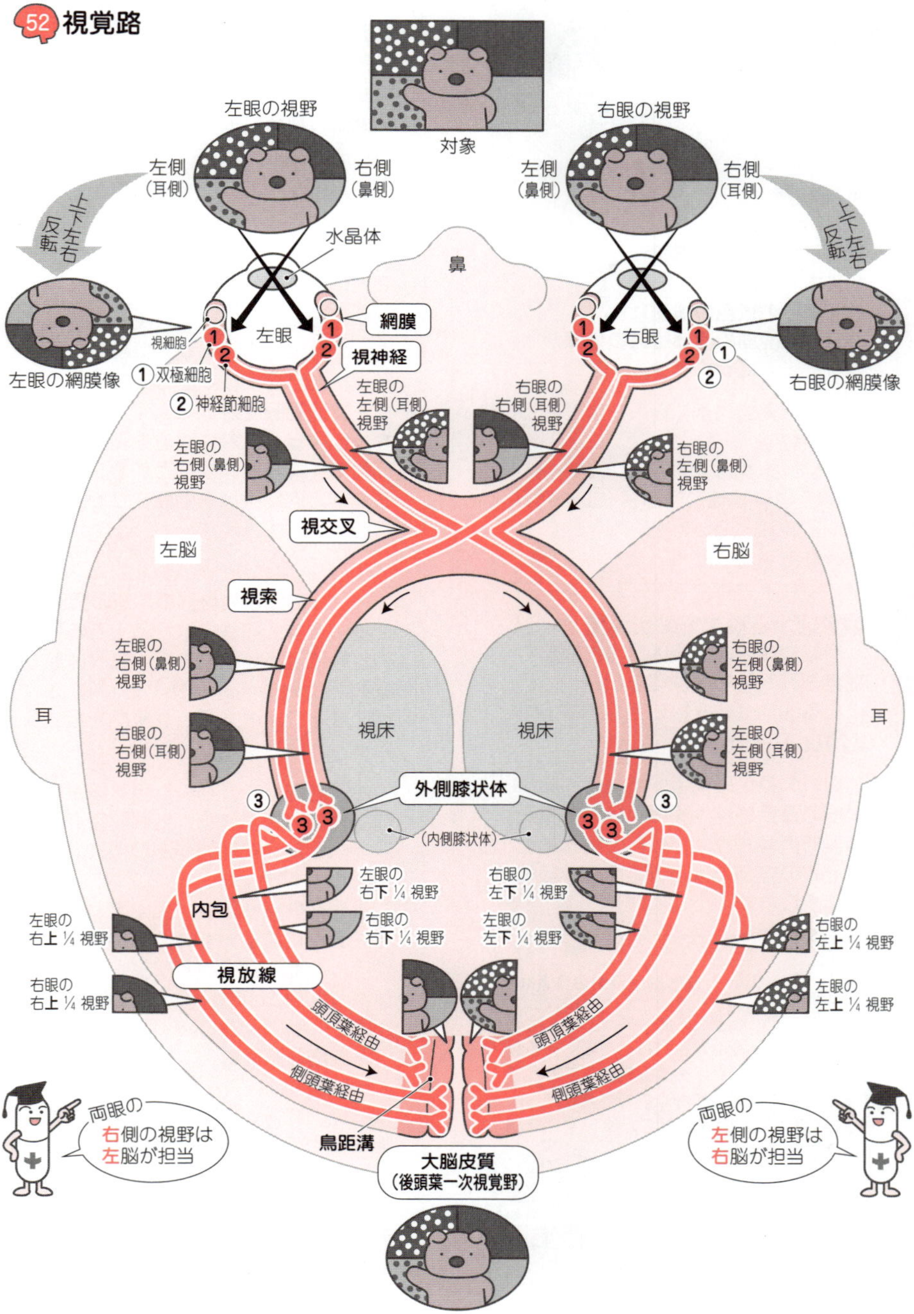
対象
左眼の視野
右眼の視野
左側
(耳側)
右側
(鼻側)
左側
(鼻側)
右側
(耳側)
上下左右反転
水晶体
鼻
網膜
視神経
左眼
右眼
視細胞
① 双極細胞
② 神経節細胞
左眼の網膜像
右眼の網膜像
左眼の左側(耳側)視野
右眼の右側(耳側)視野
左眼の右側(鼻側)視野
右眼の左側(鼻側)視野
視交叉
左脳
右脳
視索
左眼の右側(鼻側)視野
右眼の右側(耳側)視野
右眼の左側(鼻側)視野
左眼の左側(耳側)視野
耳
視床
外側膝状体
(内側膝状体)
左眼の右下 ¼ 視野
右眼の右下 ¼ 視野
右眼の左下 ¼ 視野
左眼の左下 ¼ 視野
内包
左眼の右上 ¼ 視野
右眼の右上 ¼ 視野
右眼の左上 ¼ 視野
左眼の左上 ¼ 視野
視放線
頭頂葉経由
側頭葉経由
鳥距溝
大脳皮質
(後頭葉一次視覚野)
両眼の右側の視野は左脳が担当
両眼の左側の視野は右脳が担当

平衡感覚路

▶ 複数の情報源，複数の出力先がある

平衡感覚とは，体の回転や重力に対する傾きの感覚です．

平衡感覚

平衡感覚は
- **回転や傾きの情報**

が基本で，これに
- **周りの景色の情報**
- **関節や筋の深部感覚の情報**

を統合して得られます．

平衡感覚を司る神経系をまとめて
- **前庭系**

といい，末梢性前庭器官（前庭器および前庭神経）と中枢性前庭器官（前庭神経核および，これに関係する脳幹・小脳の伝導路）に分けられます．

感覚器から橋までの伝導路

回転や傾きの情報は，①前庭器で受容されて②前庭神経を伝わり，橋にある③前庭神経核に至ります（詳細は74）．

周りの景色の情報は網膜で，関節や筋の深部感覚は深部組織の感覚受容器で受容され，これらの情報もそれぞれの経路を伝わって前庭神経核に集まります．

前庭動眼反射の身近な例

本を読んでいるときに頭を振っても，前庭動眼反射により視線が保たれるため，ある程度の速さであれば文字を読み続けることができます．一方，同じ速さで本の方を動かした場合には前庭動眼反射は起こらず，文字を読み続けることはできません．

イメカラ

橋から先の伝導路

前庭神経核から起こる経路には，大脳皮質，外眼筋，小脳，骨格筋に至るものがあります．

④大脳皮質への経路は
- **視床**

を経由します．この経路は
- **回転や傾きの知覚**

を担います．

⑤外眼筋への経路は，内側縦束を経て動眼神経核・滑車神経核・外転神経核に至ります．この経路は
- **前庭動眼反射**

を担います．これは眼位を調整する反射で，頭が回転すると，それを打ち消す方向に眼球を回転させて，視線を一定に保ちます．

⑥小脳（前庭小脳）への経路は
- **眼球の動きや身体の平衡の調節**

を担います．前庭小脳から出て前庭神経核に至る経路もあり，これは前庭動眼反射や前庭脊髄反射（後述）を調節するフィードバック機能を担います．

⑦脊髄を経て骨格筋へ至る経路は前庭脊髄路とよばれ，外側前庭脊髄路と内側前庭脊髄路があります（いずれも錐体外路114の一つ）．

外側前庭脊髄路は，主に重力の情報をもとに抗重力筋（脊柱起立筋など）を調節し，起立姿勢の保持を担います．体幹の傾きに対抗するように抗重力筋がはたらき，起立姿勢を保つ反射を
- **前庭脊髄反射**

といいます．

内側前庭脊髄路は，主に回転の情報をもとに頸部の筋を調節します．回転運動に拮抗するように頸部の筋がはたらき，頭の向きや位置を保つ反射を
- **前庭頸反射**

といいます．

53 平衡感覚路

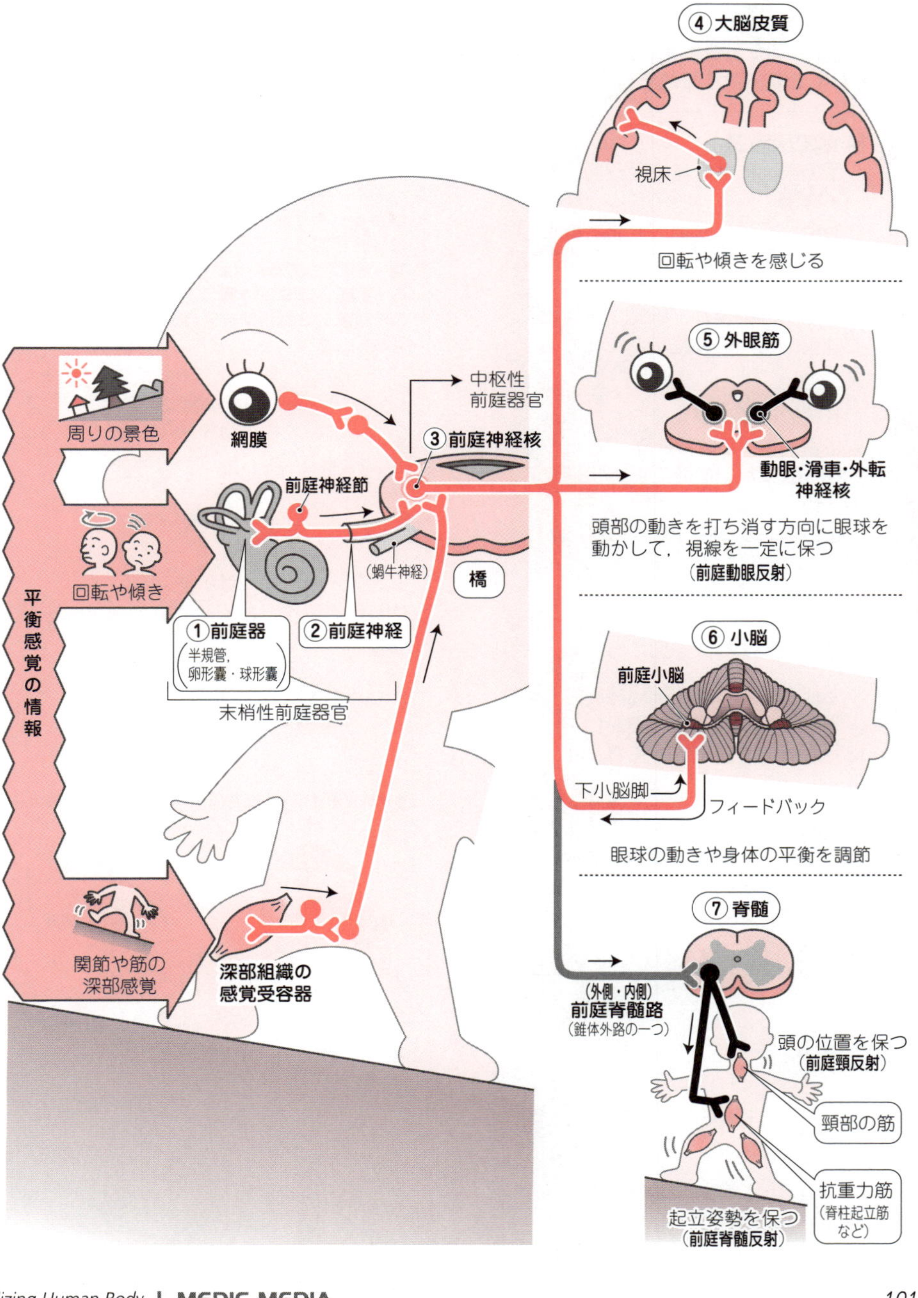

④大脳皮質
視床
回転や傾きを感じる
⑤外眼筋
動眼・滑車・外転神経核
頭部の動きを打ち消す方向に眼球を動かして，視線を一定に保つ
（前庭動眼反射）
⑥小脳
前庭小脳
下小脳脚
フィードバック
眼球の動きや身体の平衡を調節
⑦脊髄
（外側・内側）
前庭脊髄路
（錐体外路の一つ）
頭の位置を保つ
（前庭頸反射）
頸部の筋
抗重力筋
（脊柱起立筋など）
起立姿勢を保つ
（前庭脊髄反射）
平衡感覚の情報
周りの景色
回転や傾き
関節や筋の深部感覚
網膜
中枢性前庭器官
③前庭神経核
前庭神経節
（蝸牛神経）
橋
①前庭器
（半規管，卵形嚢・球形嚢）
②前庭神経
末梢性前庭器官
深部組織の感覚受容器

味覚路

▶ 神経支配が舌の前後で異なる

味覚は舌で受容されますが，舌から脳幹に至るまでの経路が複数あります．

味覚の伝導路

舌の表面には味覚の受容器である

- **味蕾**

があり，ここに多数の味細胞があります．味細胞の受容体に味物質が結合すると，味細胞が興奮します．この味細胞の興奮が，味覚の情報として味蕾の直下の神経細胞に伝わります．

味細胞とシナプスをつくるのは

①舌前2/3では舌神経

→鼓索神経を経て顔面神経（Ⅶ）

の一部となります．

①舌後1/3では舌咽神経（Ⅸ）

です．

これらの神経は延髄の

- **孤束核**

に至り，シナプスをつくります．

---

②孤束核から出た神経線維は

- **視床**［後内側腹側核（VPM核）］

に至り，シナプスをつくります．

---

③視床から出た神経線維は

- **内包**

を経て，大脳皮質の頭頂弁蓋部（頭頂葉の島葉を覆う部位）にある

- **一次味覚野**

に至ります．

味覚と舌の体性感覚

基本の味覚はミネラルを感じる塩味，栄養物を感じる甘味および旨味，有害物を感じる苦味および酸味の5種類です．味蕾には，それぞれに対して特異的に応答する受容体が存在します．塩味の受容体にはナトリウムイオン（Na^+），酸味の受容体には水素イオン（H^+）が結合します．

なお，辛味は痛覚として伝達され，味覚には含まれません．食感や温度感も辛味と同様に体性感覚として伝達されます．舌の体性感覚（温痛覚および触覚）は

- **舌前 2/3 三叉神経（Ⅴ）**
- **舌後 1/3 は舌咽神経（Ⅸ）**

が支配します．

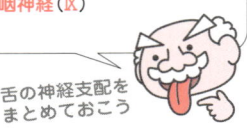
舌の神経支配をまとめておこう

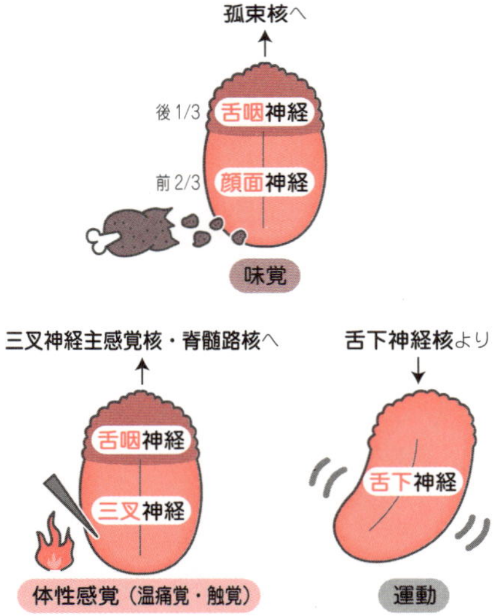
孤束核へ
後 1/3
舌咽神経
前 2/3
顔面神経
味覚
三叉神経主感覚核・脊髄路核へ
舌咽神経
三叉神経
体性感覚（温痛覚・触覚）
舌下神経核より
舌下神経
運動

なお運動については，舌の全体を舌下神経（Ⅻ）が支配します．

54 味覚路

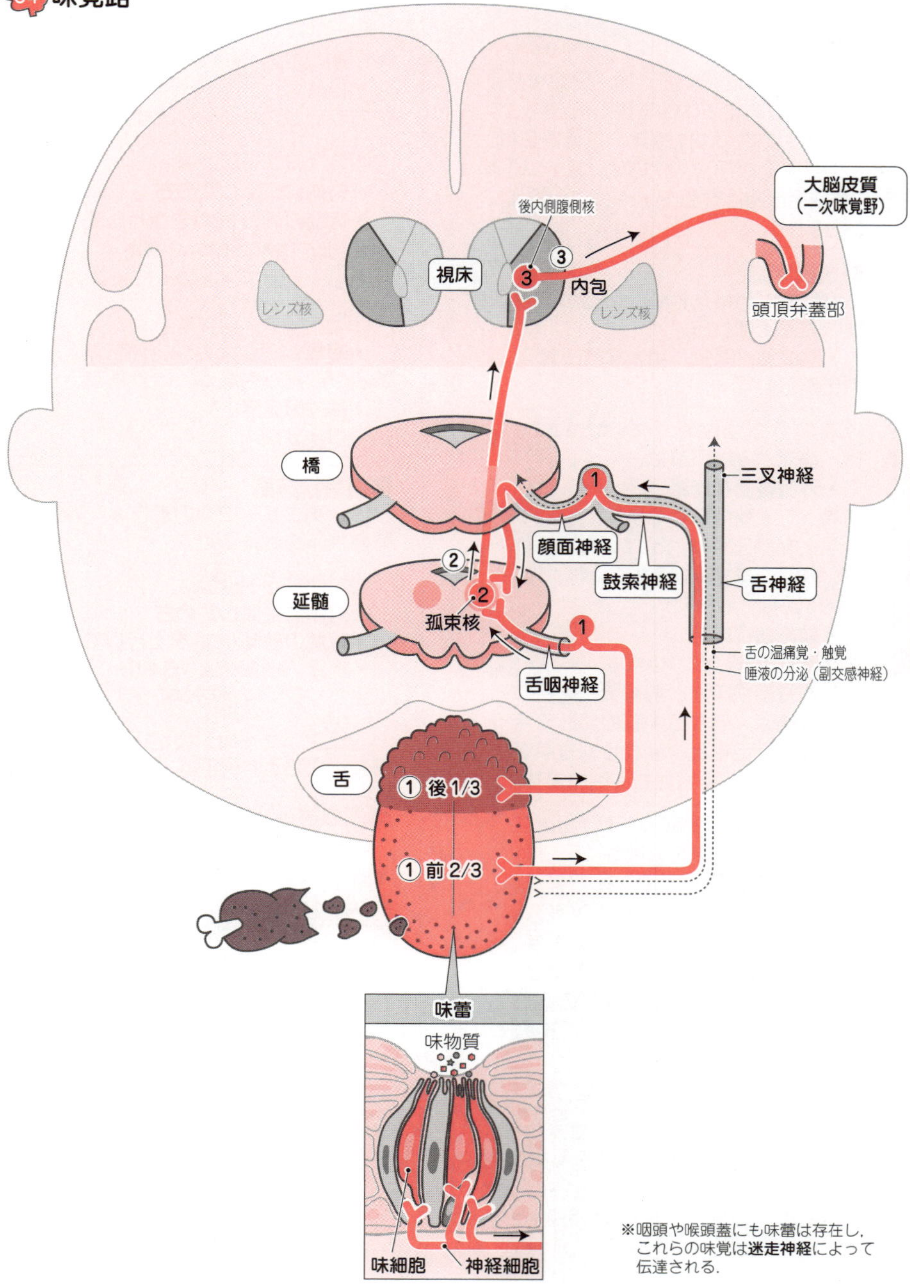
大脳皮質
(一次味覚野)
後内側腹側核
③
視床
3
内包
レンズ核
レンズ核
頭頂弁蓋部
橋
1
三叉神経
顔面神経
②
延髄
2
孤束核
鼓索神経
舌神経
1
舌咽神経
舌の温痛覚・触覚
唾液の分泌（副交感神経）
舌
① 後1/3
① 前2/3
味蕾
味物質
味細胞
神経細胞

※咽頭や喉頭蓋にも味蕾は存在し，これらの味覚は**迷走神経**によって伝達される．

脊髄視床路
▶ 表在感覚の伝導路

ここからは，皮膚や筋，腱，関節などで生じる感覚である，体性感覚の伝導路について解説します．体性感覚の伝導路には，通過する主要な部位の名前がついています．脊髄視床路は脊髄を上行して，視床に至る経路です．

脊髄視床路

脊髄視床路は体性感覚のうち，表在感覚とよばれる

- **温度覚，痛覚，粗大な触圧覚**

の伝導路です．

このうち温度覚（熱さや冷たさを感じる），痛覚（痛みを感じる）は

- **外側脊髄視床路**

を通って大脳に伝わります．

粗大な触圧覚（触れられていることはわかるが，触れられている部位や触れている物の性状は分からない）は

- **前脊髄視床路**

を通って大脳に伝わります．

外側脊髄視床路と前脊髄視床路の神経線維は，橋から中脳の部分で合流して脊髄毛帯とよばれる線維束を形成し，脊髄毛帯系ともよばれます．

なお，顔面の温痛覚および粗大な触圧覚は脊髄視床路ではなく

- **三叉神経** 70

を伝わりますが，表在感覚の伝導路として，ここで併せて説明します．

頭部の体性感覚を司る伝導路は，深部感覚および精細な触圧覚の経路 106 と合わせて三叉神経毛帯系ともよばれます．

では，それぞれの伝導路を追ってみましょう．いずれも3つのニューロンからなり，一次ニューロンは感覚受容器～脊髄（三叉神経脊髄路では延髄～頸髄），二次ニューロンは脊髄～視床，三次ニューロンは視床～大脳皮質を担当します．

外側脊髄視床路

①一次ニューロンは脊髄神経として脊柱管に至り，後根から脊髄へ入り

- **後角**

にてシナプスをつくります．

②二次ニューロンは

- **対側に交叉したのち**
- **脊髄の外側（側索）を上行して**
- **視床［後外側腹側核（VPL核）］**

に至り，シナプスをつくります．

③三次ニューロンは

- **内包**

および放線冠を経て，頭頂葉の

- **体性感覚野**

に至ります．

前脊髄視床路

①一次ニューロンの走行は，外側脊髄視床路と共通です．

②二次ニューロンは

- **対側に交叉したのち**
- **脊髄の前側（前索）を上行して**
- **視床［後外側腹側核（VPL核）］**

に至り，シナプスをつくります．

③三次ニューロンの走行は，外側脊髄視床路と共通です．

顔面の温痛覚および粗大な触圧覚

①三叉神経の温痛覚および粗大な触圧覚を伝える神経線維は，橋へ入ったあと，脳幹内を延髄～頸髄まで下行して（この経路を三叉神経脊髄路という）

- **三叉神経脊髄路核**

にてシナプスをつくります．

②二次ニューロンは対側に交叉してから，三叉神経主感覚核からの神経線維とともに

- **三叉神経毛帯**

を形成して上行し

- **視床［後内側腹側核（VPM核）］**

に至ります．

③三次ニューロンの走行は外側脊髄視床路と共通です．

55 脊髄視床路

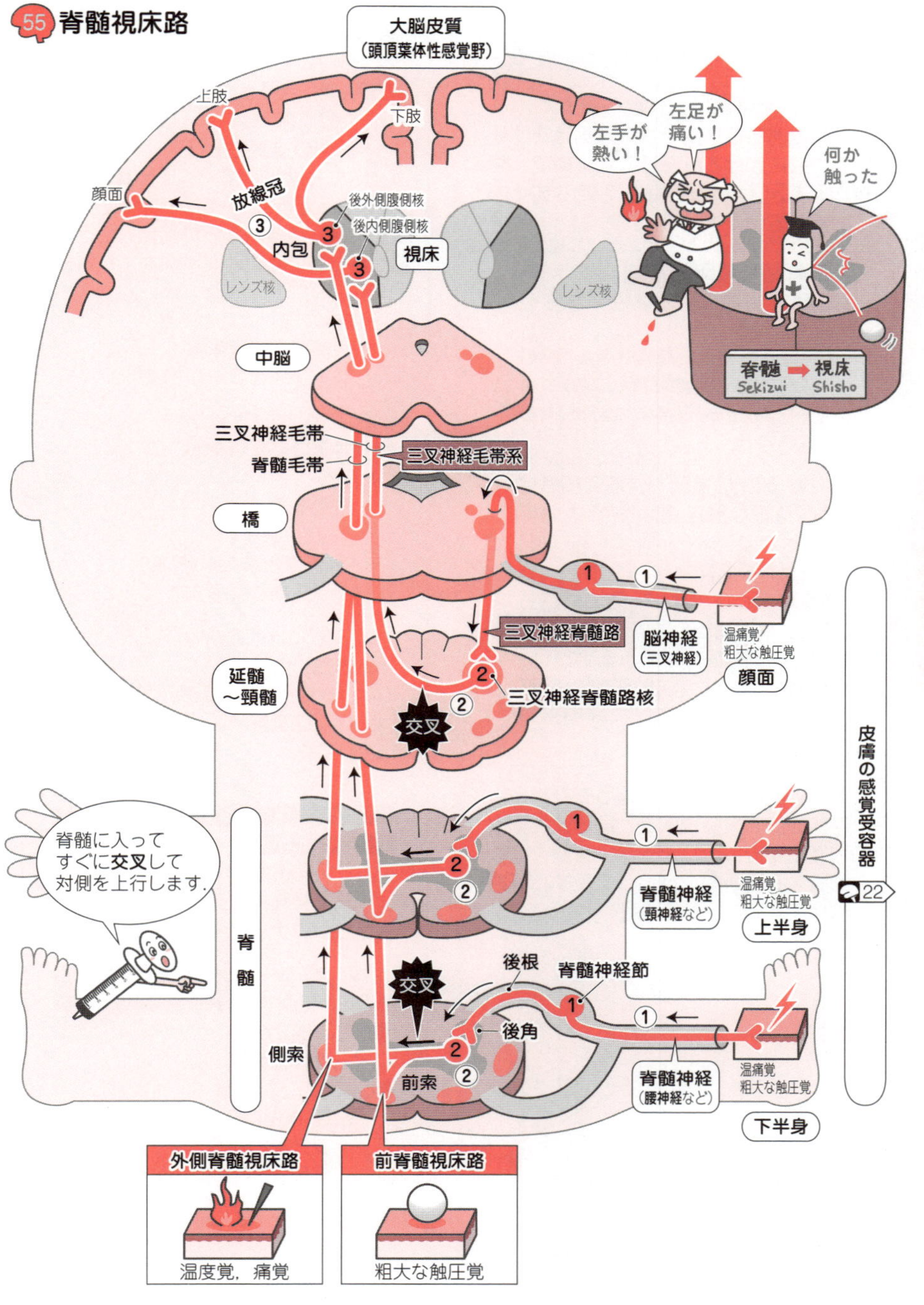

大脳皮質
（頭頂葉体性感覚野）
上肢
下肢
顔面
放線冠
内包
後外側腹側核
後内側腹側核
視床
レンズ核
レンズ核
左足が痛い！
左手が熱い！
何か触った
脊髄 ➡ 視床
Sekizui Shisho
中脳
三叉神経毛帯
脊髄毛帯
三叉神経毛帯系
橋
三叉神経脊髄路
脳神経（三叉神経）
温痛覚
粗大な触圧覚
顔面
延髄～頸髄
三叉神経脊髄路核
交叉
皮膚の感覚受容器
脊髄に入ってすぐに交叉して対側を上行します．
脊髄
脊髄神経（頸神経など）
温痛覚
粗大な触圧覚
上半身
22
後根
脊髄神経節
交叉
後角
側索
前索
脊髄神経（腰神経など）
温痛覚
粗大な触圧覚
下半身
外側脊髄視床路
温度覚，痛覚
前脊髄視床路
粗大な触圧覚

後索-内側毛帯路
▶ 意識できる深部感覚と精細な触圧覚

後索-内側毛帯路は，脊髄の後索および内側毛帯を通る伝導路です．内側毛帯は延髄から中脳にかけてみられる線維束で，脊髄視床路104が通る脊髄毛帯のすぐ内側に隣接しています．

後索-内側毛帯路の役割

後索-内側毛帯路は体性感覚のうち

- **意識される深部感覚（位置覚，振動覚）**
- **精細な触圧覚（識別性触覚：二点識別および，ものの大きさ・形・材質などを識別する触覚）**

の伝導路です．

なお，顔面の意識できる深部感覚および精細な触圧覚は後索-内側毛帯路ではなく

- **三叉神経**70

を通って伝わりますが，その経路もここで併せて説明します．

顔面の体性感覚を司る伝導路は，温痛覚および粗大な触圧覚の経路104と合わせて三叉神経毛帯系ともよばれます．

では，後索-内側毛帯路を追ってみましょう．最終的には脊髄視床路と同じく大脳皮質の体性感覚野に至りますが，脊髄～脳幹までは異なる場所を走行し，交叉する高さも異なります．

後索-内側毛帯路の経路

①一次ニューロンは，脊髄神経として脊柱管に至ると，後根から脊髄へ入り，そのまま

- **同側の後索を上行**

します．細かく見ると，下半身からの情報を伝えるニューロンは後索の内側（薄束）を，上半身からの情報を伝えるニューロンは外側（楔状束）を上行します．

延髄まで上行すると

- **薄束核，楔状束核**

にてシナプスをつくります．

②二次ニューロンは

- **対側に交叉（毛帯交叉）**

したのち

- **内側毛帯**

を上行して

- **視床［後外側腹側核（VPL核）］**

でシナプスをつくります．

③三次ニューロンは

- **内包**

および放線冠を経て，頭頂葉の

- **体性感覚野**

に至ります．

顔面の意識できる深部感覚および精細な触圧覚

①三叉神経は橋へ入ると

- **三叉神経主感覚核**

に至り，シナプスをつくります．

②二次ニューロンは，対側に交叉したのち，三叉神経脊髄路核からの神経線維とともに

- **三叉神経毛帯**

を形成して上行し

- **視床［後内側腹側核（VPM核）］**

でシナプスをつくります．

③三次ニューロンは，後索-内側毛帯路と共通の経路を通り，頭頂葉の

- **体性感覚野**

に至ります．

56 後索ー内側毛帯路

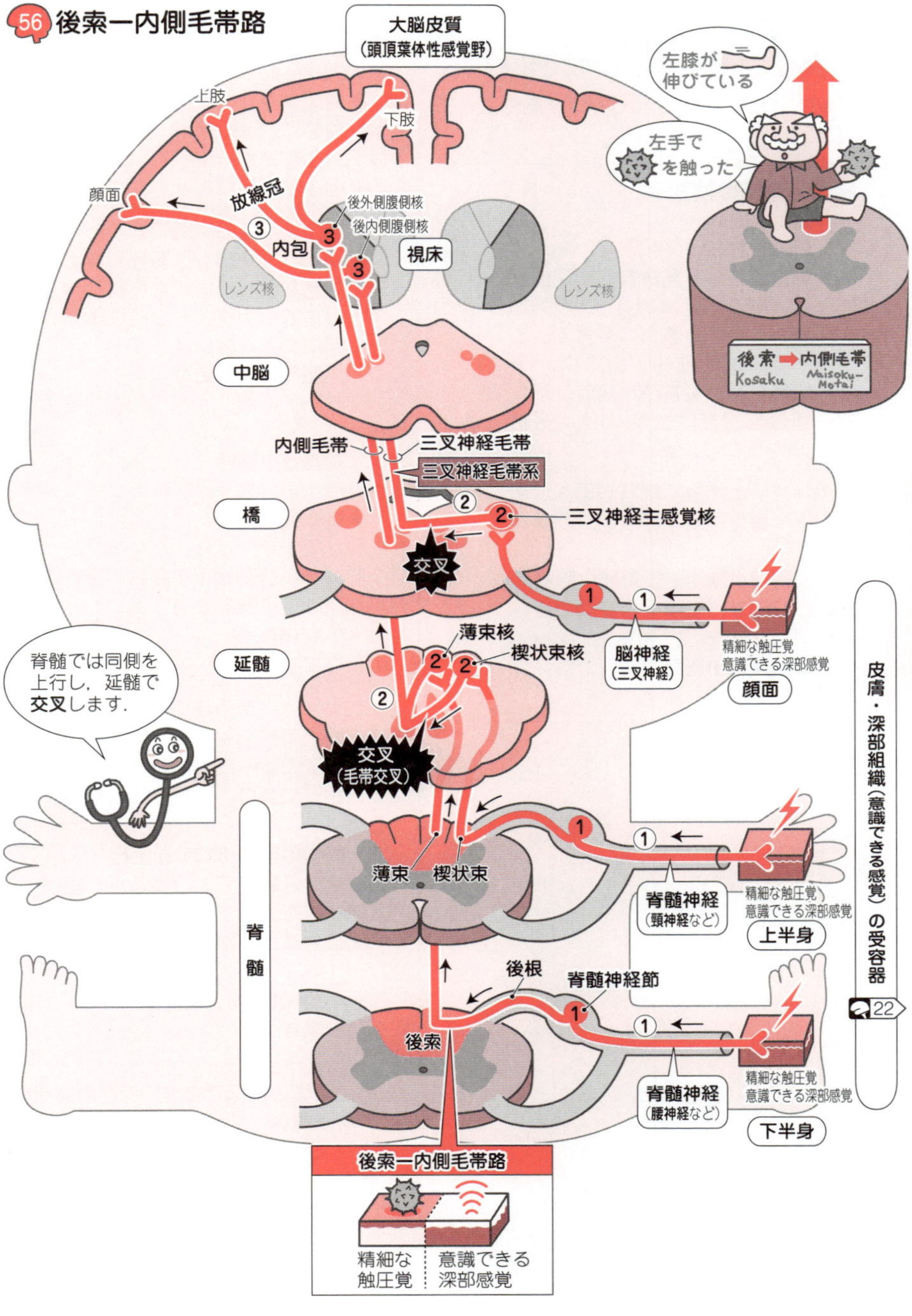
大脳皮質
（頭頂葉体性感覚野）
上肢
下肢
顔面
放線冠
③
内包
後外側腹側核
後内側腹側核
視床
レンズ核
レンズ核
左膝が
伸びている
左手で
を触った
後索 ➡ 内側毛帯
Kosaku
Naisoku-Motai
中脳
内側毛帯
三叉神経毛帯
三叉神経毛帯系
橋
②
三叉神経主感覚核
交叉
①
脳神経
（三叉神経）
精細な触圧覚
意識できる深部感覚
顔面
延髄
薄束核
楔状束核
交叉
（毛帯交叉）
脊髄では同側を
上行し，延髄で
交叉します．
薄束
楔状束
脊髄神経
（頸神経など）
精細な触圧覚
意識できる深部感覚
上半身
脊
髄
後根
脊髄神経節
後索
脊髄神経
（腰神経など）
精細な触圧覚
意識できる深部感覚
下半身
皮膚・深部組織（意識できる感覚）の受容器
22
後索ー内側毛帯路
精細な
触圧覚
意識できる
深部感覚

伝導路

脊髄小脳路
▶ 意識できない深部感覚は同側小脳へ

脊髄小脳路は，脊髄を上行して小脳へ至る経路です．

脊髄小脳路の役割

脊髄小脳路は

- **意識されない深部感覚**

の伝導路です．意識されない深部感覚とは，筋の伸展（筋がどのくらい伸びているか）や筋にかかる張力の感覚で，その受容器は筋紡錘（ぼうすい）や腱紡錘（ゴルジ腱器官）にあります22．なお，意識される深部感覚は後索-内側毛帯路106を伝わります．

下半身，上半身で経路が異なります．下半身の意識できない深部感覚は

- **前脊髄小脳路，後脊髄小脳路**

を伝わります．上半身の意識できない深部感覚は

- **楔状束核（けつじょうそく）小脳路**

を伝わります．

脊髄小脳路の経路

脊髄小脳路は，基本的に

- **交叉せず同側を上行する**

という特徴があります．一部の線維は交叉しますが，再度交叉して戻り，同側の小脳に至ります．

まず，下半身の経路です．

①一次ニューロンは脊髄神経として脊柱管に至り，後根から脊髄へ入ると後角でシナプスをつくります．

②二次ニューロンは

- **同側の側索を上行**

します．その際，側索の前寄りを上行する

- **前脊髄小脳路**

と，後ろ寄りを上行する

- **後脊髄小脳路**

に分かれます．

前脊髄小脳路は上小脳脚，後脊髄小脳路は下小脳脚を通り

- **小脳**（脊髄小脳）

へ至ります．

次に，上半身の経路である楔状束核小脳路です．

①一次ニューロンは脊髄神経として脊柱管に至り，後根から脊髄へ入ると

- **同側の後索（楔状束）を上行**

します．延髄まで上行すると，副楔状束核にてシナプスをつくります．

②二次ニューロンは下小脳脚を通り

- **小脳**（脊髄小脳）

へ至ります．

なお，顔面の意識できない深部感覚を伝える神経線維は，三叉神経として橋へ入ったのち三叉神経中脳路核70へ至り，中脳に伝わります．

57 脊髄小脳路

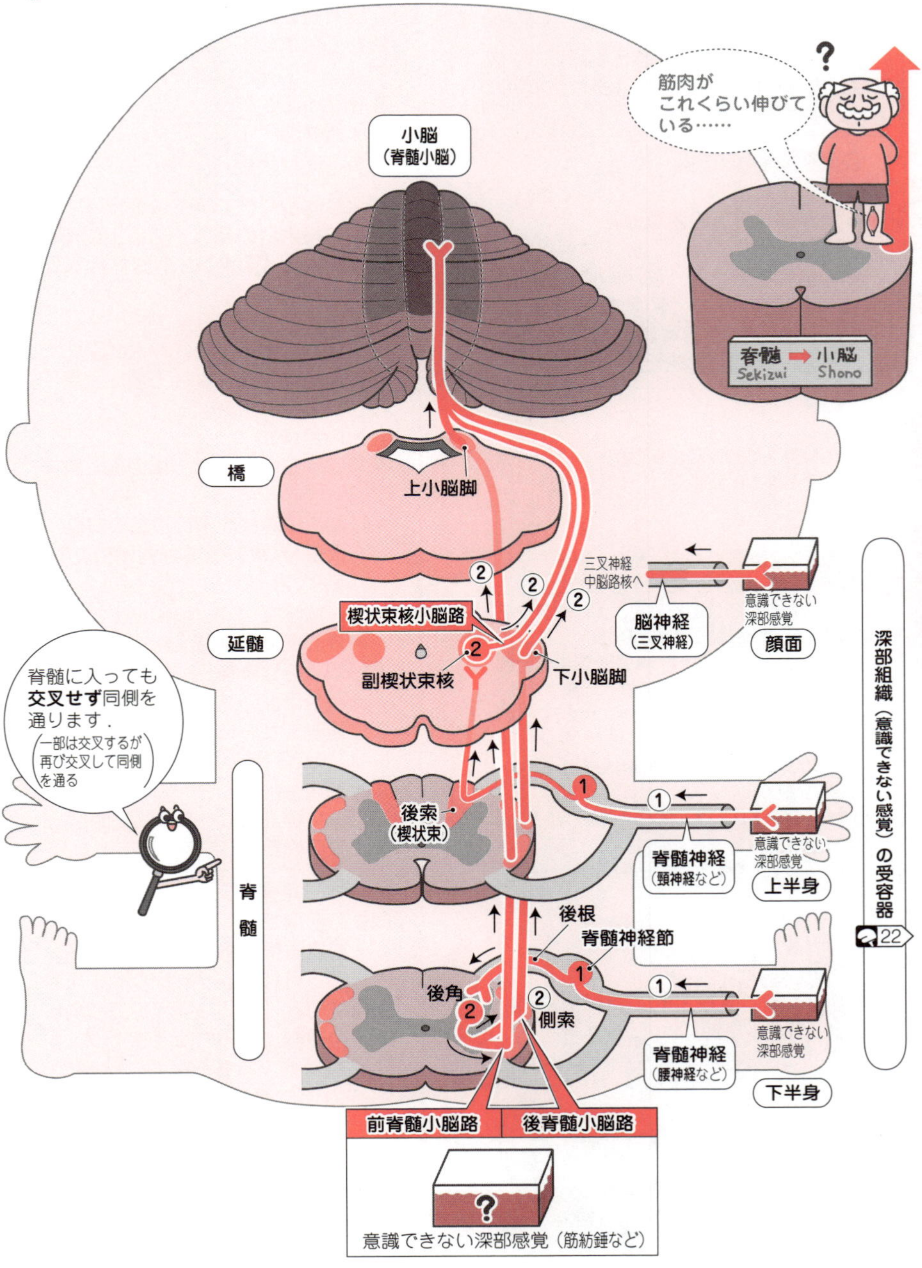

筋肉が
これくらい伸びている……
脊髄 → 小脳
Sekizui Shono
小脳
（脊髄小脳）
橋
上小脳脚
三叉神経
中脳路核へ
脳神経
（三叉神経）
意識できない
深部感覚
顔面
延髄
楔状束核小脳路
副楔状束核
下小脳脚
脊髄に入っても
交叉せず同側を
通ります．
一部は交叉するが
再び交叉して同側
を通る
脊髄
後索
（楔状束）
脊髄神経
（頸神経など）
意識できない
深部感覚
上半身
深部組織（意識できない感覚）の受容器
22
後根
脊髄神経節
後角
側索
脊髄神経
（腰神経など）
意識できない
深部感覚
下半身
前脊髄小脳路
後脊髄小脳路
意識できない深部感覚（筋紡錘など）

皮質脊髄路（錐体路）
▶ 頸部から下の随意運動の経路

ここからは運動に関する伝導路について解説します．皮質脊髄路（錐体路）は広範囲の運動に関わる伝導路です．

皮質脊髄路の役割

皮質脊髄路は
- **頸部から下の随意運動**

を司る伝導路です．四肢や体幹に運動の指令を伝える，臨床的に最も主要な伝導路の一つといえます．

頸部から上の随意運動の指令は，皮質延髄路 112 を伝わります．

内包

大脳髄質を構成する白質のうち，レンズ核の内側面を覆う部分を
・内包

といいます．

内包は大脳皮質と視床・脳幹・脊髄を結ぶ神経線維（投射線維）が集まったもので，大脳皮質へ向かう上行性の線維と，大脳皮質から起こる下行性の線維の両方が含まれます．内包の上方は放線冠となって大脳皮質の広範囲に分布し，下方は中脳の大脳脚へと続きます．

水平断では，内包は外側に開いた「く」の字型をしていて
- **前脚**（尾状核とレンズ核に挟まれた部分）
- **膝**（屈曲部）
- **後脚**（視床とレンズ核に挟まれた部分）

に分かれます．

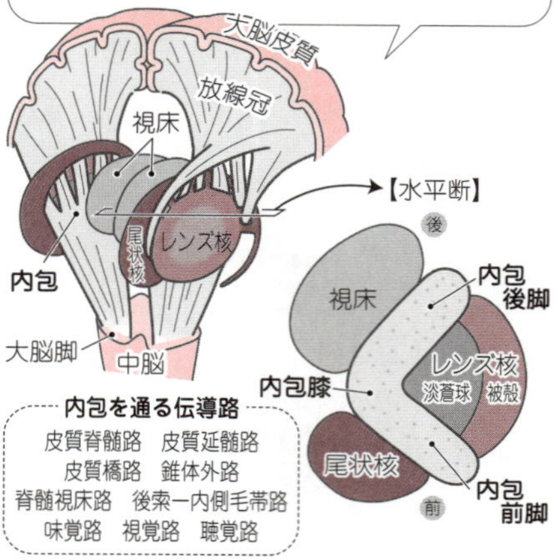
大脳皮質
放線冠
視床
尾状核
レンズ核
内包
大脳脚
中脳
【水平断】
後
視床
内包
後脚
レンズ核
淡蒼球
被殻
内包膝
尾状核
前
内包
前脚
内包を通る伝導路
皮質脊髄路　皮質延髄路
皮質橋路　錐体外路
脊髄視床路　後索ー内側毛帯路
味覚路　視覚路　聴覚路

皮質脊髄路の経路

皮質脊髄路は名称の通り，大脳皮質から始まって，脊髄を通る伝導路です．その神経線維が延髄にある錐体を通ることから
- **錐体路**

ともよばれます．

より詳しく見てみましょう．

皮質脊髄路の起点である上位運動ニューロン 194 の細胞体は大脳皮質の

①**一次運動野**

にあります（第V層のベッツ錐体細胞 32）．ここから軸索を伸ばして放線冠を下行し
- **内包**（後脚）

を経て中脳の大脳脚，橋の橋縦束を下行します．

延髄では錐体を下行したのちに
- **大部分（約70～90%）が対側に交叉**（錐体交叉）

して，側索を
- **外側皮質脊髄路**

として下行します．

上肢や下肢の支配する筋へ向かう下位運動ニューロンがある高さ（支配レベル）まで下行すると
- **前角**

にて下位運動ニューロンの細胞体とシナプスをつくります．

一方，錐体で交叉しない線維は，同側の前索を
- **前皮質脊髄路**

として下行します．支配レベルまで下行すると，対側に交叉して前角にて下位運動ニューロンとシナプスをつくります．こちらは主に体幹や，四肢の近位部の筋の制御を担います．

---

②下位運動ニューロンの神経線維は前根を経て，脊髄神経として骨格筋へ至ります．

58 皮質脊髄路（錐体路）

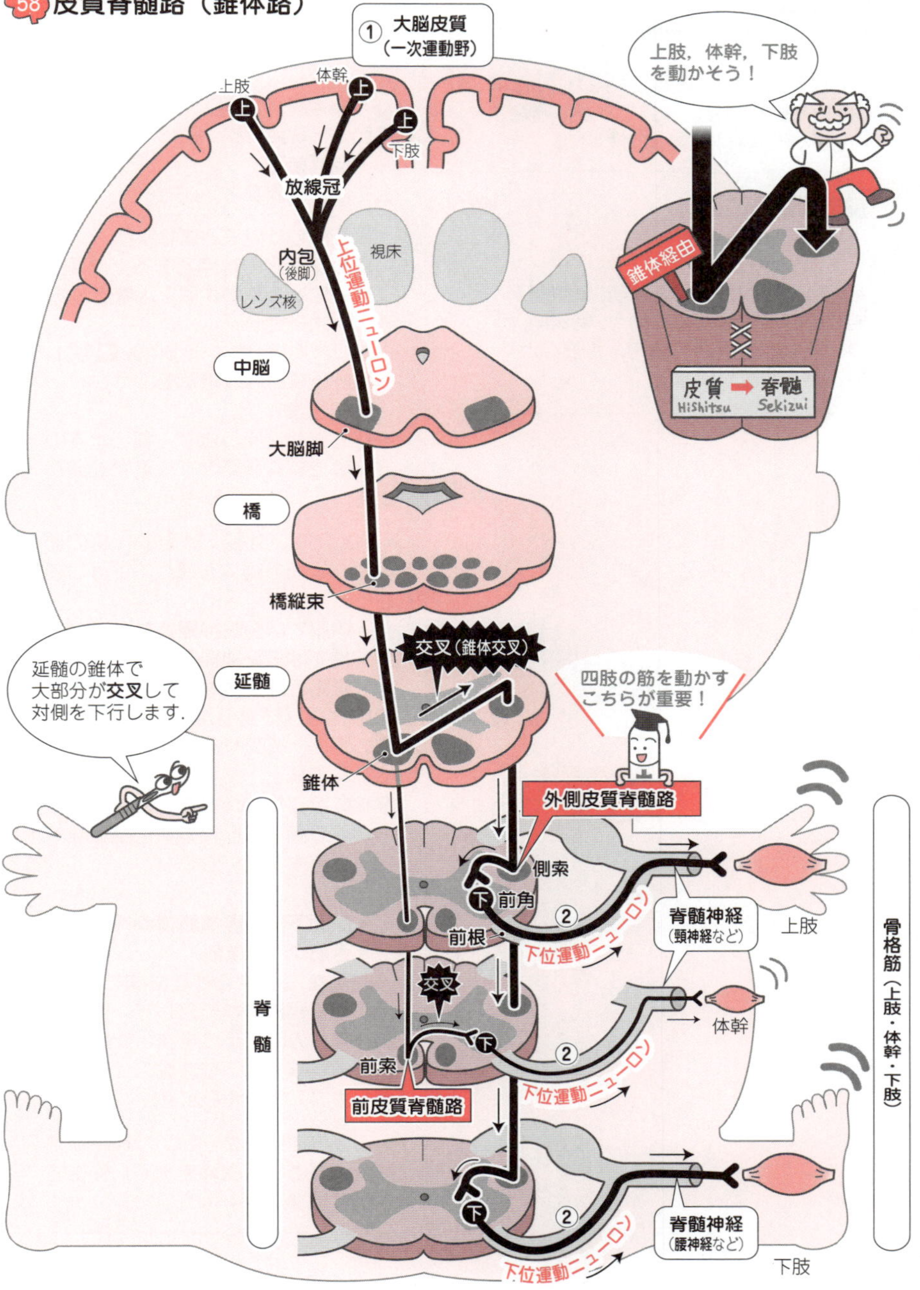

① 大脳皮質
（一次運動野）
上肢
体幹
下肢
上
放線冠
内包
（後脚）
視床
レンズ核
上位運動ニューロン
中脳
大脳脚
橋
橋縦束
延髄
交叉（錐体交叉）
錐体
延髄の錐体で
大部分が交叉して
対側を下行します．
上肢，体幹，下肢
を動かそう！
錐体経由
皮質 ➡ 脊髄
HiShitsu Sekizui
四肢の筋を動かす
こちらが重要！
外側皮質脊髄路
側索
前角
前根
下
②
下位運動ニューロン
脊髄神経
（頸神経など）
上肢
体幹
交叉
前索
前皮質脊髄路
脊髄
脊髄神経
（腰神経など）
下肢
骨格筋（上肢・体幹・下肢）

皮質延髄路

▶ 頸部から上の随意運動の経路

皮質延髄路は，皮質脊髄路 110 と同じく随意運動を司る伝導路ですが，脊髄まで下行せずに脳神経核へ向かいます．

皮質延髄路の役割

皮質延髄路は

- **頸部から上の随意運動**

を司る伝導路です．表情筋，外眼筋，咀嚼筋などの顔面の筋肉や，咽頭筋，喉頭筋などの頸部の筋肉，舌筋などの運動を支配します．

皮質延髄路の経路

皮質延髄路は，大脳皮質から脳幹の

- **脳神経核** 64

に至る伝導路です．このため

- **皮質核路**

ともよばれます．

より詳しく見てみましょう．

皮質延髄路の起点である上位運動ニューロンの細胞体は，大脳皮質の

①**一次運動野**

にあります（第V層のベッツ錐体細胞 32）．その神経線維は放線冠を下行し

- **内包（膝）**

を経て脳幹に至ります．ここまでの経路は皮質脊髄路のすぐ近くを通ります．

脳幹では，中脳の大脳脚，橋の橋縦束，延髄の錐体を通って下行しながら

- **中脳では動眼神経核など**
- **橋では三叉神経運動核など**
- **延髄では疑核など**

の脳神経核に至る線維を出します．その際に，交叉せず同側の脳神経核に至る線維と，交叉して対側の脳神経核に至る線維があり，皮質延髄路の多くで両側の脳神経核に至る線維がみられます（両側性支配）．

ただし

- **顔面下部の表情筋（顔面神経支配）**
- **舌筋（舌下神経支配）**

の運動を支配する神経に関しては，全ての神経線維が交叉して，対側の脳神経核のみに至ります（片側性支配）．

脳神経核では下位運動ニューロンとシナプスをつくります．

---

②下位運動ニューロンの神経線維は脳神経として脳幹を出て，骨格筋へ至ります．

59 皮質延髄路

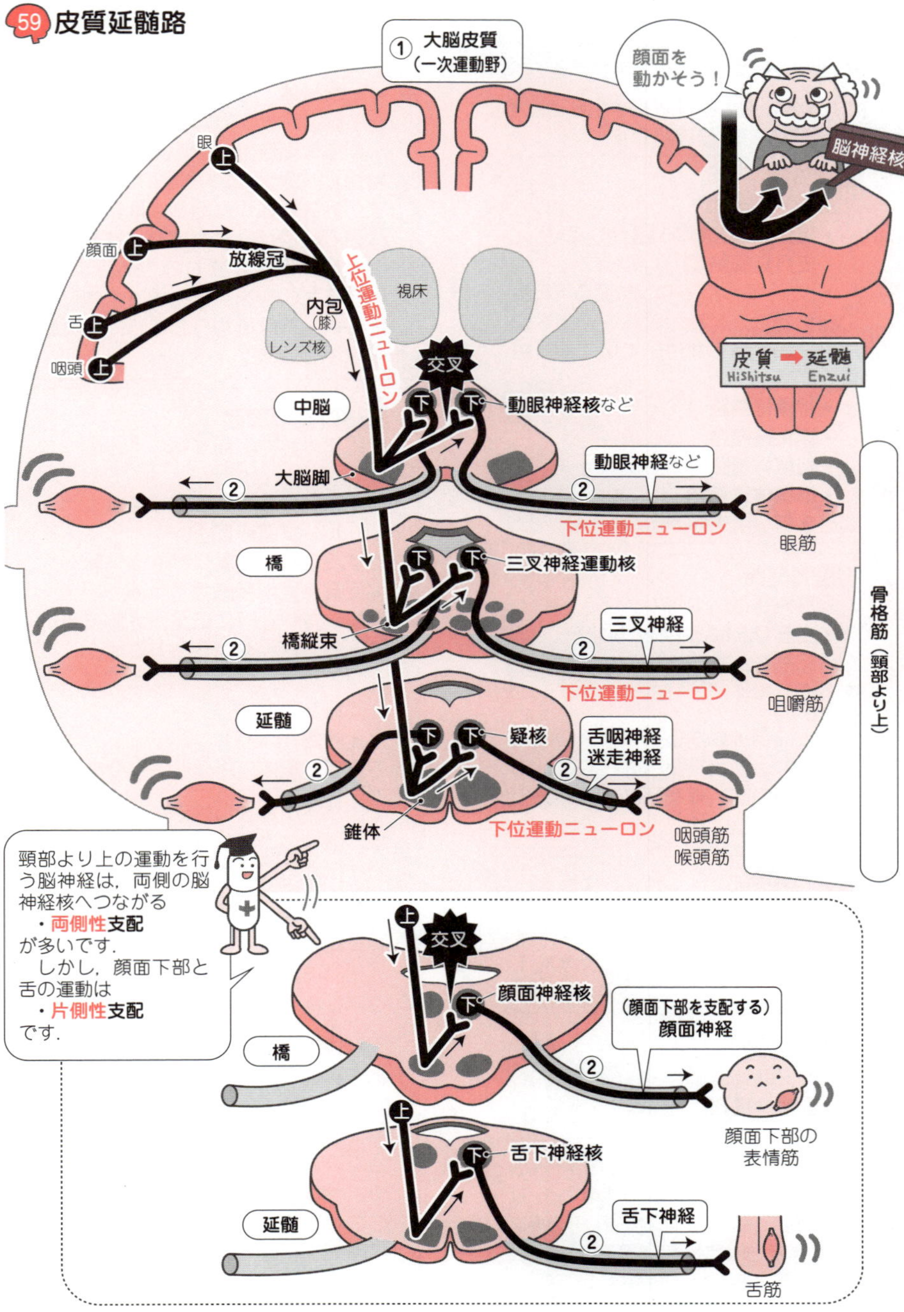

① 大脳皮質（一次運動野）
顔面を動かそう！
脳神経核
皮質 ➡ 延髄
HiShitsu Enzui
眼
顔面
舌
咽頭
上
放線冠
内包（膝）
レンズ核
視床
上位運動ニューロン
交叉
中脳
下
動眼神経核など
大脳脚
②
動眼神経など
下位運動ニューロン
眼筋
橋
三叉神経運動核
橋縦束
三叉神経
下位運動ニューロン
咀嚼筋
延髄
疑核
舌咽神経
迷走神経
錐体
下位運動ニューロン
咽頭筋
喉頭筋
骨格筋（頸部より上）
頸部より上の運動を行う脳神経は，両側の脳神経核へつながる
・両側性支配
が多いです．
しかし，顔面下部と舌の運動は
・片側性支配
です．
橋
顔面神経核
（顔面下部を支配する）顔面神経
顔面下部の表情筋
延髄
舌下神経核
舌下神経
舌筋

錐体外路
▶ 運動の調節を担う

錐体外路は，大脳基底核や小脳とともに運動の調節を担う伝導路です．

錐体外路

錐体外路とは

- **錐体路**（皮質脊髄路）110**と皮質延髄路**112**以外で**
- **下位運動ニューロンに至る下行路**

の総称です．延髄の錐体を通らないため，この名称が付いています．具体的には

- **視蓋脊髄路**
- **赤核脊髄路**
- **前庭脊髄路**
- **網様体脊髄路**

などを指します．

視蓋脊髄路

視蓋脊髄路は中脳の

- **上丘**（上丘のことを視蓋ともいう）

から起こり，交叉したのち内側縦束を下行します．

上丘に視神経から視覚情報が入力されると，視蓋脊髄路はこれに反応して頸部の筋収縮を調節し，頭部の位置を調整します．

赤核脊髄路

赤核脊髄路は中脳の

- **赤核**

から起こり，交叉したのち側索を下行します．

前庭脊髄路

前庭脊髄路は

- **前庭神経核**

から起こります．

前庭脊髄路には，外側前庭脊髄路と内側前庭脊髄路があります．外側前庭脊髄路は交叉せずに同側（頸髄では側索の前部，腰髄では前索）を下行します．内側前庭脊髄路は内側縦束を下行します（それぞれの役割は100）．

網様体脊髄路

網様体脊髄路は，橋および延髄の

- **網様体**

から起こります．

網様体脊髄路には，外側網様体脊髄路と内側網様体脊髄路があります．外側網様体脊髄路は延髄の網様体から起こり，対側に交叉するものと同側を下行するものがあります．いずれも側索を下行します．内側網様体脊髄路は橋から起こり，内側縦束を下行します．

錐体外路の調節

錐体外路を調節するしくみの一つが

- **大脳基底核や小脳を含むループ回路**42

です．これは運動に関する情報を大脳皮質→大脳基底核・小脳→視床→大脳皮質へと順に伝え，大脳皮質へフィードバックするものです．

フィードバックされた情報は，大脳皮質から

- **内包**

を経て，錐体外路へと伝わります．

また，小脳からは赤核，前庭神経核，網様体のそれぞれへ，直接，情報を伝える経路があります．

錐体外路と，これらを調整するしくみを合わせて

- **錐体外路系**

とよびます．

錐体外路系の役割は

- **運動の調節**

です．運動の実行の際，錐体路が指令を伝える下位運動ニューロンに対して，錐体外路も別の内容の指令（筋収縮の抑制の指令など）を伝えます．
このようにして運動の微調整を行うことで，正確でスムーズな運動が可能となります．

60 錐体外路

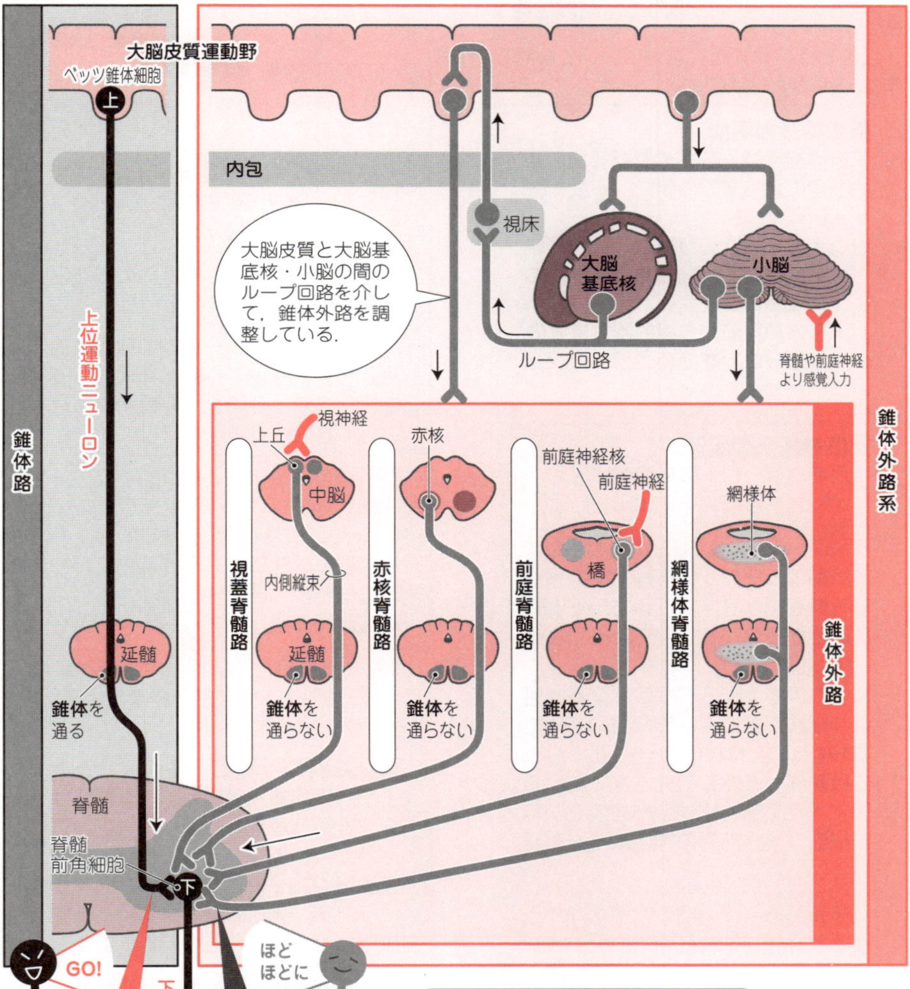

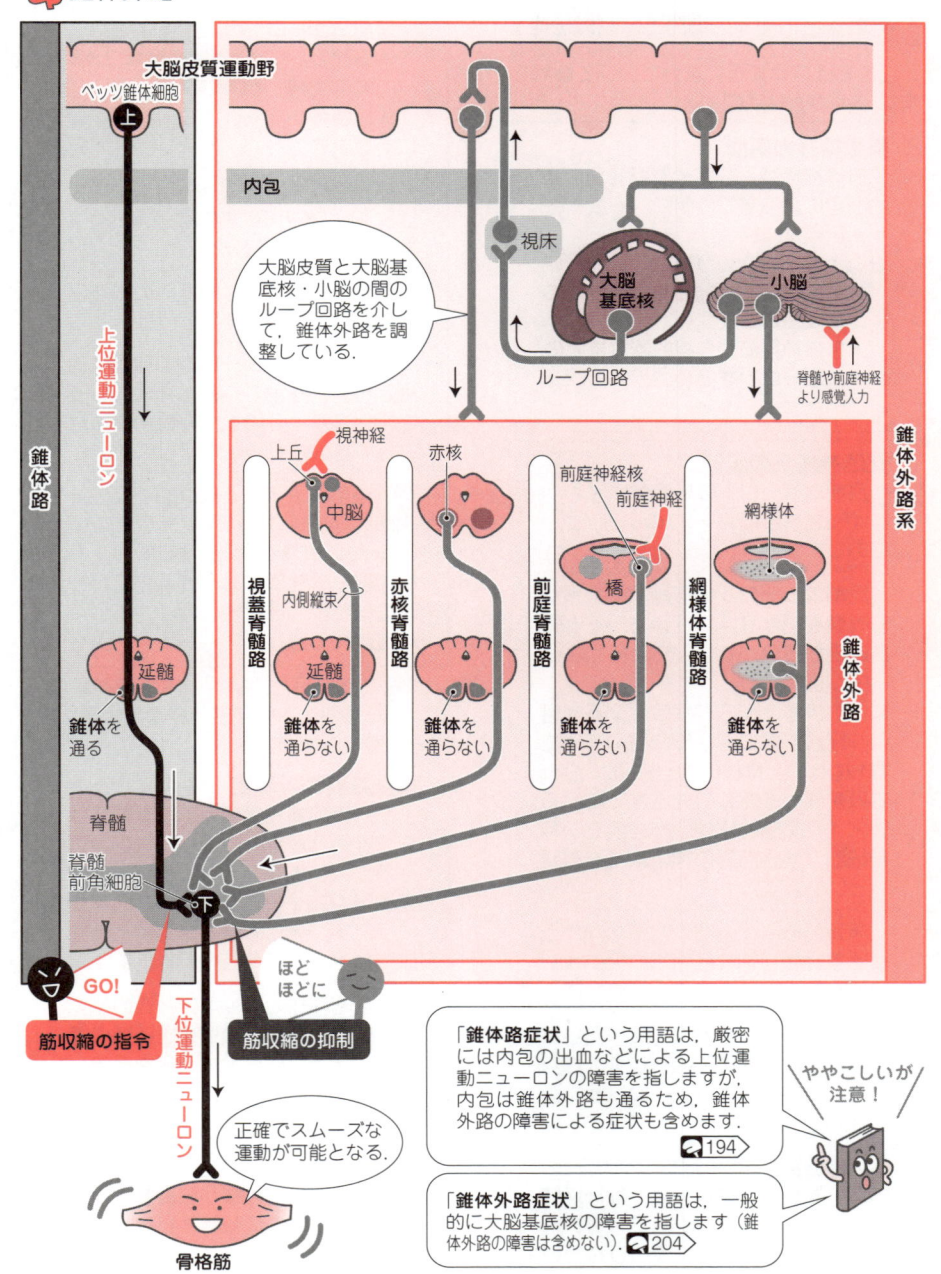

錐体路
大脳皮質運動野
ベッツ錐体細胞
上
内包
上位運動ニューロン
延髄
錐体を通る
脊髄
脊髄前角細胞
下
GO!
筋収縮の指令
視床
大脳基底核
小脳
大脳皮質と大脳基底核・小脳の間のループ回路を介して，錐体外路を調整している．
ループ回路
脊髄や前庭神経より感覚入力
錐体外路系
視神経
上丘
中脳
内側縦束
延髄
錐体を通らない
視蓋脊髄路
赤核
赤核脊髄路
錐体を通らない
前庭神経核
前庭神経
橋
前庭脊髄路
錐体を通らない
網様体
網様体脊髄路
錐体を通らない
錐体外路
ほどほどに
筋収縮の抑制

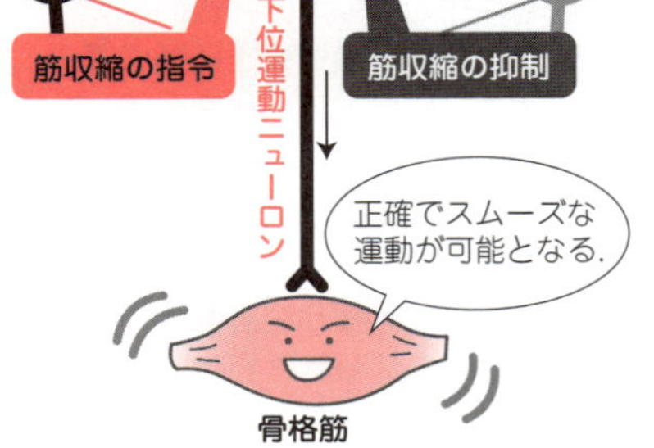

下位運動ニューロン
正確でスムーズな運動が可能となる．
骨格筋

「**錐体路症状**」という用語は，厳密には内包の出血などによる上位運動ニューロンの障害を指しますが，内包は錐体外路も通るため，錐体外路の障害による症状も含めます．194

「**錐体外路症状**」という用語は，一般的に大脳基底核の障害を指します（錐体外路の障害は含めない）．204

ややこしいが注意！

自律神経の伝導路

▶ 内臓などの機能の調節と感覚の伝達

ここでは自律神経の走行について解説します（自律神経の機能は90）．

自律神経の構成

自律神経は，脳幹や脊髄を出て標的器官に至るまでの間に，一度

- 自律神経節

でシナプスをつくります．

- **脳幹や脊髄から自律神経節までのニューロンを節前ニューロン**
- **自律神経節から標的器官までのニューロンを節後ニューロン**

といいます．

交感神経系の走行

節前ニューロンの細胞体は

①胸髄～腰髄（T1～L2）の側角

にあります．

節前ニューロンの線維は②前根から脊髄を出ます．脊柱管を出ると脊髄神経から分かれ③白交通枝となり

④交感神経幹

に入ります．交感神経幹は交感神経の神経節が縦に連なったもので，左右1対あり，脊柱の前～側面に沿って頭蓋底から尾骨の高さまで続いています．交感神経幹の神経節を⑤幹神経節，神経節間の神経線維を節間枝といいます．

頭頸部および胸部の内臓へ向かう交感神経は，幹神経節で節後ニューロンとシナプスをつくります．

腹部および骨盤部の内臓へ向かう交感神経は，⑥腹腔内もしくは骨盤内の神経節で節後ニューロンとシナプスをつくります．

体幹および四肢の皮膚（立毛筋，血管，汗腺）へ向かう交感神経は，幹神経節で節後ニューロンとシナプスをつくり，⑦灰白交通枝を経て再び脊髄神経と合流して走行します．

副交感神経系の走行

節前ニューロンの細胞体は

⑧脳幹の脳神経核（動眼神経副核，上唾液核，下唾液核，迷走神経背側核）

⑨仙髄（S2～4）

にあります．

脳神経核の節前ニューロンの線維は脳神経（動眼神経，顔面神経，舌咽神経，迷走神経）として走行します．

迷走神経は様々な臓器への枝を出しながら，胸腹部まで下行します．

仙髄の節前ニューロンの線維は前根から脊髄を出て，脊髄神経として走行します．その後，骨盤内臓神経として枝分かれして走行します．

⑩頭部に分布する副交感神経の神経節は脳神経の走行中にあります（毛様体神経節，翼口蓋神経節，耳神経節など）．⑪胸腹部～骨盤部に分布する副交感神経の神経節は各臓器の近く，もしくは臓器内にあります．

内臓感覚を伝える神経（広義の自律神経に含まれる）は，脊髄までは交感神経または副交感神経と並走します．

内臓感覚の伝導路

⑫内臓の痛覚を伝える感覚神経は交感神経と並走したのち，後根から脊髄に入ります．そして，後角の感覚神経のニューロンとシナプスをつくります．痛覚の情報は外側脊髄視床路などを経て大脳へ伝わります．

⑬舌咽神経および迷走神経の感覚神経は，血圧などの情報を延髄の孤束核へ伝え，自律神経反射を起こします118．

⑭尿意や便意を伝える感覚神経は骨盤内臓神経として走行し，脊髄神経の一部として後根から脊髄に入ります．これらの情報は脊髄を上行して大脳皮質へ至ります．また自律神経反射を起こします118．

61 自律神経の伝導路

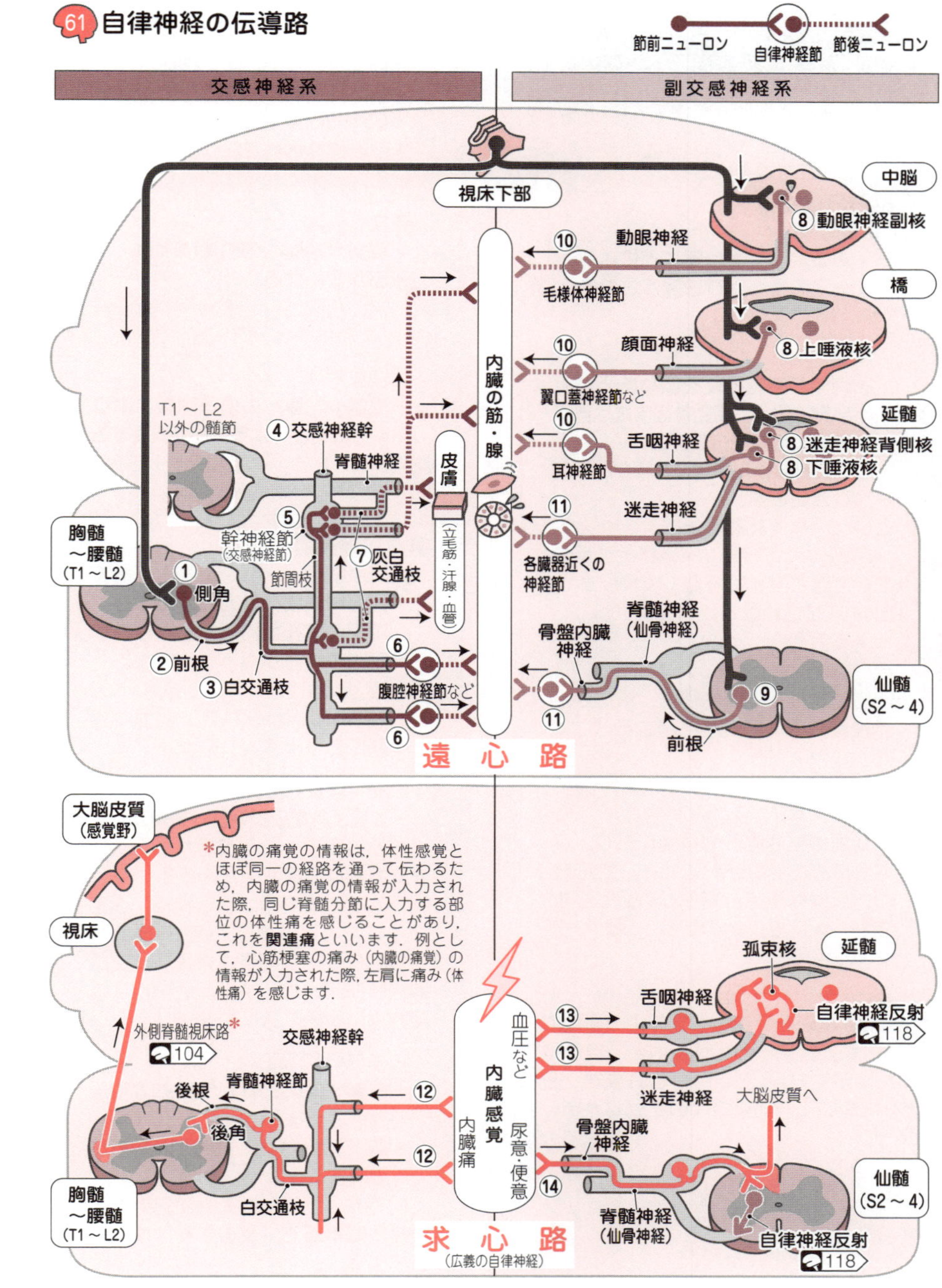
節前ニューロン
自律神経節
節後ニューロン
交感神経系
副交感神経系
視床下部
中脳
⑧動眼神経副核
⑩
動眼神経
毛様体神経節
橋
⑧上唾液核
顔面神経
翼口蓋神経節など
延髄
⑧迷走神経背側核
⑧下唾液核
舌咽神経
耳神経節
⑪
迷走神経
各臓器近くの神経節
内臓の筋・腺
皮膚
(立毛筋・汗腺・血管)
T1～L2以外の髄節
④交感神経幹
脊髄神経
⑤
幹神経節
(交感神経節)
⑦灰白交通枝
節間枝
胸髄～腰髄
(T1～L2)
①側角
②前根
③白交通枝
⑥
腹腔神経節など
骨盤内臓神経
脊髄神経
(仙骨神経)
⑨
仙髄
(S2～4)
前根
遠心路
大脳皮質
(感覚野)
視床
外側脊髄視床路*
104
交感神経幹
脊髄神経節
後根
後角
白交通枝
胸髄～腰髄
(T1～L2)
⑫
内臓痛
内臓感覚
血圧など
尿意・便意
⑬
⑭
孤束核
延髄
舌咽神経
自律神経反射
118
迷走神経
大脳皮質へ
骨盤内臓神経
脊髄神経
(仙骨神経)
仙髄
(S2～4)
自律神経反射
118
求心路
(広義の自律神経)

*内臓の痛覚の情報は，体性感覚とほぼ同一の経路を通って伝わるため，内臓の痛覚の情報が入力された際，同じ脊髄分節に入力する部位の体性痛を感じることがあり，これを**関連痛**といいます．例として，心筋梗塞の痛み（内臓の痛覚）の情報が入力された際，左肩に痛み（体性痛）を感じます．

反射路

▸ 特定の刺激に対する，一定の反応

反射路は，感覚神経と運動神経，または自律神経からなります．

反射のしくみ

反射とは

- **ある刺激を受けることにより**
- **一定の反応がひき起こされる**

現象です．

反射は基本的には

①刺激が感覚神経を伝わる
②感覚神経が，運動神経または自律神経に情報を伝達する
③運動神経または自律神経が反応をひき起こす

という順序で起こります．

刺激の入力経路（感覚神経）と，反応をひき起こす出力経路（運動神経，または自律神経）を合わせて

- **反射弓**

といいます．

感覚神経から運動神経，または自律神経への情報伝達が起こるところを

- **反射中枢**

といいます．

反射中枢は脳幹や脊髄にあり，反射弓に大脳は含まれません．このため，反射は意識に関係なく起こりますが，大脳は反射の制御に関わります．

反射は反応をひき起こす神経の種類により，運動神経による体性反射と，自律神経による自律神経反射に分けられます．それぞれについて，いくつか例を見てみましょう．

体性反射

筋伸張反射（腱反射，深部反射）は

- **筋が引き伸ばされた刺激が筋紡錘** 22 **に伝わることにより**
- **引き伸ばされた筋が収縮する**

反射で，姿勢の保持に関わります．

表在反射は

- **皮膚や粘膜への刺激により**
- **筋が収縮する**

反射で，角膜反射（角膜を刺激すると眼輪筋が収縮して閉眼する反射）が代表的です．

屈曲反射は

- **皮膚や粘膜への侵害刺激により**
- **刺激を避けるように筋が収縮する**

反射です（熱いものに触れた際に，手を引っこめる動作などがこれにあたる）．

自律神経反射

対光反射は

- **片方の網膜への光刺激により**
- **両眼の瞳孔括約筋が収縮して両眼の瞳孔が縮小（＝縮瞳）する**

反射です．反射弓は視神経（入力）と動眼神経（出力）からなり，反射中枢は中脳にあります．

圧受容器反射 98 は

- **血圧上昇を圧受容器が感知すると**
- **心拍数減少，心収縮力低下および血管拡張が起こる**

反射です．反射弓は舌咽神経，迷走神経（入力）と迷走神経，交感神経（出力）からなり，迷走神経は興奮し，交感神経は抑制されます．反射中枢は延髄および胸髄にあります．

排便反射 102 は

- **直腸へ糞便が入り，腸粘膜が引き伸ばされると**
- **直腸壁が収縮し，内肛門括約筋が弛緩する**

反射です．反射弓は入力，出力とも骨盤内臓神経で，反射中枢は仙髄にあります．

62 反射路

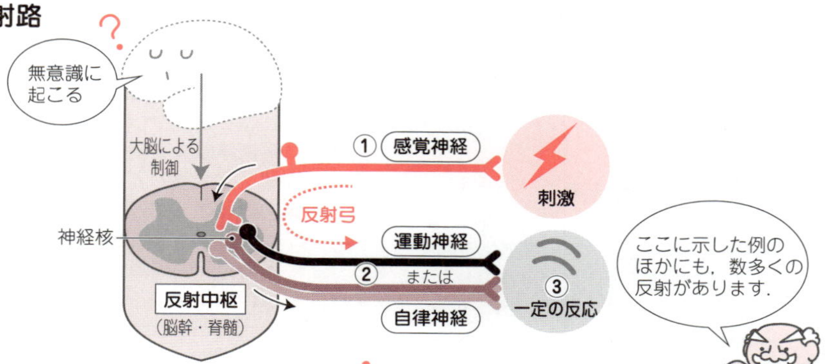

無意識に起こる
大脳による制御
①感覚神経
刺激
反射弓
神経核
運動神経
②
または
自律神経
③
一定の反応
反射中枢
（脳幹・脊髄）
ここに示した例のほかにも，数多くの反射があります．

体性反射

筋伸張反射（腱反射，深部反射）

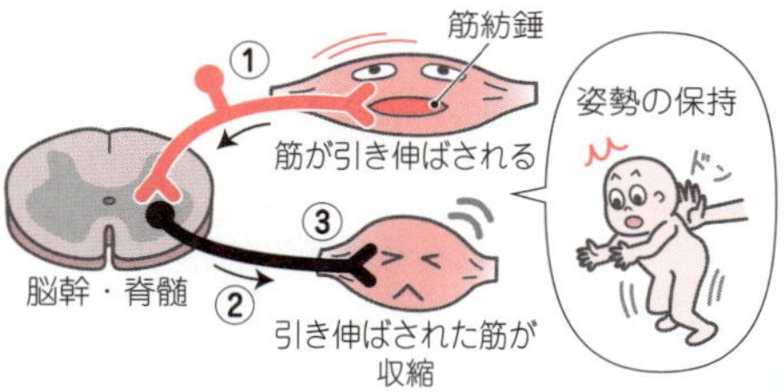

筋紡錘
①
筋が引き伸ばされる
③
②
脳幹・脊髄
引き伸ばされた筋が収縮
姿勢の保持
ドン

表在反射

*大脳も関与すると考えられている．

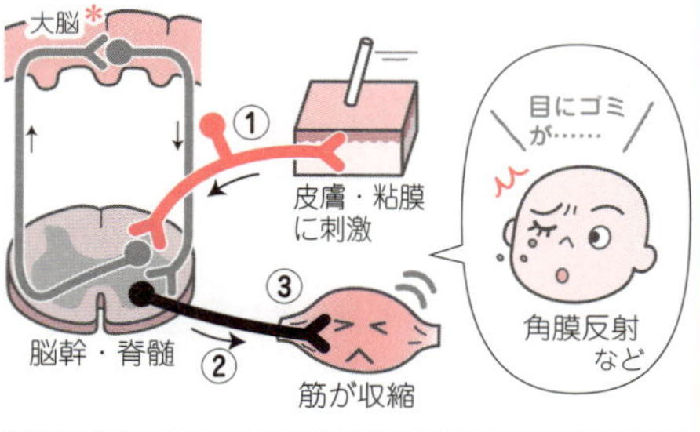

大脳*
①
皮膚・粘膜に刺激
③
②
脳幹・脊髄
筋が収縮
目にゴミが……
角膜反射など

屈曲反射

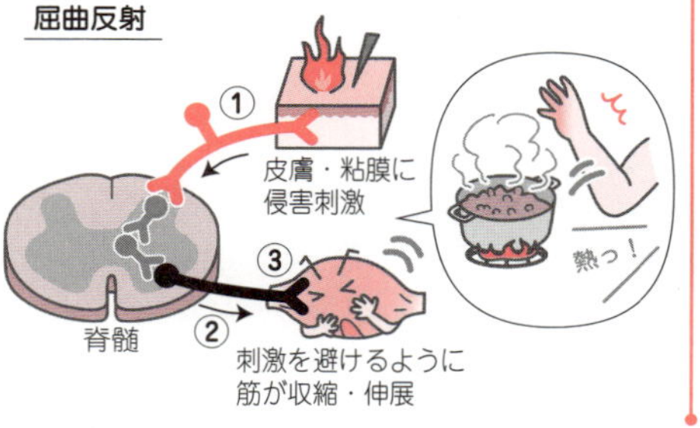

①
皮膚・粘膜に侵害刺激
③
②
脊髄
刺激を避けるように筋が収縮・伸展
熱っ！

自律神経反射

対光反射

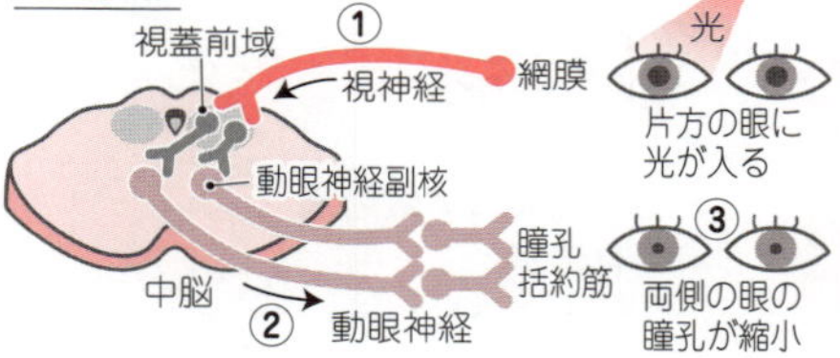

視蓋前域
①
視神経
網膜
光
片方の眼に光が入る
動眼神経副核
瞳孔括約筋
中脳
②
動眼神経
③
両側の眼の瞳孔が縮小

圧受容器反射 98

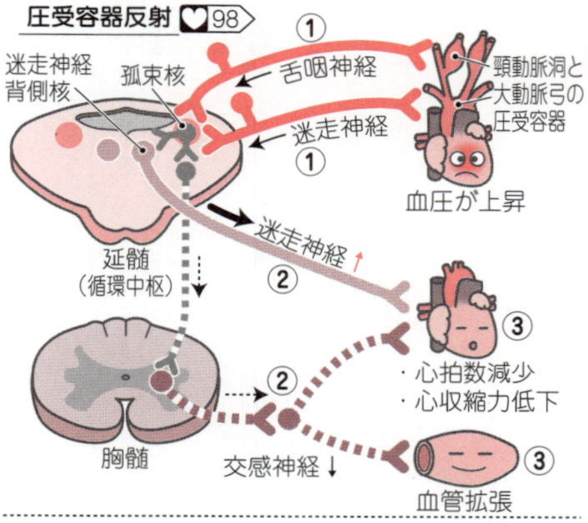

迷走神経背側核
孤束核
①
舌咽神経
迷走神経
①
頸動脈洞と大動脈弓の圧受容器
血圧が上昇
迷走神経↑
②
延髄（循環中枢）
③
・心拍数減少
・心収縮力低下
②
胸髄
交感神経↓
③
血管拡張

排便反射 102

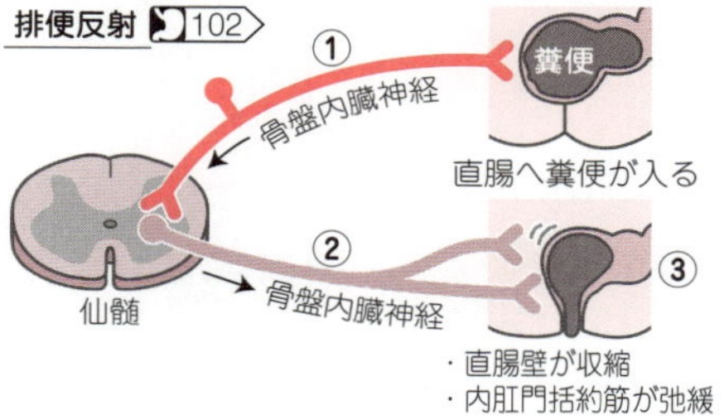

①
骨盤内臓神経
糞便
直腸へ糞便が入る
仙髄
②
骨盤内臓神経
③
・直腸壁が収縮
・内肛門括約筋が弛緩

網様体を介する伝導路

▶ 様々な情報が行き交う場所

脳幹の網様体 52 は，様々な情報の入力・出力を担っています．

上行性網様体賦活系

これまでに見てきた様々な感覚（視覚，聴覚，皮膚の感覚など）の伝導路からは，網様体にも情報が入力されます．

網様体は，これらの感覚情報を

- **視床を経由して**
- **大脳皮質の広範囲に**

送ります．

この経路は，大脳皮質全体の活動性を高めて

- **覚醒状態を保つ**

役割を担っており

- **上行性網様体賦活系**

とよばれます．

網様体を下行する伝導路

網様体は，錐体外路の一つである

- **網様体脊髄路** 114

の起点です．

網様体は大脳皮質や小脳から運動に関する情報の入力を受けて，網様体脊髄路を通じて脊髄前角の運動ニューロンへ情報を送り

- **骨格筋の調節**

を担います．

循環・呼吸中枢

延髄には，循環中枢 93 および呼吸中枢 60 があります．延髄には舌咽神経や迷走神経を経て，末梢の受容器から情報が入力されます．また，延髄には脳脊髄液中の二酸化炭素濃度の変化を感じ取る，中枢化学受容器 62 があります．

脳幹は，これらの情報を統合して循環や呼吸の調節を行う部位であり，このはたらきに網様体も関与していると考えられています．

また，網様体脊髄路は，脳幹から自律神経へ指令を伝える伝導路でもあります．

例えば，化学受容器反射 64 では，血中酸素分圧が低下すると，その情報が舌咽神経から脳幹へ入力されます．その情報が孤束核から網様体へと伝わり，網様体脊髄路を経て呼吸筋（肋間筋や横隔膜）に指令が伝わります．こうして呼吸を促進し，血中酸素分圧を維持します．

63 網様体を介する伝導路

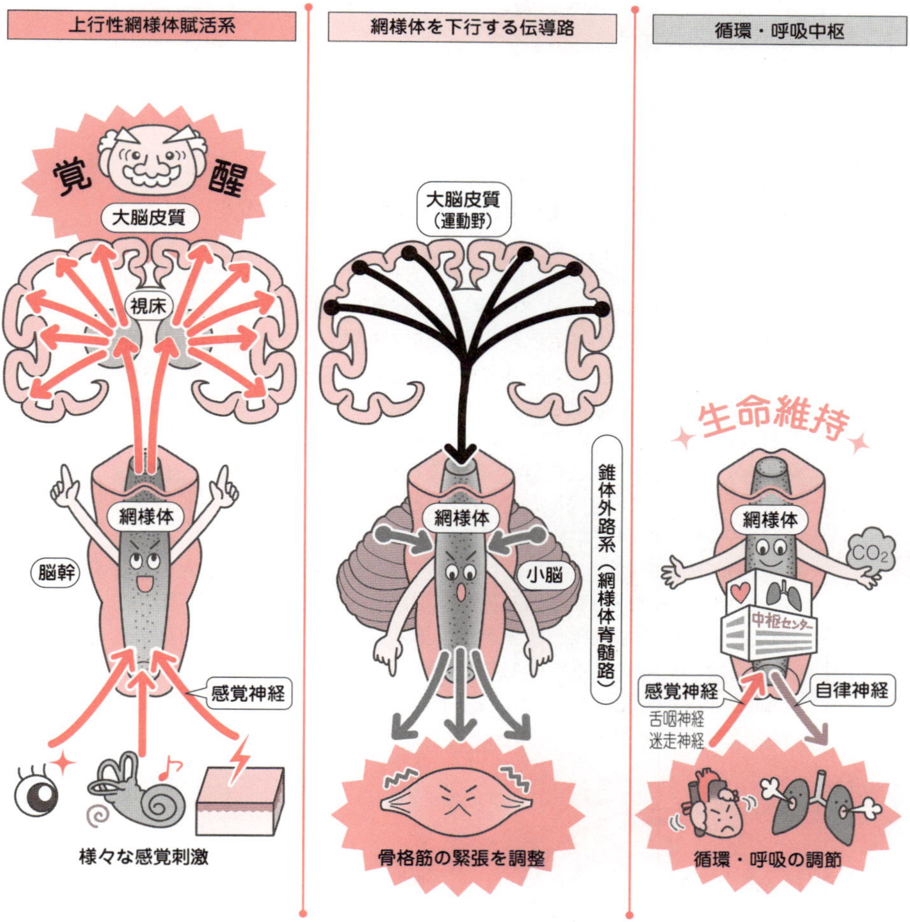

上行性網様体賦活系
覚醒
大脳皮質
視床
網様体
脳幹
感覚神経
様々な感覚刺激
網様体を下行する伝導路
大脳皮質
(運動野)
網様体
小脳
錐体外路系(網様体脊髄路)
骨格筋の緊張を調整
循環・呼吸中枢
生命維持
網様体
CO_2
中枢センター
感覚神経
舌咽神経
迷走神経
自律神経
循環・呼吸の調節

8．髄膜・髄液・脳室

INTRO

脳および脊髄は，いくつもの構造で守られています．体表側から順に見ていくと，まず骨格（頭蓋，脊柱）があり，その内側に**髄膜**という構造物があります．

髄膜は，硬膜，くも膜，軟膜の3種類の膜が合わさったものです．**硬膜**は，かたく伸び縮みしない膜で，頭蓋の内側に癒着しています．硬膜は部分的に板状に突出して**大脳鎌**や**小脳テント**を形成し，頭蓋腔を仕切っています．硬膜は脊柱とは密着しておらず，硬膜の外側には**硬膜上腔**とよばれる空間（脂肪組織などで満たされている）があります．**くも膜**は硬膜に密着しています．くも膜と軟膜の間には**くも膜下腔**という空間があり，ここは**脳脊髄液**（**髄液**）という液体で満たされています．くも膜下腔は脳から脊髄までつながっています．**軟膜**は，脳から脊髄にかけて中枢神経系の組織に密着しています．

脳の内側にも髄液に満たされた**脳室**という空間があります．脳室は左右の大脳半球の深部にある**側脳室**から始まり，正中に位置する**第三脳室**，**第四脳室**へと続きます．第四脳室から先は脊髄の中心管へ続くほか，くも膜下腔ともつながっています．

髄液は**脳室**で産生され，**くも膜下腔**へと流出し，くも膜下腔全体へと流れていきます．

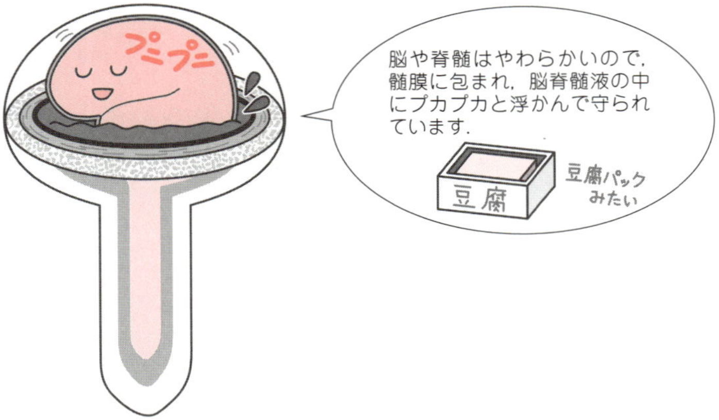
プニプニ
脳や脊髄はやわらかいので，髄膜に包まれ，脳脊髄液の中にプカプカと浮かんで守られています．
豆腐
豆腐パックみたい

髄膜・髄液・脳室の全体像

▶ 中枢神経系を包んで守る

64 髄膜・髄液・脳室の全体像

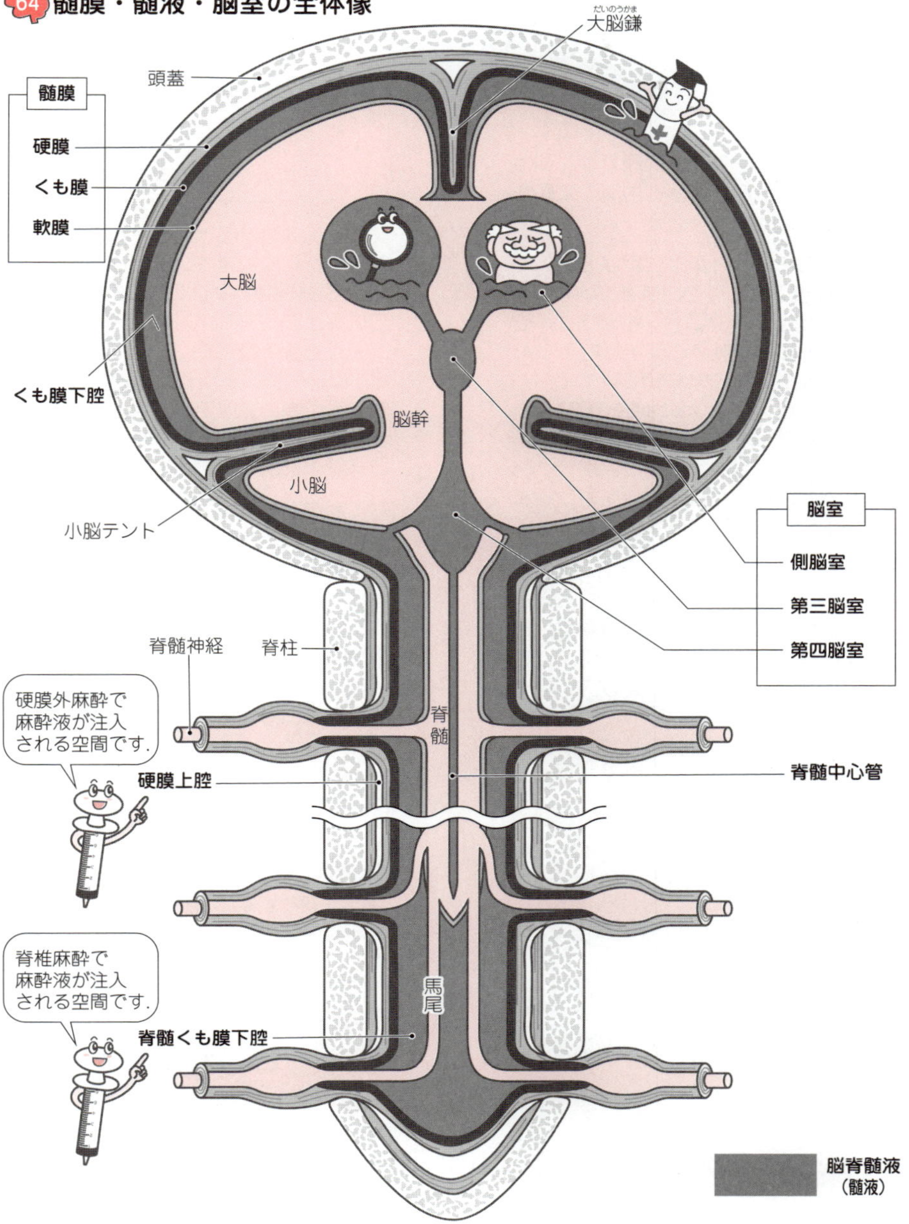
大脳鎌
頭蓋
髄膜
硬膜
くも膜
軟膜
大脳
くも膜下腔
脳幹
小脳
小脳テント
脳室
側脳室
第三脳室
第四脳室
脊髄神経
脊柱
硬膜外麻酔で麻酔液が注入される空間です。
脊髄
硬膜上腔
脊髄中心管
脊椎麻酔で麻酔液が注入される空間です。
馬尾
脊髄くも膜下腔
脳脊髄液（髄液）

髄膜
▶ 中枢神経を包む3種類の膜

中枢神経系を包む膜を髄膜といい，脳表から脊髄表面まで連続しています．骨の側から順に硬膜，くも膜，軟膜の3種類の膜が合わさってできています．

硬膜

硬膜は線維性の厚い膜です．弾性はありません．外葉と内葉の二層からなります．

頭部では，外葉と内葉は密着して頭蓋骨に癒着しています（部分的に二層が分かれて硬膜静脈洞 140 を形成する）．硬膜の一部は頭蓋腔に突出して

- **大脳鎌**（左右の大脳を仕切る）
- **小脳テント**（大脳と小脳を仕切る）

や小脳鎌（左右の小脳を仕切る），鞍隔膜（あんかくまく）（トルコ鞍の上にある膜）を形成します．小脳テントは脳幹が通る部分を避けるような形状をしており，この部分を

- **テント切痕**

といいます．

脊髄では硬膜は二層に分かれ，外葉は脊椎，内葉はくも膜と密着しています．外葉と内葉の間の空間を

- **硬膜上腔**

といいます．硬膜外麻酔では，この部分に麻酔薬を注入します．

硬膜の内側にはくも膜があります．その名の通り，クモの巣のように見える膜です．

くも膜とくも膜下腔

くも膜は，硬膜に密着しているうすい膜です．

くも膜と軟膜の間には隙間があり，これを

- **くも膜下腔**

といいます．くも膜下腔は脳脊髄液（髄液）で満たされています．また，脳実質に出入りする血管が，くも膜下腔を走行しています．

くも膜下腔の中で，特に広くなっているところを

- **くも膜下槽**（脳槽）

といい，くも膜下出血 200 の診断などの際に重要です．

髄膜と同様，くも膜下腔も脳表から脊髄表面まで連続しています．

くも膜と軟膜は，たくさんの

- **くも膜小柱**

で架橋されています．

髄膜の最も内側には軟膜があります．

軟膜

軟膜は，脳や脊髄に密着している非常に薄い膜です．

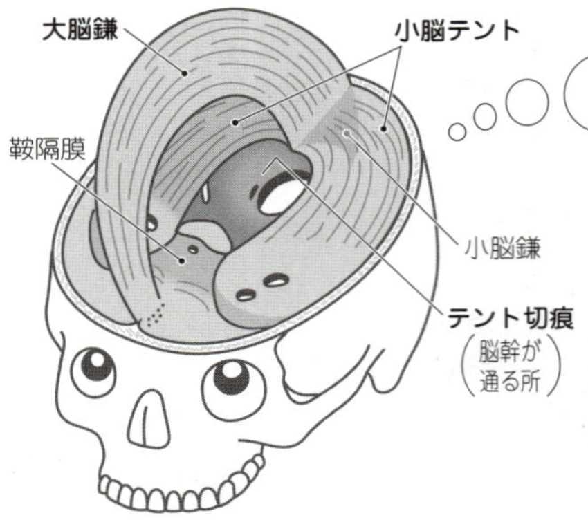
大脳鎌
小脳テント
鞍隔膜
小脳鎌
テント切痕
（脳幹が通る所）

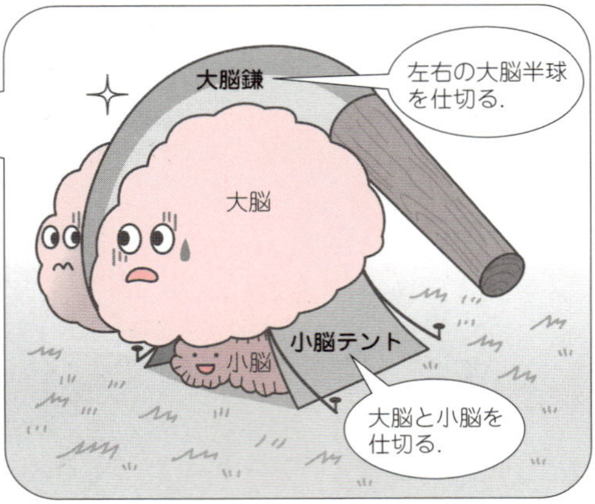
大脳鎌
左右の大脳半球を仕切る．
大脳
小脳
小脳テント
大脳と小脳を仕切る．

65 髄膜

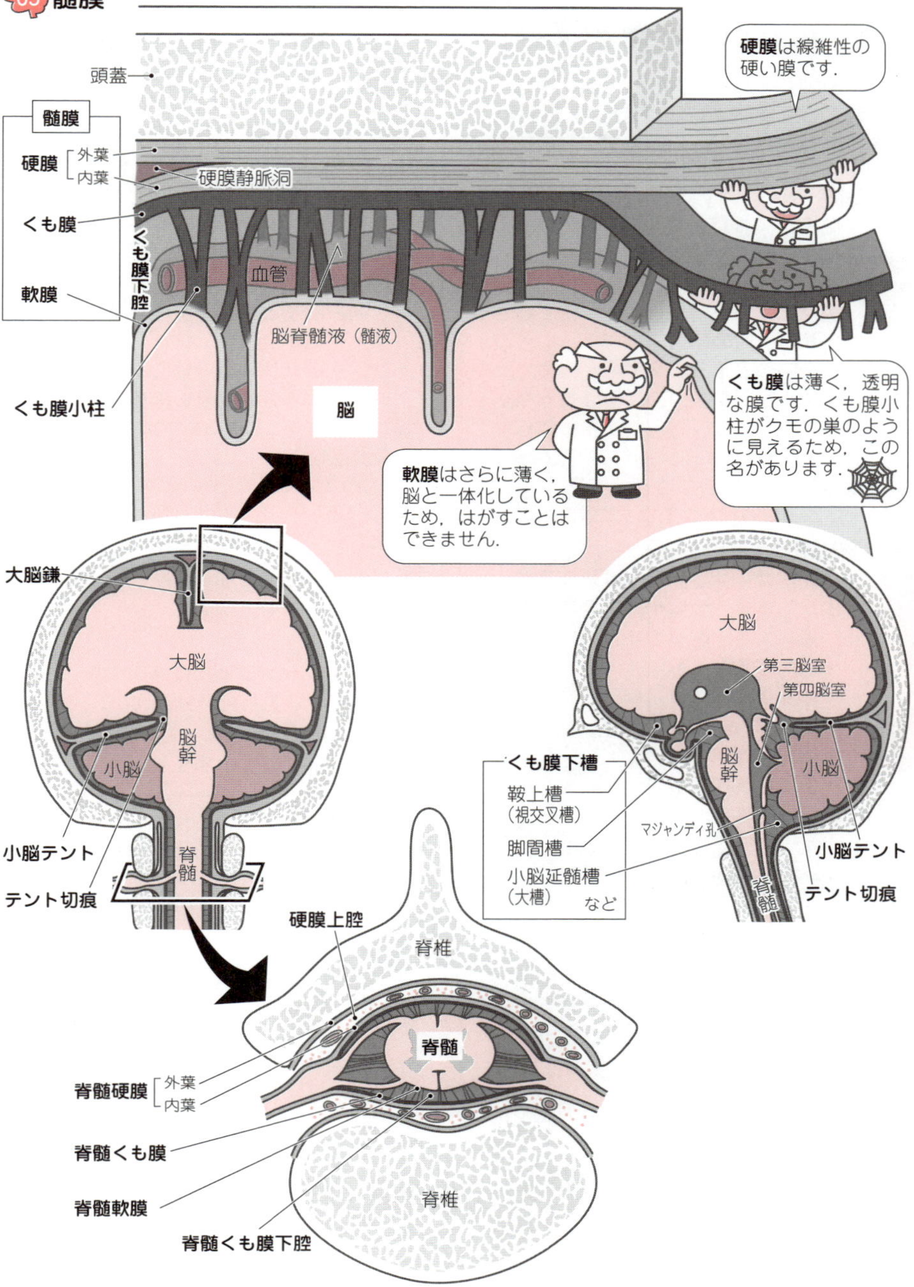
頭蓋
髄膜
硬膜 外葉 内葉
硬膜静脈洞
くも膜
くも膜下腔
軟膜
血管
脳脊髄液（髄液）
くも膜小柱
脳
硬膜は線維性の硬い膜です．
くも膜は薄く，透明な膜です．くも膜小柱がクモの巣のように見えるため，この名があります．
軟膜はさらに薄く，脳と一体化しているため，はがすことはできません．
大脳鎌
大脳
脳幹
小脳
脊髄
小脳テント
テント切痕
第三脳室
第四脳室
くも膜下槽
鞍上槽（視交叉槽）
脚間槽
小脳延髄槽（大槽） など
マジャンディ孔
硬膜上腔
脊椎
脊髄硬膜 外葉 内葉
脊髄くも膜
脊髄軟膜
脊髄くも膜下腔

脳室系

▶ 脳～脊髄内部のひとつながりの空間

中枢神経系の外側は髄液で満たされていますが，内側にも髄液で満たされた脳室という空間があります．

脳室

脳室は，神経管12の内腔が脳の発生に伴い，複雑な形状に変化したものです．

脳室には

- **左右一対の側脳室**
- **正中部の第三脳室，第四脳室**

の4つがあります．これらはもともと1つの管であった名残から，隣り合う脳室同士は細い通り道（モンロー孔，中脳水道）でつながっています．

側脳室

側脳室は，発生学的には終脳部分に由来します．大脳半球の内部にある，最も大きい脳室です．

- **前角**（前頭葉の内側）
- **体部**（頭頂葉の内側）
- **三角部**
- **後角**（後頭葉の内側）
- **下角**（側頭葉の内側）

に分けられます．

モンロー孔（室間孔）

- **モンロー孔**（室間孔）

は，両側の側脳室から第三脳室へV字を描くようにつながっています．

第三脳室

第三脳室は，間脳部分に由来します．左右の視床に挟まれた位置にあり，幅が狭くなっています．また，第三脳室の中を視床間橋が横断しています．

第三脳室は，視交叉や下垂体，松果体などとも接しています．

中脳水道

第三脳室と第四脳室を結ぶ

- **中脳水道**

は，中脳を貫く細い管です．発生学的に中脳部分に由来します．

第四脳室

第四脳室は菱脳（後脳および髄脳）部分に由来します．橋，延髄，小脳に囲まれた位置にあります．

第四脳室の両外側には

- **ルシュカ孔**（外側孔）

尾側正中部には

- **マジャンディ孔**（正中孔）

があり，これらの孔は

- **くも膜下腔**

へとつながっています．

脊髄中心管

第四脳室は脊髄の中央部を貫く

- **脊髄中心管**

という細い管へと続いています．

66 脳室系

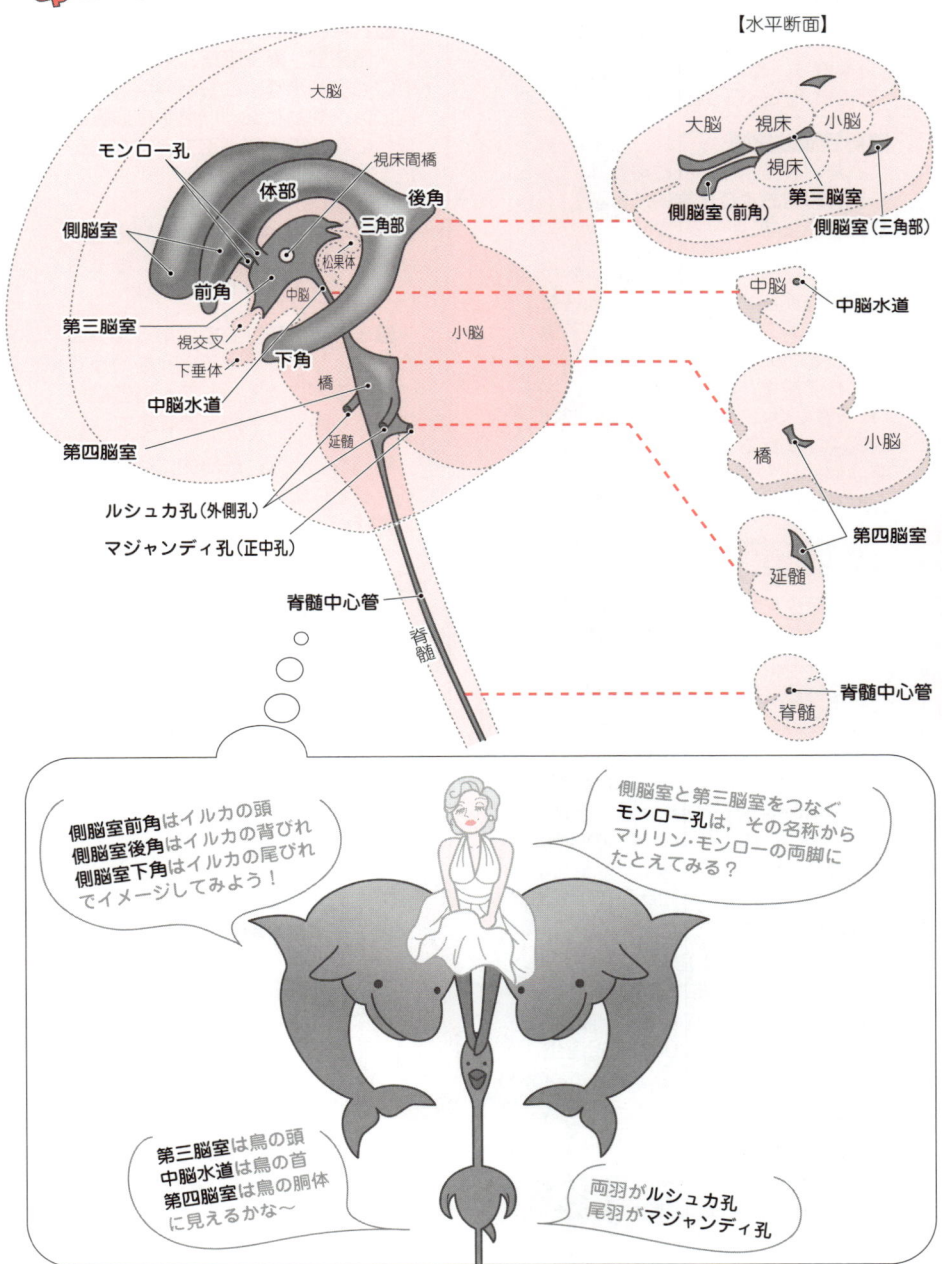

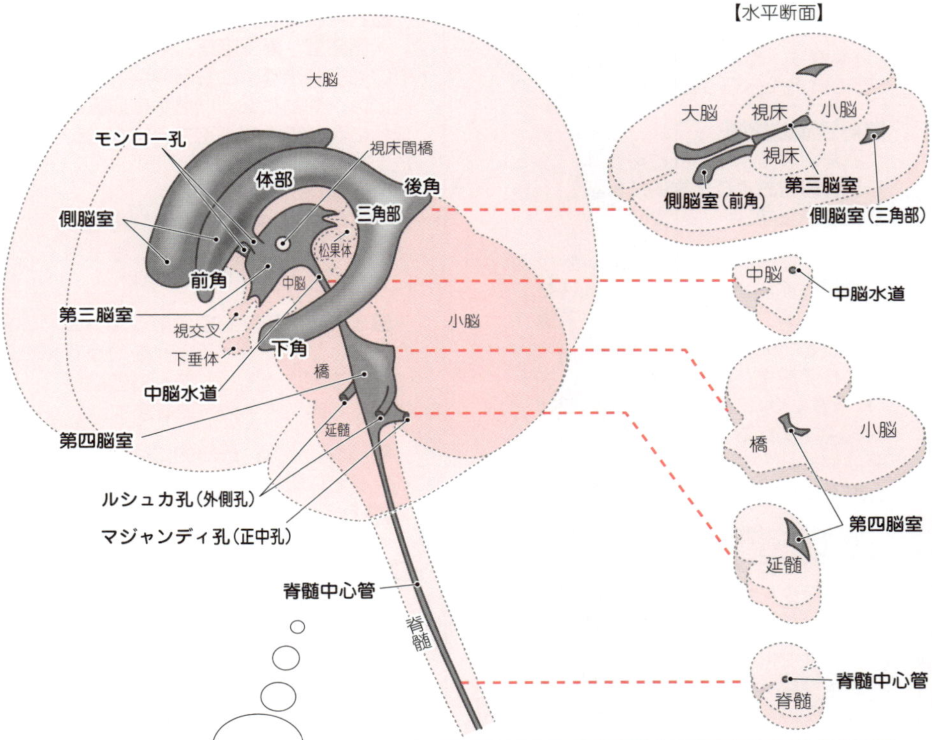
【水平断面】
大脳
モンロー孔
視床間橋
体部
後角
側脳室
三角部
松果体
前角
中脳
第三脳室
視交叉
小脳
下垂体
下角
橋
中脳水道
第四脳室
延髄
ルシュカ孔（外側孔）
マジャンディ孔（正中孔）
脊髄中心管
脊髄
大脳
視床
小脳
視床
第三脳室
側脳室（前角）
側脳室（三角部）
中脳
中脳水道
橋
小脳
第四脳室
延髄
脊髄中心管
脊髄

側脳室前角はイルカの頭
側脳室後角はイルカの背びれ
側脳室下角はイルカの尾びれ
でイメージしてみよう！
側脳室と第三脳室をつなぐ
モンロー孔は，その名称から
マリリン・モンローの両脚に
たとえてみる？
第三脳室は鳥の頭
中脳水道は鳥の首
第四脳室は鳥の胴体
に見えるかな～
両羽がルシュカ孔
尾羽がマジャンディ孔

髄膜・髄液・脳室

脳脊髄液
▶ 脳と脊髄を浸す液体

脳脊髄液は，繊細な組織である脳や脊髄を外部の環境から守っています．

脳脊髄液の役割

脳脊髄液により，脳と脊髄は
- **物理的および化学的に保護**

されています．

まず，物理的な保護として，外からの衝撃が加わった際に，脳や脊髄が骨格とぶつかって，ダメージを受けるのを防いでいます．

これに加え，脳脊髄液の浮力により，約1400gの脳実質は頭蓋内では約50gになっています．このため，脳はやわらかい組織でありながら，自重でつぶれずにいられるのです．

続いて化学的な保護です．脳脊髄液は血漿からつくられますが，脳脊髄液の産生を担う脈絡叢の上衣細胞(後述)には，脳脊髄液の成分を調節する機能があり，血漿の成分が変化しても脳脊髄液の成分には変化が生じにくくなっています．この脈絡叢の上衣細胞によるバリア機能を
- **血液脳脊髄液関門**(BCSFB：blood-cerebrospinal fluid barrier)

といい，これにより脳や脊髄の周囲の恒常性が保たれています．

脳脊髄液の性状

脳脊髄液は脳室内に約30～40mL，くも膜下腔に約110mL，合わせて約150mL存在します．血漿をもとに1日あたり500mLほど産生され，同量が吸収されています．

正常の脳脊髄液は
- **無色透明**

で，蛋白質はほとんど含まれません．グルコース濃度は血漿の約60～80%です．

脳脊髄液の産生と循環

1 脳脊髄液は
- **側脳室，第三脳室，第四脳室**

でつくられます．これらの脳室の内側には，細動脈あるいは毛細血管が塊状になって上衣細胞を伴い突出した
- **脈絡叢**

という構造物があります．脳脊髄液は，この脈絡叢でつくられ，脳室内に分泌されます．

2 その後は第四脳室にあるルシュカ孔およびマジャンディ孔を通ってくも膜下腔に流出し，脳～脊髄にわたるくも膜下腔全体を流れます．

3 脳脊髄液は，最終的には静脈やリンパ管に吸収されると考えられています．

くも膜の一部は上矢状静脈洞(140)に突出しており，これを
- **くも膜顆粒**

といいます．このくも膜顆粒を経て静脈に吸収される経路のほか，脳室周囲の毛細血管や静脈，頭蓋底や脊髄神経根のリンパ管などを経て吸収される経路(グリンパティックシステムとよばれ，脳の老廃物を掃除する機能)があると考えられています．

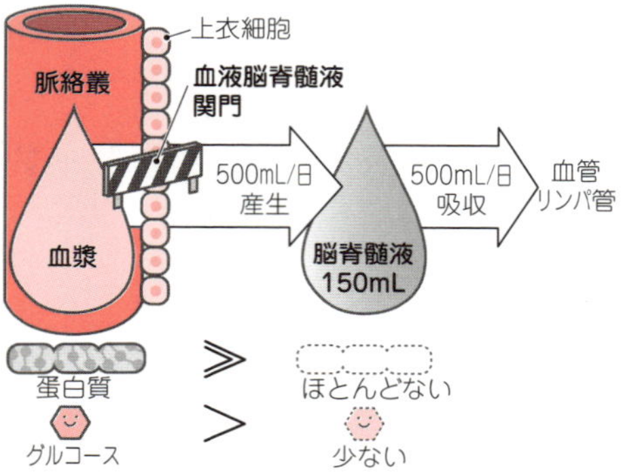

上衣細胞
脈絡叢
血液脳脊髄液関門
500mL/日
産生
500mL/日
吸収
血管
リンパ管
血漿
脳脊髄液
150mL
≫
蛋白質
ほとんどない
>
グルコース
少ない

67 脳脊髄液

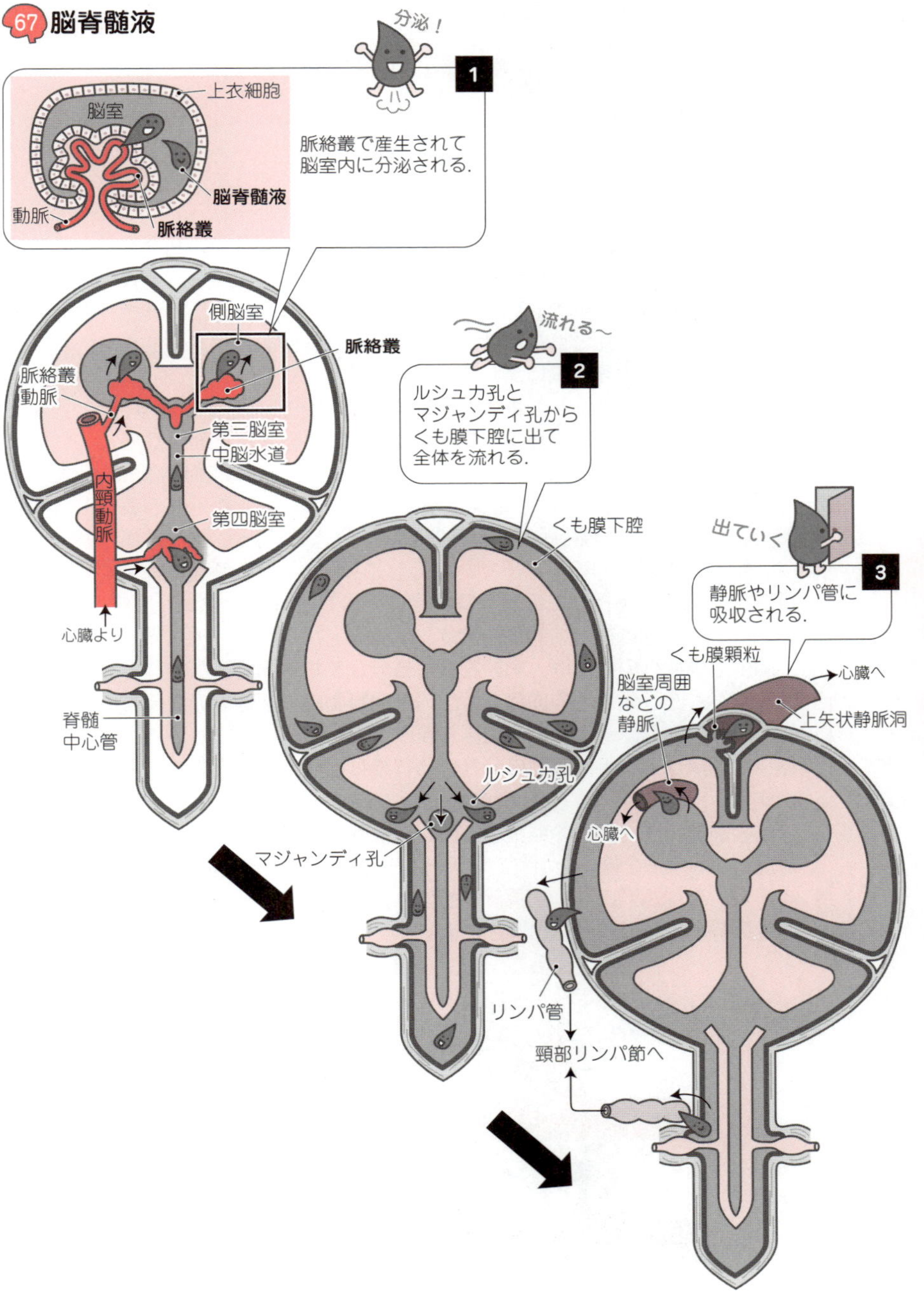
分泌！
1
上衣細胞
脳室
脳脊髄液
動脈
脈絡叢
脈絡叢で産生されて
脳室内に分泌される.
側脳室
脈絡叢
脈絡叢
動脈
第三脳室
中脳水道
内頸動脈
第四脳室
心臓より
脊髄
中心管
流れる～
2
ルシュカ孔と
マジャンディ孔から
くも膜下腔に出て
全体を流れる.
くも膜下腔
ルシュカ孔
マジャンディ孔
出ていく
3
静脈やリンパ管に
吸収される.
くも膜顆粒
心臓へ
脳室周囲
などの
静脈
上矢状静脈洞
心臓へ
リンパ管
頸部リンパ節へ

9．中枢神経系の血管

INTRO

成人では脳の重量は体重の約2%にすぎませんが，血流の割合を見ると安静時には心拍出量（全身に流れる血液の量）の約15%が脳に流入します．それほどに脳の活動は血液を必要とします．実際，脳は虚血に非常に弱い組織で，常に血流が保たれる必要があります．これを支えるのが中枢神経系に流れ込む動脈です．

脳は，左右1対ずつの**内頸動脈**と**椎骨動脈**から血流を受けます．この4本の動脈の走行を見てみましょう．内頸動脈は**総頸動脈**から分枝します．総頸動脈の走行は左右で異なり，右の総頸動脈は大動脈弓から腕頭動脈を経て分枝し，左の総頸動脈は大動脈弓から直接分枝します．内頸動脈は頸部の前面を通って脳の前方へ向かいます．椎骨動脈は左右の**鎖骨下動脈**から起こります．2本の椎骨動脈は頸椎の両脇を上行したのち，脳幹のレベルで合流して1本の**脳底動脈**となり，脳の後方へ向かいます．

顔面や頭皮への血流は，総頸動脈から分かれた外頸動脈が担います．すなわち，頭蓋内の血流を担うのが内頸動脈，頭蓋外の血流を担うのが外頸動脈ということになります（硬膜の血流は外頸動脈が担う）．脊髄への血流は，椎骨動脈から分かれる脊髄動脈や，大動脈の枝が担います．

脳の静脈血は，細い静脈を経て**硬膜静脈洞**に流れこみます．硬膜静脈洞は硬膜が2層に分かれている部分にあり，主なものに**上矢状静脈洞**，**横静脈洞**，**S状静脈洞**などがあります．硬膜静脈洞の血液は内頸静脈を経て心臓へと向かいます．

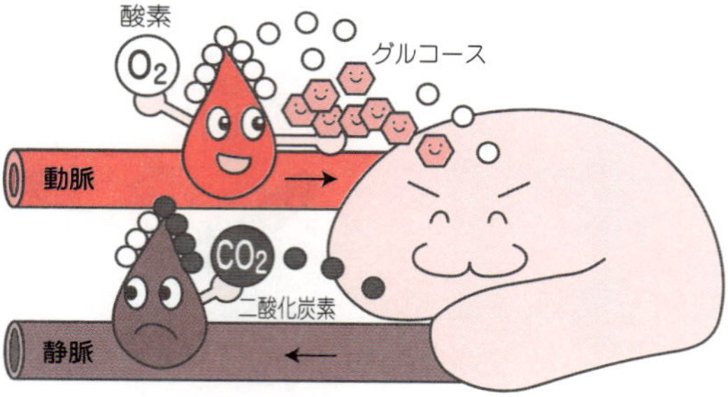
酸素
O_2
グルコース
動脈
CO_2
二酸化炭素
静脈

中枢神経系の血管の概略

▶ 内頸動脈と椎骨動脈が脳に流入する

68 中枢神経系の血管の概略

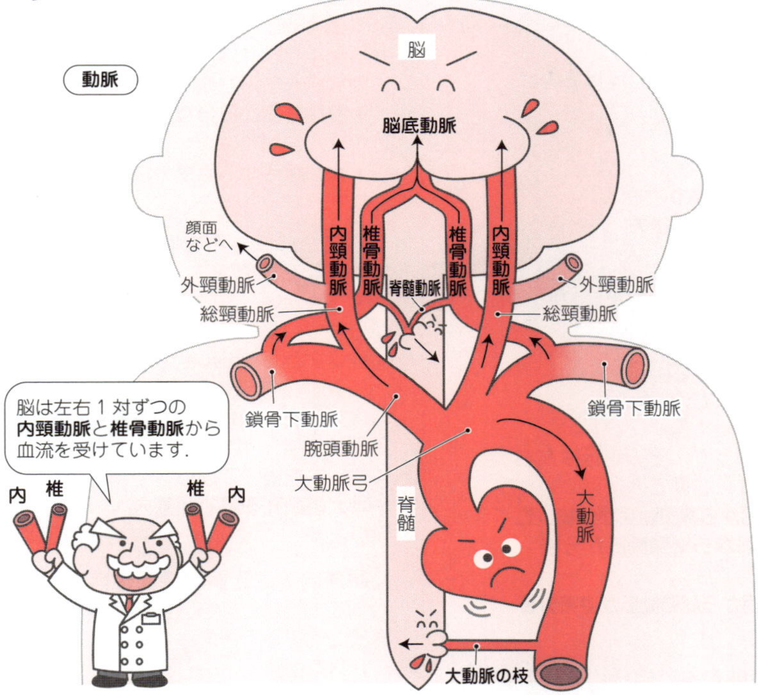
動脈
脳
脳底動脈
顔面
などへ
外頸動脈
総頸動脈
内頸動脈
椎骨動脈
脊髄動脈
椎骨動脈
内頸動脈
外頸動脈
総頸動脈
鎖骨下動脈
腕頭動脈
鎖骨下動脈
大動脈弓
脊髄
大動脈
大動脈の枝
脳は左右1対ずつの
内頸動脈と**椎骨動脈**から
血流を受けています．
内
椎
椎
内

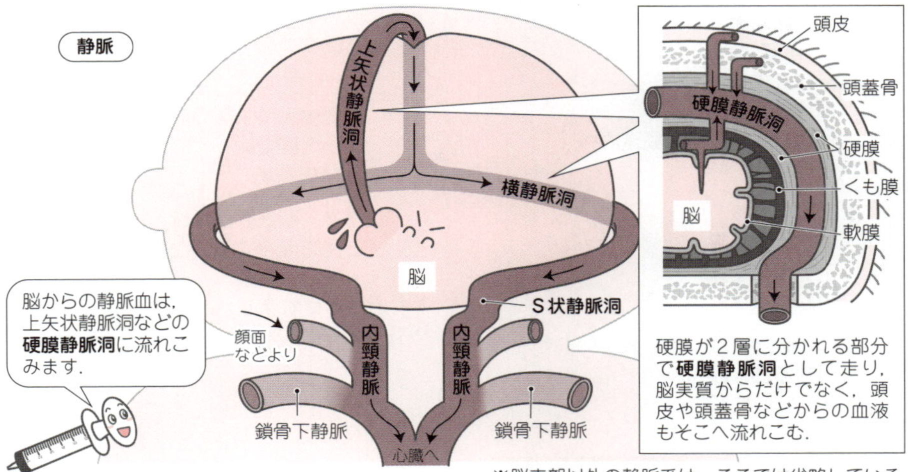
静脈
上矢状静脈洞
横静脈洞
脳
S状静脈洞
顔面
などより
内頸静脈
内頸静脈
鎖骨下静脈
鎖骨下静脈
心臓へ
脳からの静脈血は，
上矢状静脈洞などの
硬膜静脈洞に流れこ
みます．
頭皮
頭蓋骨
硬膜静脈洞
硬膜
くも膜
軟膜
脳
硬膜が2層に分かれる部分
で**硬膜静脈洞**として走り，
脳実質からだけでなく，頭
皮や頭蓋骨などからの血液
もそこへ流れこむ．

※脳表部以外の静脈系は，ここでは省略している．

中枢神経系の動脈の全体像

▶ 前後2対の動脈が脳実質を栄養する

脳は大量の血流を必要とします．その血流を担うのは前後2対の動脈です．

脳実質を栄養する動脈

脳の実質に血液を送り届けるのは
- 内頸動脈
- 椎骨動脈

という2対の動脈です．大まかに
- **内頸動脈は脳の前方**
- **椎骨動脈は脳の後方**

の血流を担います．

まず，内頸動脈と，そこから分かれる血管の走行を追ってみましょう．

内頸動脈系（詳細は 134）

内頸動脈は左右の
- 総頸動脈

から起こりますが，その走行は左右で異なります．右側では

①**大動脈弓から腕頭動脈が分枝して**
②**腕頭動脈から総頸動脈が分枝**

します．左側では

③**大動脈弓から総頸動脈が直接分枝**

します．

ここからは左右で同様の走行です．総頸動脈は頸部前面を上行して

④**内頸動脈**
- **外頸動脈**

に分かれます．

内頸動脈は

⑤**頸動脈管を経て頭蓋内へ**

入ります．

頭蓋内では

⑥**前大脳動脈**
⑦**中大脳動脈**

に分かれます．

内頸動脈系は，主に頭部の前側を灌流することから
- 前方循環系

ともよばれます．

今度は，椎骨動脈と，そこから分かれる血管の走行を追ってみましょう．

椎骨・脳底動脈系（詳細は 136）

椎骨動脈は，左右の

⑧鎖骨下動脈

から起こりますが，その走行も左右で異なります．右側では
- **腕頭動脈から分枝**

します．左側では
- **大動脈弓から直接分枝**

します．

ここからは左右で同様の走行です．鎖骨下動脈から
- 椎骨動脈

が分枝し，頸部後方へ向かいます．⑨椎骨動脈は第6頸椎の横突孔に下から入り，第6頸椎～第1頸椎（環椎）の横突孔を，椎骨の左右を貫く形で上行します．第1頸椎を出ると大きくカーブを描いてから

⑩**大後頭孔を経て頭蓋内へ**

入ります．

頭蓋内では延髄の側面～前面に沿って上行したのち，延髄と橋の境界部にて正中で合流して，1本の

⑪脳底動脈

となり，橋の前面正中をまっすぐに上行します．この途中で脳幹部や小脳へ向かう動脈が左右対称に分枝します．

脳底動脈は中脳の前面で1対の

⑫**後大脳動脈**

に分かれます．

椎骨・脳底動脈系は，主に頭部の後ろ側を灌流することから
- 後方循環系

ともよばれます．

69 中枢神経系の動脈の全体像

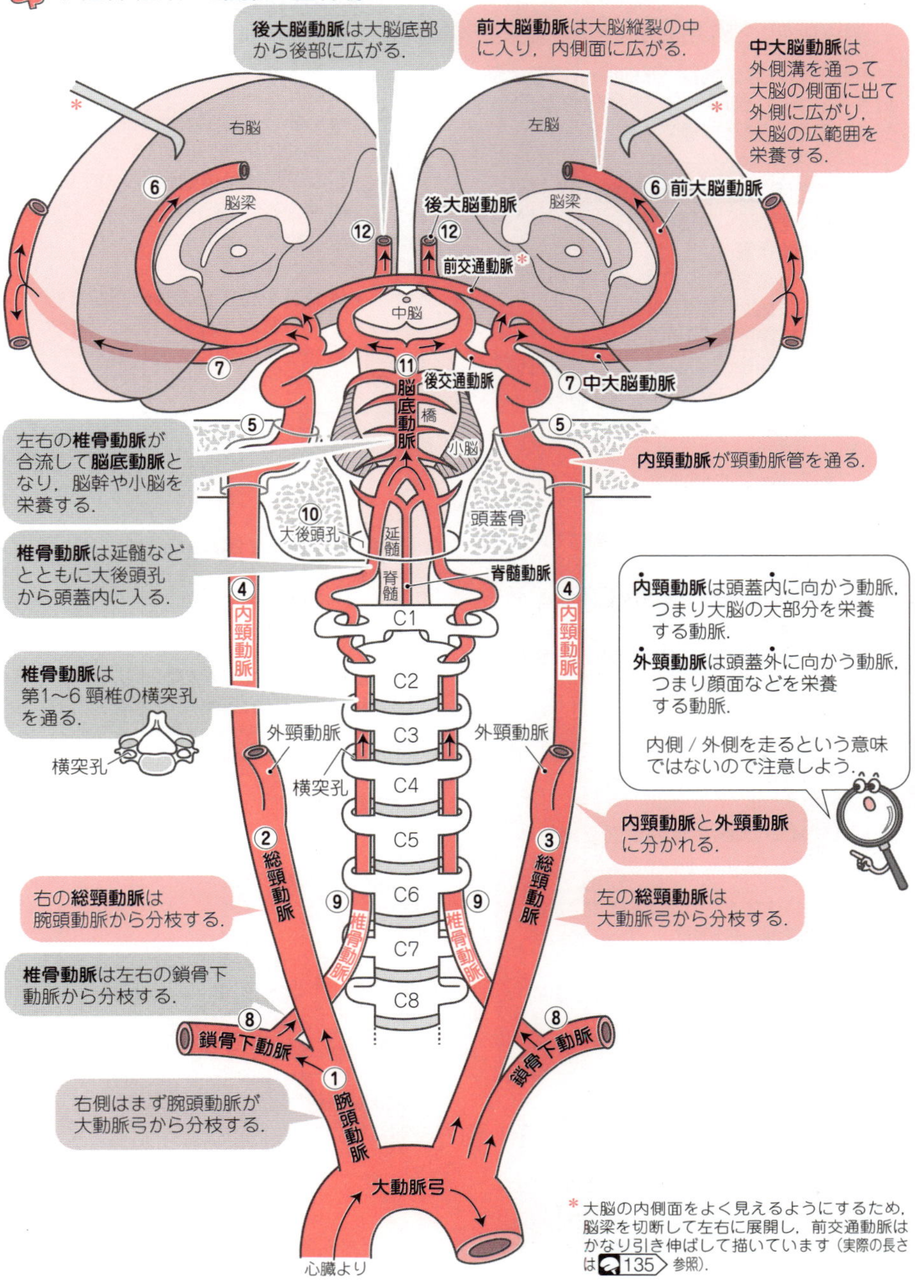
後大脳動脈は大脳底部から後部に広がる．
前大脳動脈は大脳縦裂の中に入り，内側面に広がる．
中大脳動脈は外側溝を通って大脳の側面に出て外側に広がり，大脳の広範囲を栄養する．
右脳
左脳
脳梁
*
⑥
⑥ 前大脳動脈
⑫
後大脳動脈 ⑫
前交通動脈 *
中脳
⑦
⑦ 中大脳動脈
⑪ 脳底動脈
後交通動脈
橋
小脳
⑤
左右の椎骨動脈が合流して脳底動脈となり，脳幹や小脳を栄養する．
内頸動脈が頸動脈管を通る．
⑩ 大後頭孔
延髄
頭蓋骨
椎骨動脈は延髄などとともに大後頭孔から頭蓋内に入る．
脊髄
脊髄動脈
④ 内頸動脈
C1
C2
C3
C4
C5
C6
C7
C8
椎骨動脈は第1～6 頸椎の横突孔を通る．
横突孔
外頸動脈
内頸動脈は頭蓋内に向かう動脈，つまり大脳の大部分を栄養する動脈．
外頸動脈は頭蓋外に向かう動脈，つまり顔面などを栄養する動脈．
内側 / 外側を走るという意味ではないので注意しよう．
内頸動脈と外頸動脈に分かれる．
② 総頸動脈
③ 総頸動脈
右の総頸動脈は腕頭動脈から分枝する．
左の総頸動脈は大動脈弓から分枝する．
⑨ 椎骨動脈
椎骨動脈は左右の鎖骨下動脈から分枝する．
⑧ 鎖骨下動脈
① 腕頭動脈
右側はまず腕頭動脈が大動脈弓から分枝する．
大動脈弓
心臓より

* 大脳の内側面をよく見えるようにするため，脳梁を切断して左右に展開し，前交通動脈はかなり引き伸ばして描いています（実際の長さは 135 参照）．

中枢神経系の血管

内頸動脈系の走行

▶ 脳の前方〜側方を灌流する

内頸動脈系は，大脳への血液供給の大部分を担います．まず，内頸動脈の走行と，分枝する主な動脈を見てみましょう．

内頸動脈の走行と主要な分枝

内頸動脈は，頭蓋底の
- **頸動脈管**

を経て頭蓋腔に入ります．そして，トルコ鞍 26 の両側に広がる
- **海綿静脈洞** 140

の中を，前後方向にカーブしながら走行します．この屈曲部を
- **頸動脈サイフォン部**

といいます．

海綿静脈洞を通過すると，くも膜下腔へ入り
- **眼動脈**（眼球および外眼筋を灌流する）
- **後交通動脈**
  （前方循環と後方循環をつなぐ 138）
- **前脈絡叢動脈**
  （側脳室の脈絡叢をつくり，扁桃体，外側膝状体，内包後脚を灌流する）

を順に分枝します．

そして，内頸動脈は
- **前大脳動脈**
- **中大脳動脈**

に分かれ，大脳半球の表面を走行します．

前大脳動脈の走行

前大脳動脈は
- **大脳半球の内側面**（前頭葉〜頭頂葉）

を走行します．

内頸動脈から分かれると
- **大脳縦裂**

に入り込みます．そしてホイブナー反回動脈などの分枝を出しながら
- **脳梁に沿って後方へと走行**

します．

中大脳動脈の走行

中大脳動脈は
- **大脳半球の外側面**（前頭葉〜頭頂葉〜側頭葉）

を走行します．内頸動脈から分かれると，すぐに外側に向かい
- **レンズ核線条体動脈**（レンズ核，線条体，内包膝などを灌流する）

を分枝します．

その後は島葉に至り
- **外側溝を経て脳の外側面を走行**

します．外側溝を展開すると，中大脳動脈が扇状に分枝を出しながら脳表を走っていることがわかります．

皮質枝と穿通枝

大脳の細動脈は，皮質枝と穿通枝（せんつうし）（中心枝）に分けられます．皮質枝は
- **脳の表面に沿って分枝しながら走行し**
- **大脳の表面を灌流**

します．分岐を繰り返して多数の細い枝となっていきます．

これに対して穿通枝は
- **脳底部で分枝後すぐ脳実質に入り**
- **大脳の深部（間脳，基底核など）を灌流**

します．前脈絡叢動脈，ホイブナー反回動脈，レンズ核線条体動脈などは穿通枝です．穿通枝は高血圧などにより血管壁の変化が生じやすく，脳血管障害 196 198 が起こりやすいです．

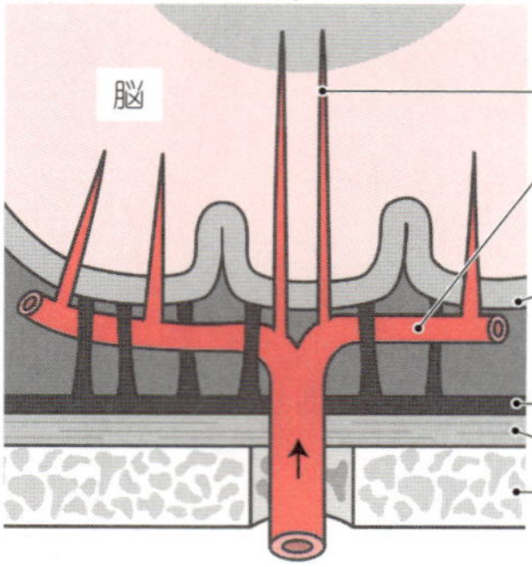

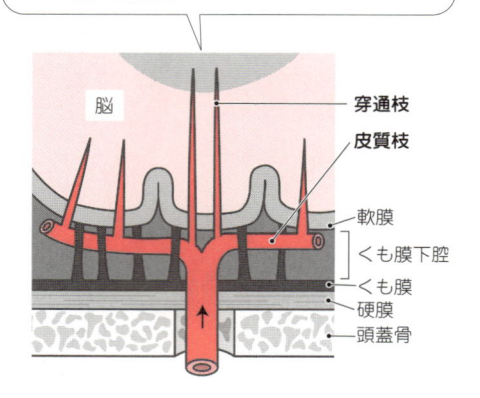

脳
穿通枝
皮質枝
軟膜
くも膜下腔
くも膜
硬膜
頭蓋骨

70 内頸動脈系の走行

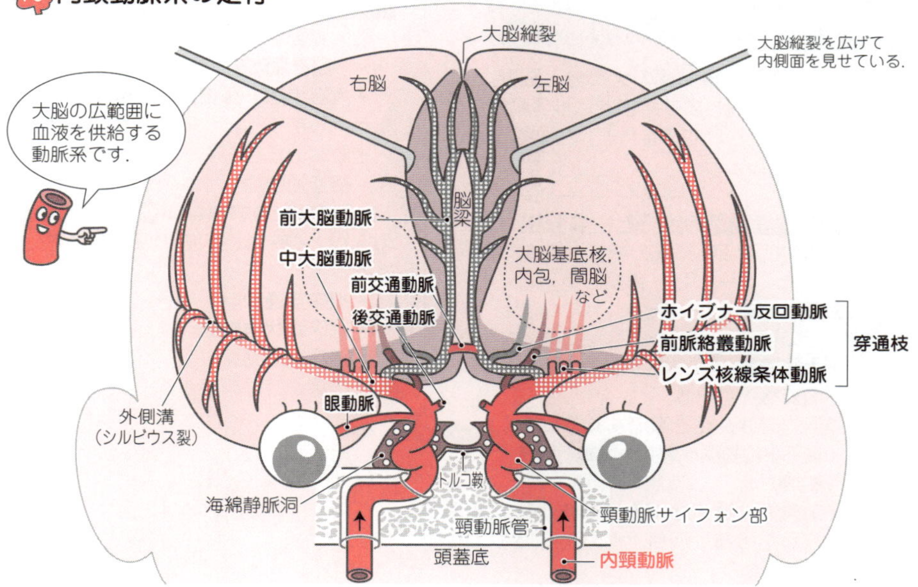
大脳縦裂
大脳縦裂を広げて
内側面を見せている．
右脳
左脳
大脳の広範囲に
血液を供給する
動脈系です．
脳梁
前大脳動脈
中大脳動脈
大脳基底核，
内包，間脳
など
前交通動脈
後交通動脈
ホイブナー反回動脈
前脈絡叢動脈
レンズ核線条体動脈
穿通枝
外側溝
（シルビウス裂）
眼動脈
トルコ鞍
海綿静脈洞
頸動脈サイフォン部
頸動脈管
頭蓋底
内頸動脈

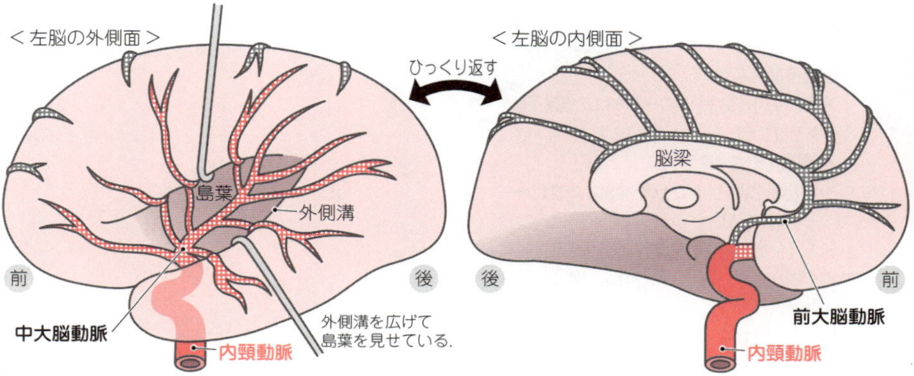
＜左脳の外側面＞
＜左脳の内側面＞
ひっくり返す
島葉
外側溝
脳梁
前
後
後
前
中大脳動脈
内頸動脈
外側溝を広げて
島葉を見せている．
前大脳動脈
内頸動脈

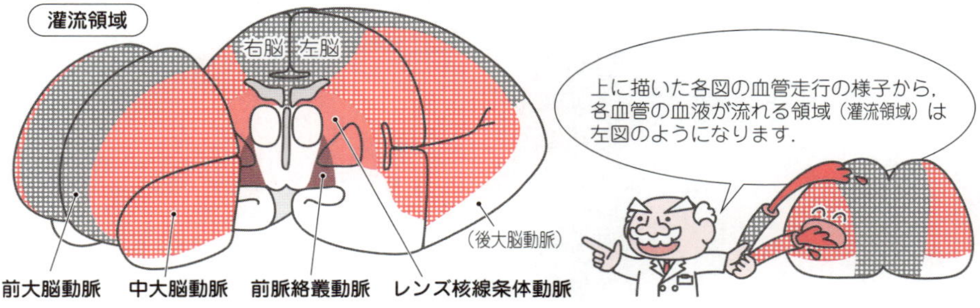
灌流領域
右脳
左脳
上に描いた各図の血管走行の様子から，
各血管の血液が流れる領域（灌流領域）は
左図のようになります．
（後大脳動脈）
前大脳動脈
中大脳動脈
前脈絡叢動脈
レンズ核線条体動脈

椎骨動脈系の走行

▶ 大脳の下〜後方，脳幹，小脳を灌流

椎骨動脈系は，後頭葉の大部分と脳幹，小脳，脊髄を灌流します．まずは椎骨動脈から脳底動脈にかけての走行と，主要な分枝を見てみましょう．

椎骨・脳底動脈の走行と主な分枝

椎骨動脈は第1頸椎の横突孔を出ると大きくカーブし，頸部の運動時に必要な‘あそび’をつくっています．その後

- **大後頭孔**

から頭蓋へ入ります．

頭蓋内では延髄を灌流する分枝や

- **後下小脳動脈**（延髄外側や小脳後下面を灌流する）
- **前脊髄動脈**（延髄〜脊髄前面を灌流する）

を分枝したのち，延髄と橋の境目で合流して1本の

- **脳底動脈**

となります．

脳底動脈は

- **前下小脳動脈**（橋の一部および小脳前下面を灌流する）
- **橋動脈**（橋を灌流する）
- **上小脳動脈**（小脳の上面，中脳および橋の一部を灌流する）

を分枝します．そして中脳の高さで左右1対の

- **後大脳動脈**

に分かれます．

後大脳動脈の走行

後大脳動脈は

- **中脳を灌流する分枝を出しながら**
- **大脳半球下面**（後頭葉，側頭葉の一部）

を走行します．

主要な分枝として

- **後交通動脈**
  （後方循環と前方循環を結ぶ 138）

のほか，視床など大脳の深部を灌流する

- **視床穿通動脈**
- **視床膝状体動脈**
- **後脈絡叢動脈**

などの穿通枝があります．

71 椎骨動脈系の走行

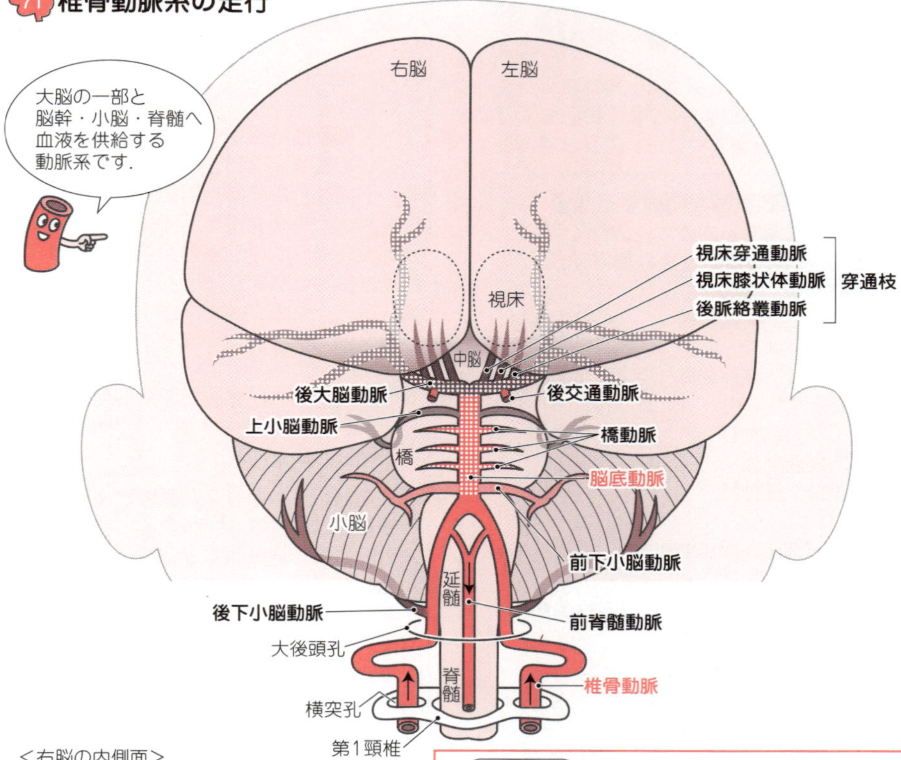
大脳の一部と
脳幹・小脳・脊髄へ
血液を供給する
動脈系です．
右脳
左脳
視床
中脳
視床穿通動脈
視床膝状体動脈
後脈絡叢動脈
穿通枝
後大脳動脈
後交通動脈
上小脳動脈
橋動脈
橋
脳底動脈
小脳
前下小脳動脈
延髄
後下小脳動脈
前脊髄動脈
大後頭孔
脊髄
椎骨動脈
横突孔
第1頸椎

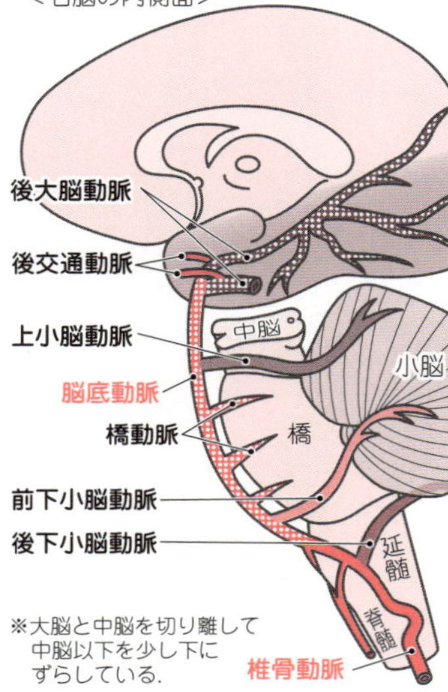
<右脳の内側面>
後大脳動脈
後交通動脈
中脳
上小脳動脈
小脳
脳底動脈
橋動脈
橋
前下小脳動脈
後下小脳動脈
延髄
脊髄
※大脳と中脳を切り離して
中脳以下を少し下に
ずらしている．
椎骨動脈

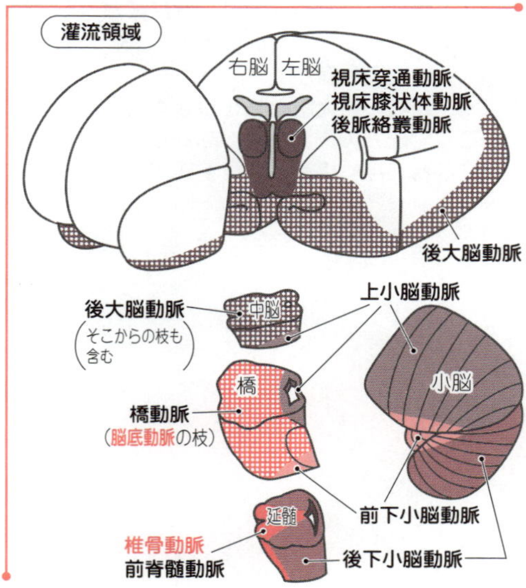
灌流領域
右脳
左脳
視床穿通動脈
視床膝状体動脈
後脈絡叢動脈
後大脳動脈
後大脳動脈
（そこからの枝も
含む）
中脳
上小脳動脈
小脳
橋
橋動脈
（脳底動脈の枝）
前下小脳動脈
延髄
椎骨動脈
前脊髄動脈
後下小脳動脈

ウィリス動脈輪

▶ 内頸動脈系と椎骨動脈系をつなぐ

これまで見てきたように，脳へ血液を供給するのは内頸動脈系と椎骨動脈系ですが，これらは脳底部で吻合しています．

ウィリス動脈輪を構成する血管

脳を灌流する血管は脳底部で互いに吻合し，1つの大きな輪を形成しています．これを

- ウィリス動脈輪

といいます．

ウィリス動脈輪は，すでに走行を見てきた左右の

①前大脳動脈
②内頸動脈
③後大脳動脈

と

④前交通動脈（正中部に1本）
⑤後交通動脈（左右に1本ずつ）

の2種類の交通動脈で形成されます．

構造としては

- **左右の後交通動脈が**
- **前大脳動脈〜内頸動脈と後大脳動脈をつなぐ**

ことで，内頸動脈系と椎骨動脈系がつながります．これに加えて

- **前交通動脈が左右の前大脳動脈をつなぐ**

ことで左右の動脈系がつながり，大きな輪を描く構造となります．

ウィリス動脈輪の役割

ウィリス動脈輪は，ある血管の血流が途絶した際に，代わりに血液を供給する

- 側副血行路（バイパス路）

として重要な役割を担っています．

例えば，片方の内頸動脈が後交通動脈よりも心臓側で閉塞した場合，前交通動脈や後交通動脈を介して血液が供給されます．

また，脳底動脈が閉塞した場合，後交通動脈を介して血液が供給されます．

一方，中大脳動脈が閉塞した場合には，側副血行路がないので血液は供給されません．

ただし，ウィリス動脈輪は血管の破格（血管走行の個人差）が多く，前大脳動脈や後交通動脈などの低形成が生じやすくなっています．そのため完全な輪状を形成していない場合も多く，閉塞した場合の脳梗塞 196 の症状には個人差が生じます．

72 ウィリス動脈輪

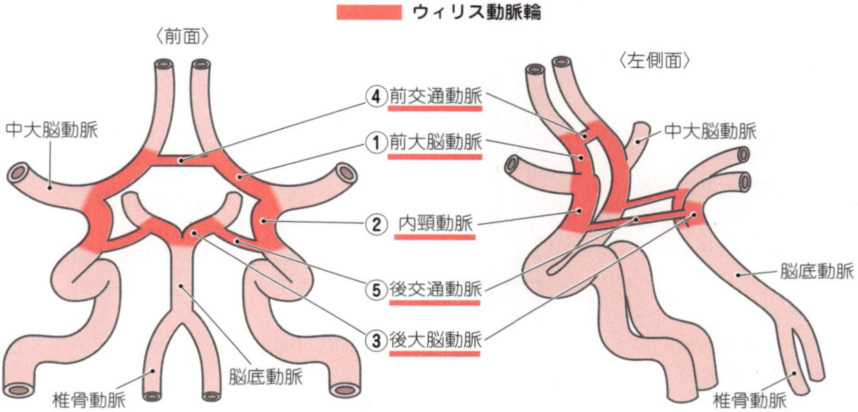
ウィリス動脈輪
〈前面〉
〈左側面〉
中大脳動脈
④前交通動脈
①前大脳動脈
②内頸動脈
⑤後交通動脈
③後大脳動脈
脳底動脈
椎骨動脈
中大脳動脈
脳底動脈
椎骨動脈

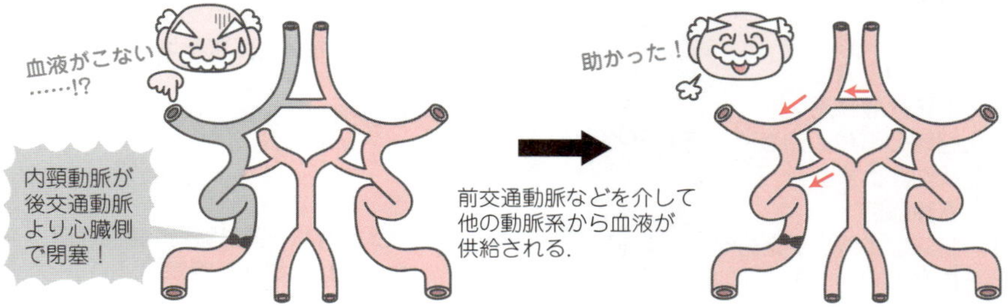
血液がこない……!?
内頸動脈が後交通動脈より心臓側で閉塞！
前交通動脈などを介して他の動脈系から血液が供給される．
助かった！

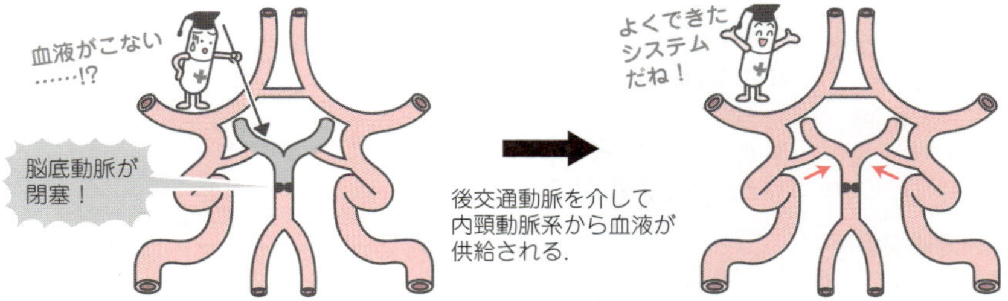
血液がこない……!?
脳底動脈が閉塞！
後交通動脈を介して内頸動脈系から血液が供給される．
よくできたシステムだね！

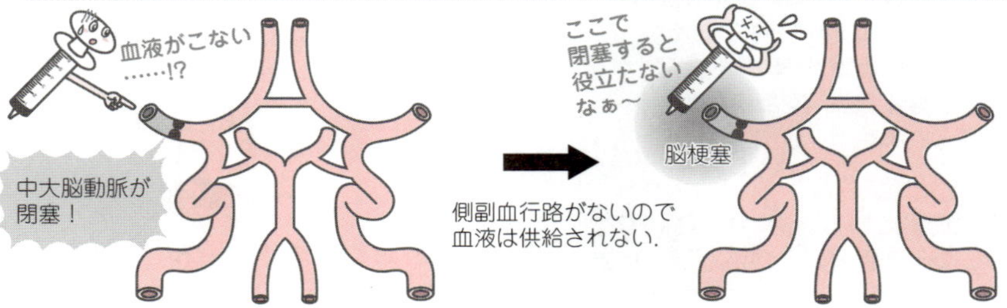
血液がこない……!?
中大脳動脈が閉塞！
側副血行路がないので血液は供給されない．
ここで閉塞すると役立たないなぁ〜
脳梗塞

中枢神経系の静脈

▶ 硬膜静脈洞を経て内頸静脈へ

脳の静脈には，身体のほかの部位とは異なる特徴があります．

脳静脈の特徴

脳の静脈には

- **動脈と並走しない**
- **弁**♡56**が存在しない**

などの特徴があります．

また，脳の静脈血は硬膜124の二層（内葉と外葉）で形成される

- **硬膜静脈洞**

と内頸静脈を経て心臓へ戻ります．

硬膜静脈洞

- **上矢状静脈洞**

は大脳鎌の上縁に

- **下矢状静脈洞**

は大脳鎌の下縁に沿って，それぞれ後方へ向かいます．

- **直静脈洞**

は大脳鎌と小脳テントが合わさる部分を後方へ向かいます．

上矢状静脈洞と直静脈洞が合流する部分を

- **静脈洞交会**

といいます．ここから

- **横静脈洞**

が左右の小脳テントの後縁に沿って，S状静脈洞（後述）へと向かいます．

- **海綿静脈洞**

は，下垂体の周囲に広がる静脈洞で，内腔を多数の結合組織の小柱が貫いています．海綿静脈洞の血液は

- **上錐体静脈洞（横静脈洞へ続く）**
- **下錐体静脈洞（内頸静脈へ続く）**

へ流入します．

- **S状静脈洞**

は脳底部にある湾曲した静脈洞で，あらゆる静脈洞から血液が流入します．S状静脈洞は頸静脈孔から頭蓋外へ出て，内頸静脈へと続きます．

脳の各部位から硬膜静脈洞を経て内頸静脈に至る流れを見てみましょう．

脳の各部位から内頸静脈への還流

大脳表面上半部からの静脈血は

①上大脳静脈，②上吻合静脈から
③上矢状静脈洞，④横静脈洞

に集まります．

大脳表面下半部からの静脈血は

⑤浅（せん）中大脳静脈から
⑥海綿静脈洞，⑦上錐体静脈洞
もしくは⑧下錐体静脈洞

または

⑨下吻合静脈から

- **横静脈洞**

に集まります．

大脳深部からの静脈血は

⑩下矢状静脈洞，または
⑪大大脳静脈から
⑫直静脈洞，横静脈洞

に集まります．

小脳からの静脈血は

- **大大脳静脈～直静脈洞～横静脈洞もしくは上錐体静脈洞**

脳幹からの静脈血は

- **下錐体静脈洞**

に集まります．

各部位の静脈血はS状静脈洞を経るなどして，最終的に内頸静脈に集まります．

なお，頭皮や頭蓋骨など頭蓋腔外の静脈血には，外頸静脈を経て心臓へ還流するものと，頭蓋骨を貫く導出静脈を経て頭蓋腔内（上矢状静脈洞，直静脈洞，横静脈洞）に入り，内頸静脈を経て心臓へ還流するものがあります．

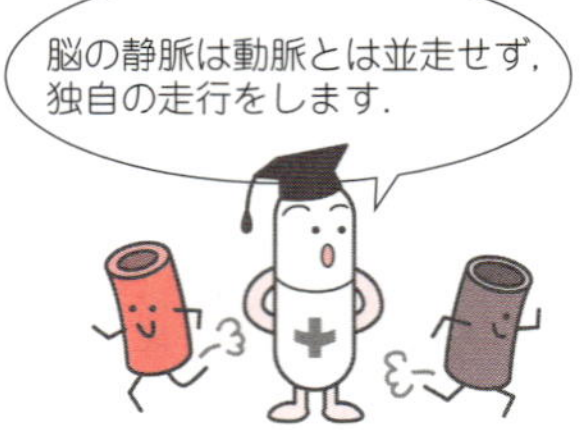
脳の静脈は動脈とは並走せず，独自の走行をします．

73 中枢神経系の静脈

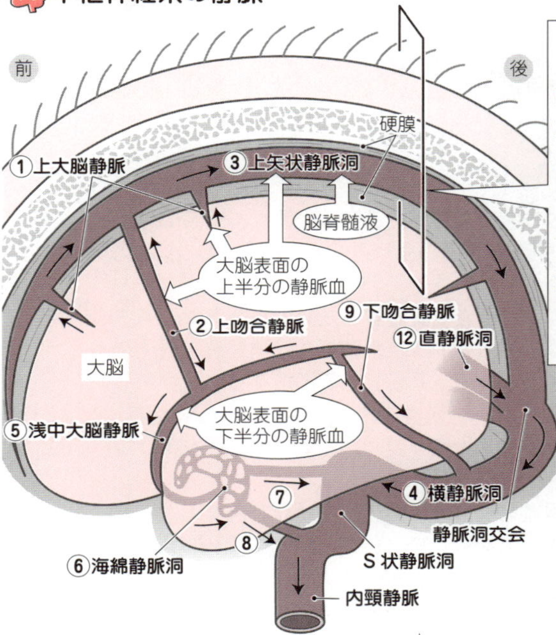
前
後
硬膜
①上大脳静脈
③上矢状静脈洞
脳脊髄液
大脳表面の
上半分の静脈血
⑨下吻合静脈
②上吻合静脈
⑫直静脈洞
大脳
大脳表面の
下半分の静脈血
⑤浅中大脳静脈
⑦
④横静脈洞
⑧
静脈洞交会
⑥海綿静脈洞
S状静脈洞
内頸静脈

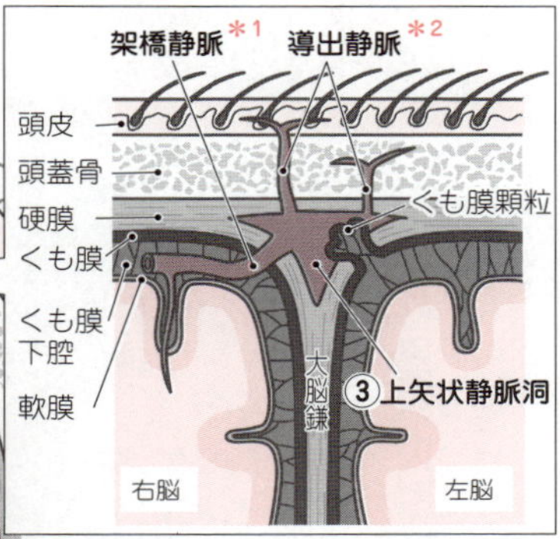
架橋静脈＊1
導出静脈＊2
頭皮
頭蓋骨
硬膜
くも膜顆粒
くも膜
くも膜
下腔
大脳鎌
③上矢状静脈洞
軟膜
右脳
左脳

＊1 脳表の静脈が硬膜静脈洞へ流れこむ途中で脳表を離れて，くも膜下腔～硬膜内葉を通過する部分を**架橋静脈**という．架橋静脈は，頭部外傷 201 で損傷を受けやすいという特徴がある．

＊2 脳の静脈には静脈弁が存在せず，血流の向きは一定していないため，**導出静脈**を介して頭蓋外の感染が頭蓋内に広がることがある．

大脳を外す

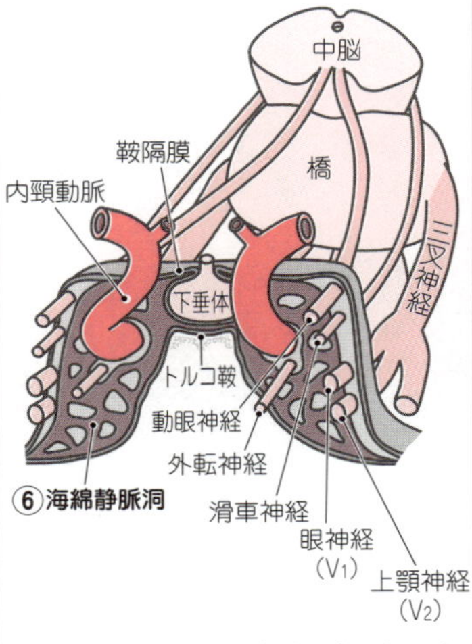
中脳
鞍隔膜
橋
内頸動脈
三叉神経
下垂体
トルコ鞍
動眼神経
外転神経
⑥海綿静脈洞
滑車神経
眼神経
(V1)
上顎神経
(V2)

海綿静脈洞と，その外壁の中には，内頸動脈のほかに動眼神経，滑車神経，外転神経，眼神経，上顎神経が通っている．

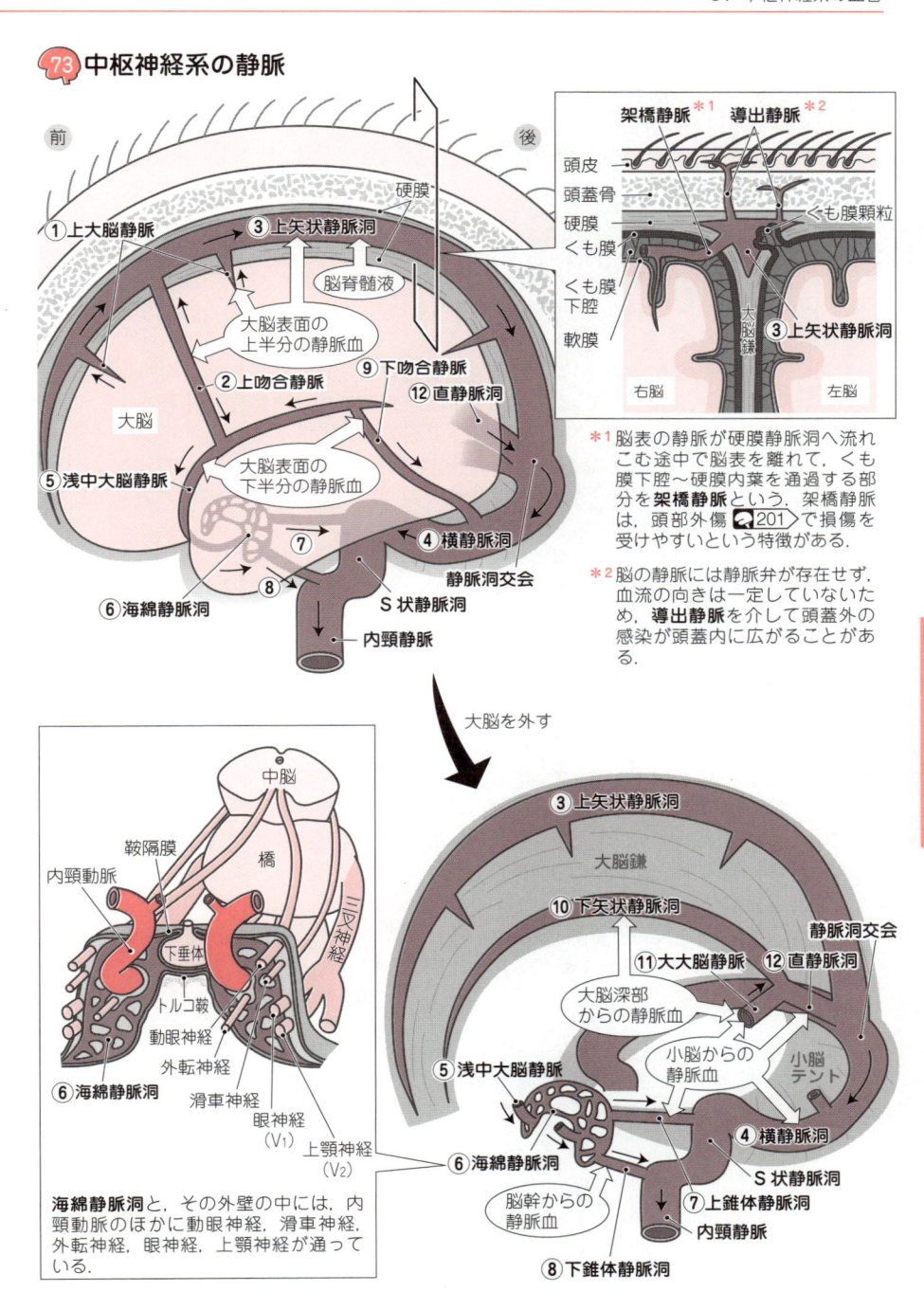

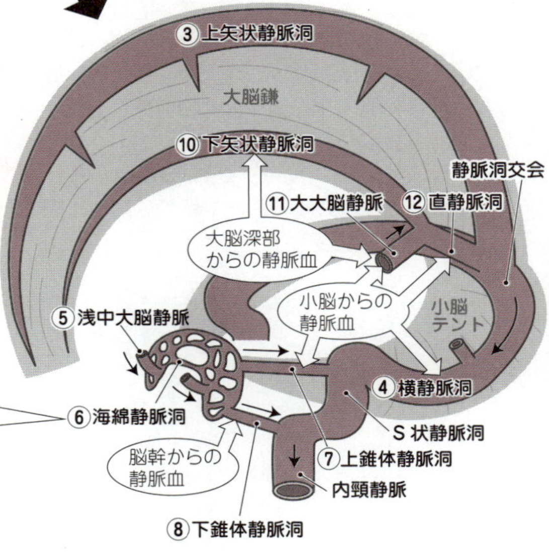
③上矢状静脈洞
大脳鎌
⑩下矢状静脈洞
静脈洞交会
⑪大大脳静脈
⑫直静脈洞
大脳深部
からの静脈血
小脳からの
静脈血
小脳
テント
⑤浅中大脳静脈
④横静脈洞
⑥海綿静脈洞
S状静脈洞
脳幹からの
静脈血
⑦上錐体静脈洞
内頸静脈
⑧下錐体静脈洞

10. 神経系の診察・検査

INTRO

神経系の診察・検査は非常に多彩で，これは複雑な神経系の形態や機能を多方面からの視点で評価しようとしたことの表れともいえます．

神経診察は，神経系のはたらきを評価するための身体診察の手法です．一つひとつの診察の手法はシンプルですが，神経系の機能を幅広く評価するために項目が多く，系統立てて理解する必要があります．この章では，**意識レベル**・**認知機能**の診察，**脳神経**系・**運動**系・**感覚**系・**自律神経**系それぞれの診察，**髄膜刺激症状**の診察を順に説明します．

神経系の検査では，組織を傷つけずに行うことができる画像検査が重要な位置を占めます．まず，それぞれの画像検査の原理の概要，および主な適応について説明します．**頭部CT**は短時間で多くの情報を得られるため，様々な疾患の精査やスクリーニングを目的に行われます．特に急性期の脳出血や頭部外傷などで有用です．**頭部MRI**は脳腫瘍，脳梗塞，変性疾患などを疑う際に行われます．これらの検査ではまず，正常の組織や構造物が各断面でどのように映るのか把握しましょう．**核医学検査**は認知症など，**脳血管造影**は脳血管障害などの疾患を疑う際に施行される画像検査です．

生理検査としては大脳の電気的活動を見る**脳波検査**，末梢神経や骨格筋，神経筋接合部の機能を評価する**筋電図検査**，および**神経伝導検査**があります．

神経系の代表的な検体検査は**脳脊髄液検査**です．腰部から脳脊髄液を採取して髄液圧や髄液の様態，および内容を評価します．

神経系の診察・検査の全体像
▶ 診察，画像検査，生理検査，検体検査

74 神経系の診察・検査の全体像

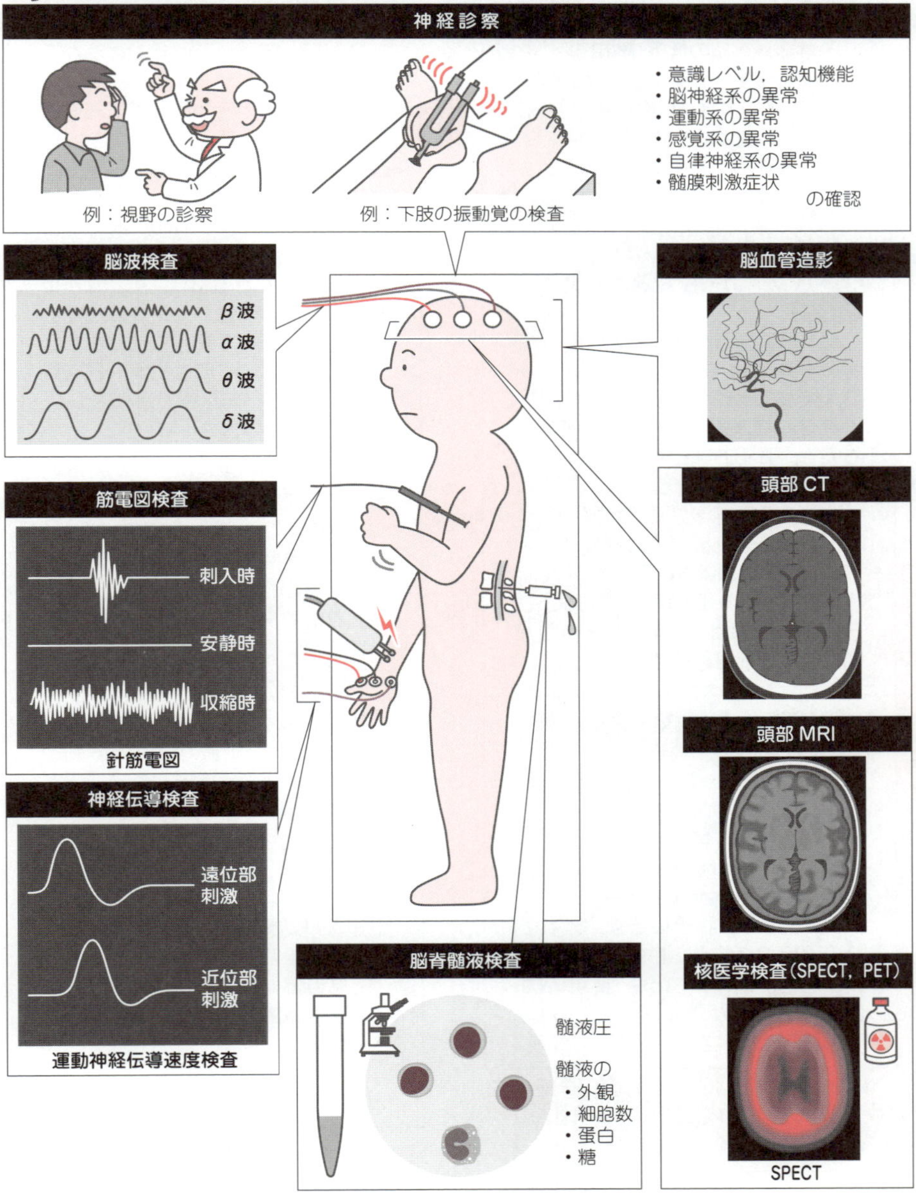
神経診察
例：視野の診察
例：下肢の振動覚の検査
・意識レベル，認知機能
・脳神経系の異常
・運動系の異常
・感覚系の異常
・自律神経系の異常
・髄膜刺激症状
の確認
脳波検査
β波
α波
θ波
δ波
脳血管造影
筋電図検査
刺入時
安静時
収縮時
針筋電図
頭部 CT
頭部 MRI
神経伝導検査
遠位部刺激
近位部刺激
運動神経伝導速度検査
脳脊髄液検査
髄液圧
髄液の
・外観
・細胞数
・蛋白
・糖
核医学検査(SPECT，PET)
SPECT

神経診察1～意識レベル・認知機能～

▶ 意識の水準と内容，認知機能を診る

意識の評価

意識障害186には

- 意識レベルの低下（意識混濁）（傾眠，昏迷，半昏睡，昏睡に分けられる）
- 認識内容の異常（意識変容）（せん妄，錯乱，もうろう状態など）

があります．

意識障害の程度を客観的に評価するために，次の2つの指標が用いられます．

ジャパン・コーマ・スケール（JCS）

ジャパン・コーマ・スケール（JCS：japan coma scale）は，意識レベルにより大まかに3段階で判定し，さらに，それぞれを3段階で細かく判定するもので，Ⅲ-3方式ともいいます．

- 意識清明は0
- Ⅰ（1桁）は刺激なしで覚醒
- Ⅱ（2桁）は刺激すると覚醒
- Ⅲ（3桁）は刺激をしても覚醒しない

状態です．Ⅰ～Ⅲのそれぞれが，さらに3つの段階に分けられ，点数が高いほど状態が悪いです．

グラスゴー・コーマ・スケール（GCS）

グラスゴー・コーマ・スケール（GCS：glasgow coma scale）は

- 開眼（E：eye opening）
- 言語（V：verbel response）
- 運動（M：motor response）

の3つの機能を評価します．それぞれの項目の点数と，合計点を併記します．合計点は3～15点で，点数が低いほど状態が悪く，一般に8点以下は重症とされます．

JCS，およびGCSの評価の詳細は右ページのイラスト内に示しています．

続いて，JCSによる評価の流れを説明します．程度の軽い刺激から順に加えていき，評価できない場合は刺激の程度を増していきます．

JCSによる評価の例

最初に，開眼しているかどうかを診ます．

こちらから働きかけなくても開眼していれば1桁です．この場合，質問への返答内容を診ます．

まず，今日の日付（時間の見当識），現在の場所はどこか（場所の見当識），問診者はだれか（人の見当識）を尋ねます．速やかに正答できれば0です．返答に時間を要する場合や，手がかりが必要な場合はⅠ-1です．これらがわからない場合は，名前と生年月日を尋ねます．どちらも正答できればⅠ-2，正答できない場合はⅠ-3です．

閉眼している場合は，どの程度の刺激で開眼するかを診ます．

通常のよびかけ，大声でよびかけながら体を揺さぶる，痛み刺激の順で，刺激の程度を増していきます．いずれかで開眼すれば2桁で，開眼させるのに要した刺激に基づいてスコアをつけます．

刺激を加えても開眼しない場合は3桁で，最大の刺激である痛み刺激に対する身体の反応を診てスコアをつけます．

医療面接では認知機能の診察も行います．

認知機能の診察

認知機能の診察では

- 見当識（時間，場所，人がわかるかどうか）
- 記憶（遠隔記憶，近時記憶，即時記憶）
- 計算
- 常識

に関する質問を行います．

75 神経診察1 ～意識レベル・認知機能～

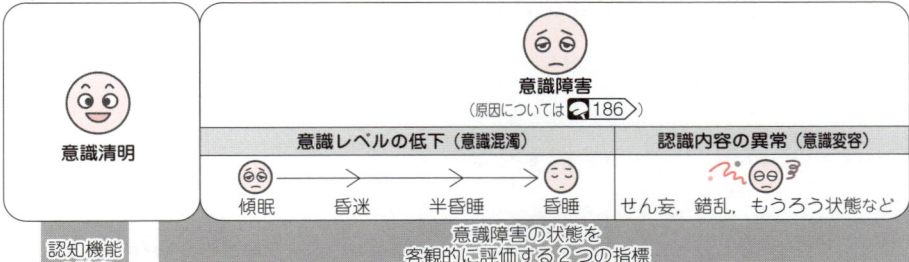

意識清明

意識障害
（原因については 186）

意識レベルの低下（意識混濁）	認識内容の異常（意識変容）
傾眠 → 昏迷 → 半昏睡 → 昏睡	せん妄，錯乱，もうろう状態など

認知機能の診察

意識障害の状態を客観的に評価する2つの指標

見当識

時間，場所，人を尋ねる．

- 今日は何月何日ですか．
- ここはどこだかわかりますか．
- 付き添いの方はどなたですか．

記憶

- 遠隔記憶
  - 卒業された小学校はどこですか．
- 近時記憶
  - 朝食は何を召し上がりましたか．
- 即時記憶
  - これから数字を言います．逆から言ってください．5・9・3

計算

100から7を順に引いていってください．100−7は？さらに7を引くと？……

常識

今の総理大臣はだれですか．

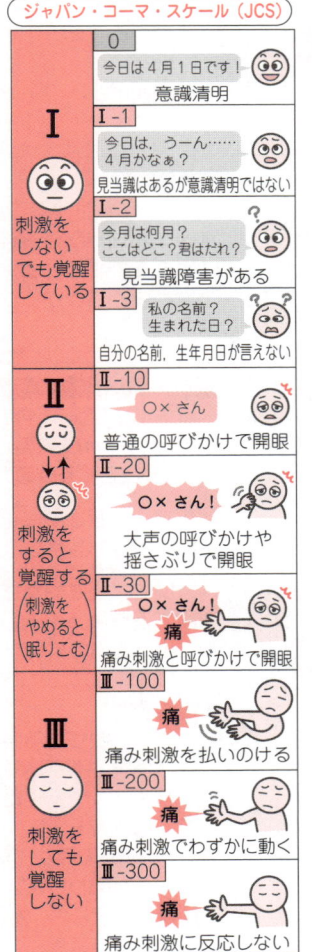

ジャパン・コーマ・スケール（JCS）

分類	点数	例	状態
	0	今日は4月1日です！	意識清明
Ⅰ 刺激をしないでも覚醒している	Ⅰ-1	今日は，うーん……4月かなぁ？	見当識はあるが意識清明ではない
	Ⅰ-2	今月は何月？ここはどこ？君はだれ？	見当識障害がある
	Ⅰ-3	私の名前？生まれた日？	自分の名前，生年月日が言えない
Ⅱ 刺激をすると覚醒する（刺激をやめると眠りこむ）	Ⅱ-10	○×さん	普通の呼びかけで開眼
	Ⅱ-20	○×さん！	大声の呼びかけや揺さぶりで開眼
	Ⅱ-30	○×さん！ 痛	痛み刺激と呼びかけで開眼
Ⅲ 刺激をしても覚醒しない	Ⅲ-100	痛	痛み刺激を払いのける
	Ⅲ-200	痛	痛み刺激でわずかに動く
	Ⅲ-300	痛	痛み刺激に反応しない

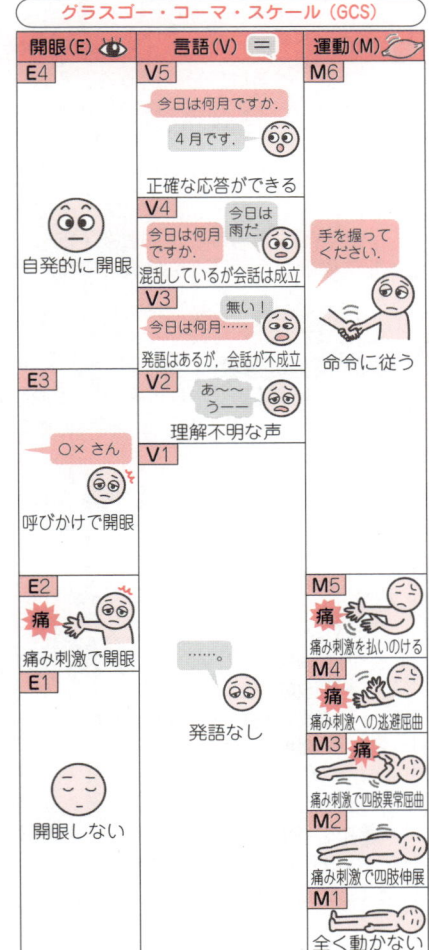

グラスゴー・コーマ・スケール（GCS）

開眼（E）

点数	例	状態
E4		自発的に開眼
E3	○×さん	呼びかけで開眼
E2	痛	痛み刺激で開眼
E1		開眼しない

言語（V）

点数	例	状態
V5	今日は何月ですか．／4月です．	正確な応答ができる
V4	今日は何月ですか．／今日は雨だ．	混乱しているが会話は成立
V3	今日は何月……／無い！	発語はあるが，会話が不成立
V2	あ～～う－－	理解不明な声
V1	……。	発語なし

運動（M）

点数	例	状態
M6	手を握ってください．	命令に従う
M5	痛	痛み刺激を払いのける
M4	痛	痛み刺激への逃避屈曲
M3	痛	痛み刺激で四肢異常屈曲
M2		痛み刺激で四肢伸展
M1		全く動かない

神経診察2～脳神経（Ⅱ，Ⅲ，Ⅳ，Ⅵ）～
▶ 眼の機能や動きに関わる脳神経の診察

眼に関わる脳神経の診察を解説します．

視野の診察

視野の診察は，視神経（Ⅱ）の機能を診る検査です．以下の方法で，視野狭窄の有無を評価します．

まず，患者さんに，片眼を手で覆い，もう片方の眼で検者の眼を見るよう指示します（視線の固定）．検者は，患者さんが覆った眼に向かい合う眼を閉じます．

次に，検者は自分が開けている眼の視野の右下端と左上端に指を置きます．そして，片方ずつ指を動かし，患者さんに動いた方を指すよう指示します．

続いて，検者は右上端と左下端に指を置きかえ，同様に検査します．

反対側の眼も同様に検査します．

対光反射の診察

対光反射118の診察は，視神経（Ⅱ）（入力），動眼神経（Ⅲ）（出力）の機能を診る検査です．

まず，患者さんに正面遠方を見るよう指示します．検者はペンライトの光を患者さんの視線の外側から当てます．次に，ペンライトを少しずつ正面へ移動させます．

正常ならば
- **両眼の瞳孔の収縮（縮瞳）**
  （光を当てた側の縮瞳＝直接対光反射，対側の縮瞳＝間接対光反射）

がみられます．

瞳孔の診察

瞳孔の診察は，動眼神経（Ⅲ）の機能を診る検査です．瞳孔の形（正円かどうか），直径（2.5～4.0mmが正常），左右差（瞳孔不同）の有無を診ます．

調節反射・輻輳反射の診察

調節反射・輻輳反射の診察は，視神経（Ⅱ）（入力），動眼神経（Ⅲ）（出力）の機能を診る検査です．

まず，患者さんの前方正面（50～60cmほど離れたところ）に検者の示指を置き，指先を見つめているよう指示します．

次に，そのまま指をゆっくり（15～20cmほど離れたところまで）近づけます．

正常ならば
- **両眼の瞳孔の収縮（縮瞳）＝調節反射**
- **両眼眼球の内転＝輻輳反射**

がみられます．

眼裂の診察

眼裂（眼の開いている部分）の診察は動眼神経（Ⅲ）の機能を診る検査です．

正面を向いて，上眼瞼（上まぶた）の下縁が瞳孔にかからなければ正常です．

眼位・眼球運動の診察

眼位および眼球運動の診察は，動眼神経（Ⅲ），滑車神経（Ⅳ），外転神経（Ⅵ）の機能を診る検査です．

まず，患者さんに正面を向いてもらい，眼位を診察します．

続いて，頭を動かさずに検者の指を眼で追うよう指示します．検者は指を上下左右の4方向に動かします．

眼振の診察

眼振は，眼がある方向に一定のリズムで反復する不随意運動です．原因に基づき，中枢性と末梢性に分けられ，動眼神経（Ⅲ），滑車神経（Ⅲ），外転神経（Ⅲ）のほか，前庭神経（Ⅷ）や小脳などが関わります．

眼振の向きには，水平性，垂直性，回旋性があります．

76 神経診察２～脳神経（Ⅱ，Ⅲ，Ⅳ，Ⅵ）～

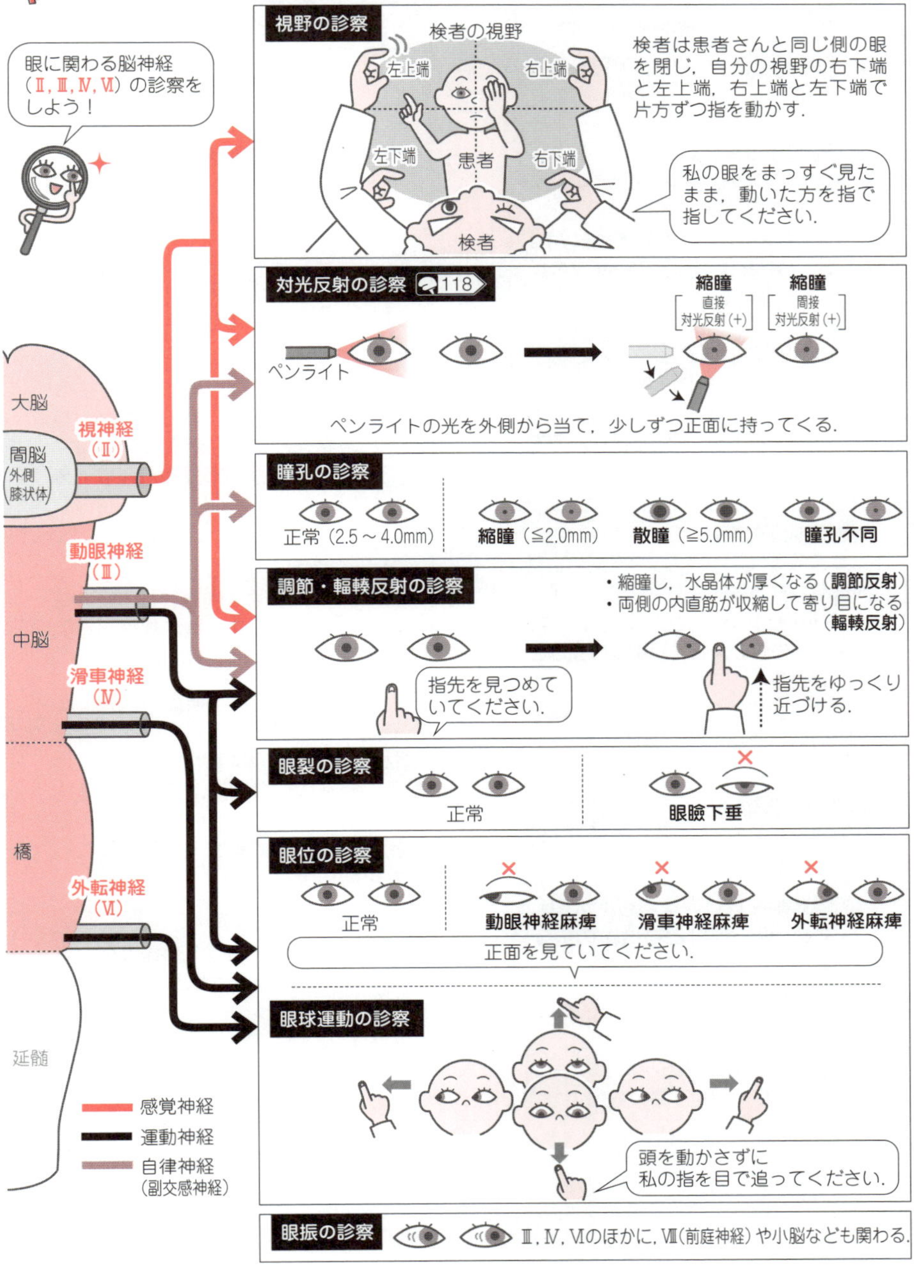

眼に関わる脳神経（Ⅱ，Ⅲ，Ⅳ，Ⅵ）の診察をしよう！
大脳
間脳（外側膝状体）
視神経（Ⅱ）
動眼神経（Ⅲ）
中脳
滑車神経（Ⅳ）
橋
外転神経（Ⅵ）
延髄
感覚神経
運動神経
自律神経（副交感神経）
視野の診察
検者の視野
左上端
右上端
左下端
右下端
患者
検者
検者は患者さんと同じ側の眼を閉じ，自分の視野の右下端と左上端，右上端と左下端で片方ずつ指を動かす．
私の眼をまっすぐ見たまま，動いた方を指で指してください．
対光反射の診察 118
ペンライト
縮瞳 直接対光反射（+）
縮瞳 間接対光反射（+）
ペンライトの光を外側から当て，少しずつ正面に持ってくる．
瞳孔の診察
正常（2.5～4.0mm）
縮瞳（≦2.0mm）
散瞳（≧5.0mm）
瞳孔不同
調節・輻輳反射の診察
・縮瞳し，水晶体が厚くなる（調節反射）
・両側の内直筋が収縮して寄り目になる（輻輳反射）
指先を見つめていてください．
指先をゆっくり近づける．
眼裂の診察
正常
眼瞼下垂
眼位の診察
正常
動眼神経麻痺
滑車神経麻痺
外転神経麻痺
正面を見ていてください．
眼球運動の診察
頭を動かさずに私の指を目で追ってください．
眼振の診察
Ⅲ，Ⅳ，Ⅵのほかに，Ⅷ（前庭神経）や小脳なども関わる．

神経診察3 ～脳神経（V，Ⅶ，Ⅷ）～

▶ 顔面の感覚と運動，聴力の診察

顔面の感覚と運動，聴力の診察について解説します．

顔面の感覚の診察

顔面の感覚の診察は，三叉神経（V）の機能を診る検査です．

- **3つの枝の支配領域［眼神経（V_1）は額，上顎神経（V_2）は頬，下顎神経（V_3）は顎］を順に刺激**

します．

触覚の検査はティッシュなどのやわらかいもので触れ，痛覚の検査はつまようじなどで軽く刺します．触覚，痛覚を感じるかを確認し，左右差を確認します．

角膜反射の診察

角膜反射 118 の診察は，三叉神経第1枝［眼神経（V_1）］（入力）と，顔面神経（Ⅶ）（出力）の機能を診る検査です．

- **一方の眼の角膜を脱脂綿の先などで刺激**

します．正常であれば両側の眼輪筋が収縮して両眼が閉じます．

咀嚼筋の診察

咀嚼筋の診察は，三叉神経（V）の機能を診る検査です．

咀嚼運動を繰り返すよう指示し

- **こめかみ（側頭筋）と頬（咬筋）の辺りを触診**

し，左右差を診ます．

続いて

- **口を大きく開ける**

よう指示し，下顎の偏位（左右のずれ）の有無を診ます．

表情筋の診察

表情筋の診察は，顔面神経（Ⅶ）の機能を診る検査です．次の3カ所を診ます．

眉毛を持ち上げるように上を見て

- **額にしわを寄せる**

よう指示します．額のしわの有無と，左右差を診ます（前頭筋など）．

- **両眼を固く閉じる**

よう指示します．まつげが隠れているかどうかと，左右差を診ます（眼輪筋など）．

- **歯を見せて「イー」と発音する**

よう指示します．口角の持ち上がり方の左右差と，鼻唇溝（いわゆるほうれい線）が出現するかどうかを診ます（口輪筋など）．

聴力の診察

聴力の診察は，内耳神経（Ⅷ）の機能を診る検査です．指こすり，音叉の2つの方法で評価します．

- **指こすりによる検査**

では，まず母指と示指をこすり合わせ，検者自身の耳でわずかに聴こえる距離を確認します．そして患者さんの耳から同じ距離のところで再度指をこすり，患者さんが聴き取れるか確認します．

- **音叉による検査**

では，音叉を鳴らして患者さんの耳の近くに置き，聴き取れなくなったら知らせてもらいます．検者は，その時点で，すばやく音叉の音が聴こえるかどうか確認します．

77 神経診察3～脳神経（Ⅴ，Ⅶ，Ⅷ）～

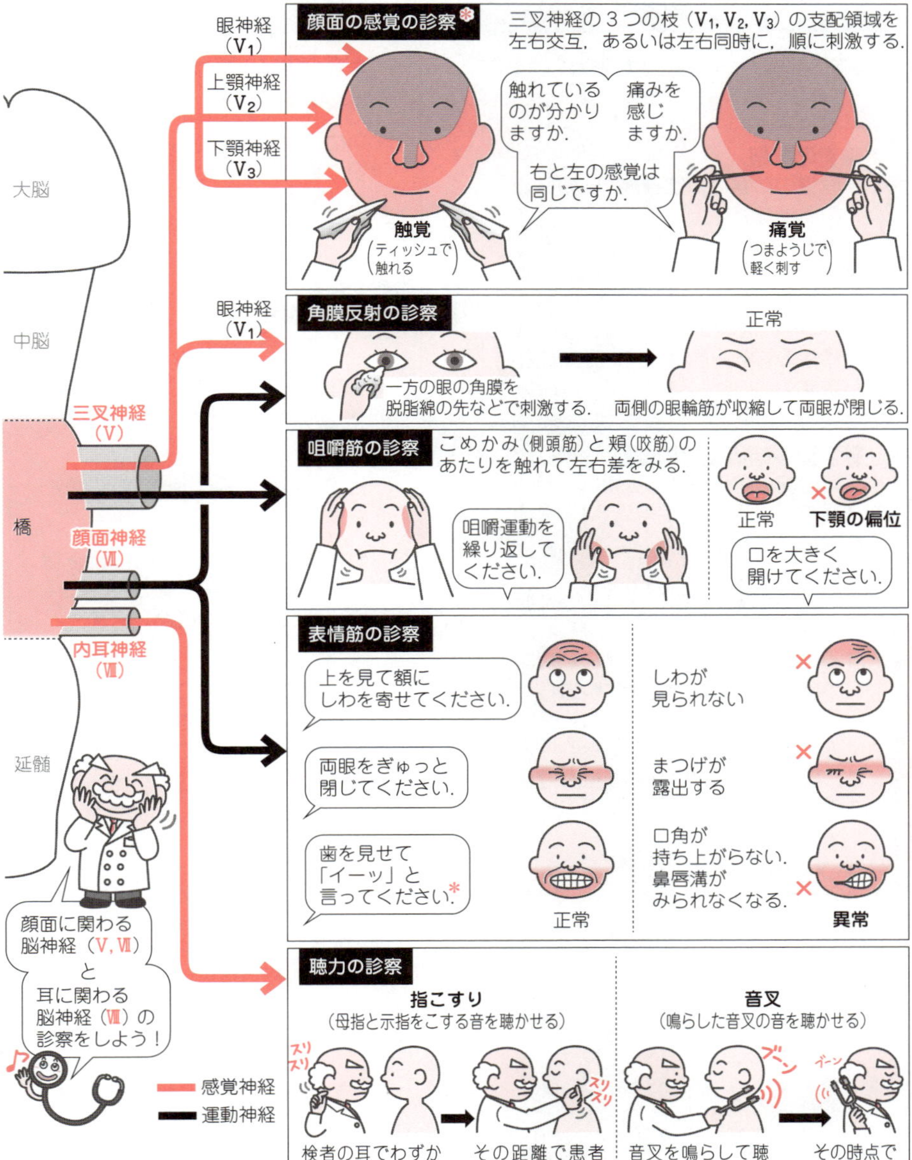

大脳
中脳
橋
延髄
三叉神経（Ⅴ）
顔面神経（Ⅶ）
内耳神経（Ⅷ）
眼神経（V1）
上顎神経（V2）
下顎神経（V3）
顔面の感覚の診察*
三叉神経の3つの枝（V1, V2, V3）の支配領域を左右交互，あるいは左右同時に，順に刺激する．
触れているのが分かりますか．
痛みを感じますか．
右と左の感覚は同じですか．
触覚（ティッシュで触れる）
痛覚（つまようじで軽く刺す）
眼神経（V1）
角膜反射の診察
正常
一方の眼の角膜を脱脂綿の先などで刺激する．
両側の眼輪筋が収縮して両眼が閉じる．
咀嚼筋の診察
こめかみ（側頭筋）と頬（咬筋）のあたりを触れて左右差をみる．
咀嚼運動を繰り返してください．
正常
下顎の偏位
口を大きく開けてください．
表情筋の診察
上を見て額にしわを寄せてください．
両眼をぎゅっと閉じてください．
歯を見せて「イーッ」と言ってください．*
正常
しわが見られない
まつげが露出する
口角が持ち上がらない．鼻唇溝がみられなくなる．
異常
聴力の診察
指こすり（母指と示指をこする音を聴かせる）
ズリズリ
検者の耳でわずかに聴こえる距離を確認する．
その距離で患者さんが聴き取れるか確認する．
音叉（鳴らした音叉の音を聴かせる）
ブーン
音叉を鳴らして聴いてもらい，聴き取れなくなったら言ってもらう．
その時点で検者も聴こえるか比較する．
顔面に関わる脳神経（V, Ⅶ）と耳に関わる脳神経（Ⅷ）の診察をしよう！
感覚神経
運動神経

* 顔面の感覚と顔面下部の表情筋は片側性支配なため 113，片側（反対側）の中枢神経系の障害によっても異常が生じる．

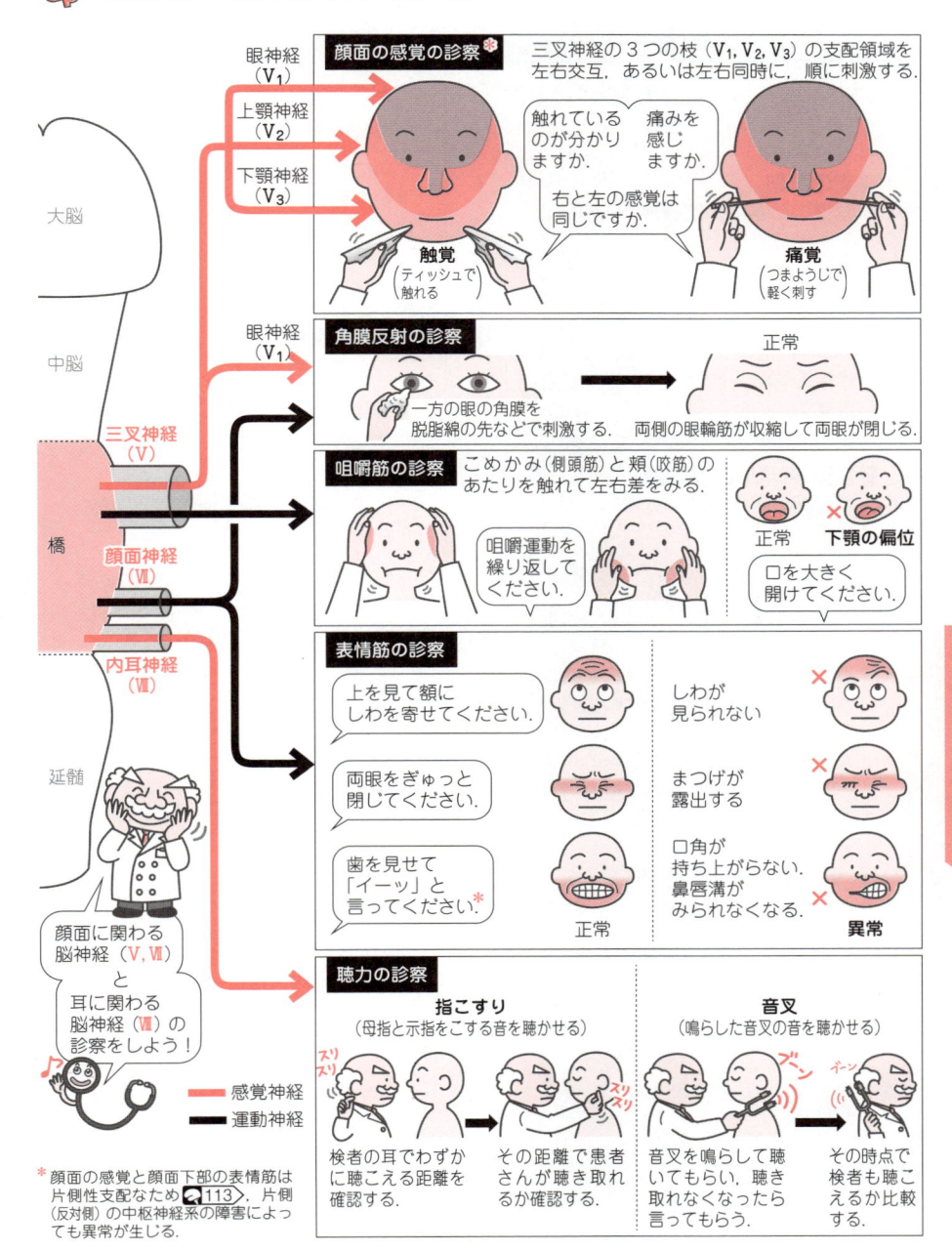

神経診察4～脳神経（Ⅰ，Ⅸ，Ⅹ，Ⅺ，Ⅻ）～

▶ 嗅覚，口腔，首の診察

嗅覚の診察と，口腔および頸部の診察について解説します．

嗅覚の診察

嗅覚の診察は，嗅神経（Ⅰ）の機能を診る検査です．

患者さんに閉眼を指示し，一方の鼻孔を指でふさいでもらいます．もう一方で，匂い（石鹸やコーヒーなど，刺激の少ないもの）を嗅いでもらいます．嗅覚異常の有無，および左右差を確認します．

軟口蓋・咽頭後壁の診察

軟口蓋・咽頭後壁の診察は，舌咽神経（Ⅸ），および迷走神経（Ⅹ）の機能を診る検査です．

患者さんに

- **大きく開口して「アー」と長く発声**

するよう指示します．両側の軟口蓋の挙上と，口蓋垂が正中に位置しているか確認します．

左右どちらかに障害がある場合は，口蓋垂，および咽頭後壁が健側へ偏位し，これを

- カーテン徴候

といいます．

胸鎖乳突筋の診察

胸鎖乳突筋の診察は，副神経（Ⅺ）の機能を診る検査です．

まず，患者さんに側方を向くよう指示します．

次に，患者さんが向いている側の下顎に手をあて，患者さんの顔を押します．患者さんに

- **抵抗するように力を入れる**

よう指示します．その際に，反対の手で患者さんの胸鎖乳突筋が収縮しているかを触診します．

反対側も同様に診察を行い，左右差を診ます．

舌の診察

舌の診察は，舌下神経（Ⅻ）の機能を診る検査です．

患者さんに開口を指示し，舌を観察します．舌の萎縮，細かいふるえ（線維束性収縮）がないか確認します．

続いて

- **舌をまっすぐ前に出す**

よう指示し，舌の運動を診ます．舌が前に出るか，および舌の偏位がないか確認します．

78 神経診察4～脳神経（Ⅰ，Ⅸ，Ⅹ，Ⅺ，Ⅻ）～

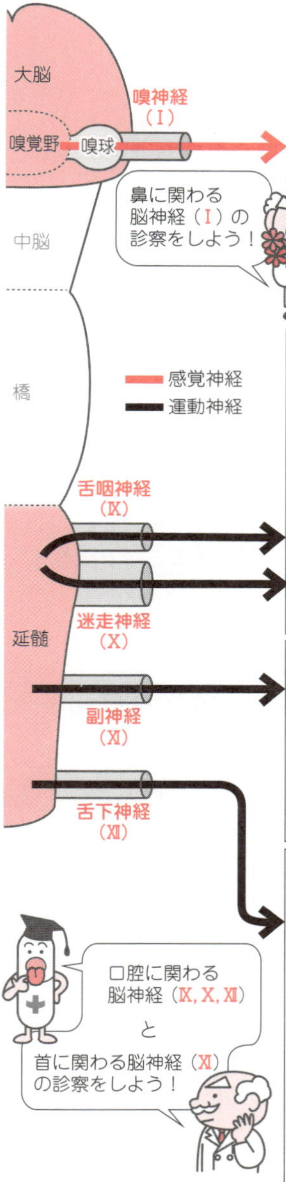

大脳
嗅神経（Ⅰ）
嗅覚野
嗅球
鼻に関わる脳神経（Ⅰ）の診察をしよう！
中脳
橋
感覚神経
運動神経
舌咽神経（Ⅸ）
迷走神経（Ⅹ）
延髄
副神経（Ⅺ）
舌下神経（Ⅻ）
口腔に関わる脳神経（Ⅸ，Ⅹ，Ⅻ）と首に関わる脳神経（Ⅺ）の診察をしよう！

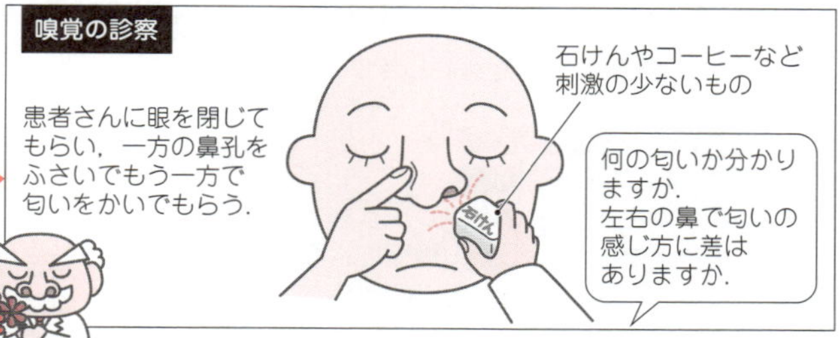

嗅覚の診察
患者さんに眼を閉じてもらい，一方の鼻孔をふさいでもう一方で匂いをかいでもらう．
石けんやコーヒーなど刺激の少ないもの
石けん
何の匂いか分かりますか．左右の鼻で匂いの感じ方に差はありますか．

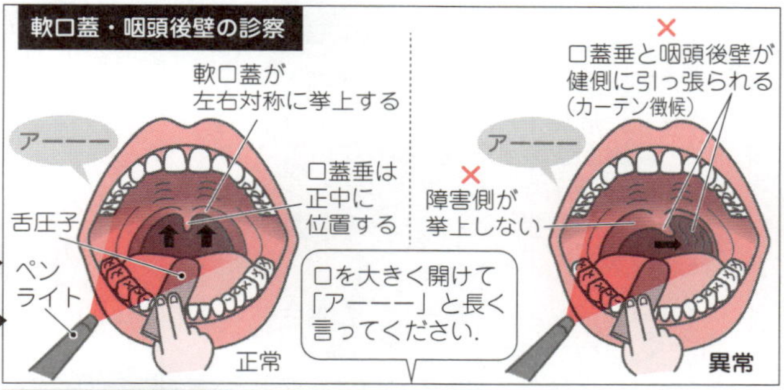

軟口蓋・咽頭後壁の診察
軟口蓋が左右対称に挙上する
アーーー
口蓋垂は正中に位置する
舌圧子
ペンライト
口を大きく開けて「アーーー」と長く言ってください．
正常
口蓋垂と咽頭後壁が健側に引っ張られる（カーテン徴候）
障害側が挙上しない
異常

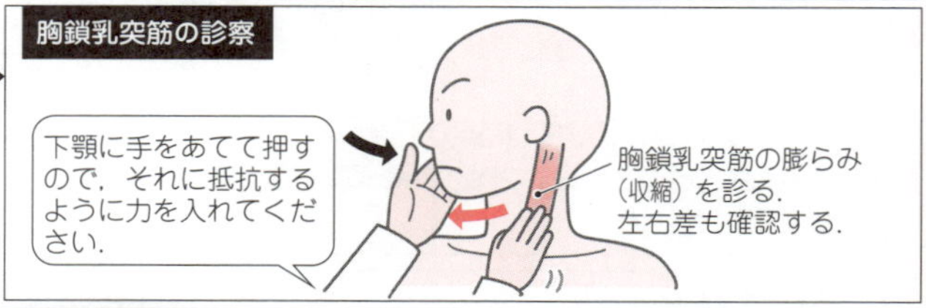

胸鎖乳突筋の診察
下顎に手をあてて押すので，それに抵抗するように力を入れてください．
胸鎖乳突筋の膨らみ（収縮）を診る．左右差も確認する．

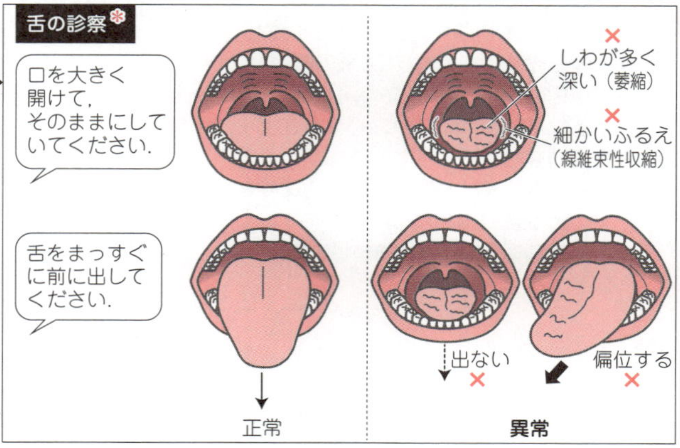

舌の診察*
口を大きく開けて，そのままにしていてください．
しわが多く深い（萎縮）
細かいふるえ（線維束性収縮）
舌をまっすぐに前に出してください．
出ない
偏位する
正常
異常

*舌の運動は片側性支配なため 113 片側（反対側）の中枢神経系の障害によっても異常が生じる．

神経診察 5 ～運動系 1 ～

▶ 姿勢保持や運動の様子などを診る

運動系の診察について解説します.

上肢バレー徴候の診察
ミンガッツィーニ試験

中枢性の原因（脳の疾患など），すなわち上位運動ニューロンの障害により生じる，片側性の筋力低下の有無を診る検査です.

上肢バレー徴候の診察では，患者さんに両手を前に伸ばし，指同士をつけ，手掌を上に向けた姿勢をとらせます．閉眼し，この姿勢を維持できれば正常です.

- **片側上肢の下降，肘関節の屈曲，前腕の回内**

がみられた場合，上肢バレー徴候陽性とします.

ミンガッツィーニ試験は，患者さんに仰臥位（ぎょうがい）で股関節と膝関節を90°に屈曲させた姿勢をとらせます．閉眼し，この姿勢を維持できれば正常です.

- **片側大腿，および下腿の下降**

がみられた場合，ミンガッツィーニ徴候陽性とします.

不随意運動の診察

不随意運動は意思に関係なく生じる体の動きで，錐体外路系の障害（大脳基底核の病変など）や小脳の病変などでみられます．いくつかの種類があり，代表的なものとして

- **振戦**（一般的にいうふるえのこと．安静時振戦，企図振戦などがある）
- **舞踏運動**（無目的で不規則な速い運動）

などがあります.

指鼻指（ゆびはなゆび）試験　踵膝（かかとひざ）試験
手回内（かいない）・回外（かいがい）試験

小脳の障害を診る検査です.

指鼻指試験では検者の示指と自身の鼻を交互に触るよう指示します.

- **企図振戦**［目標（検者の示指，自身の鼻）に近づくと，ふるえが大きくなる］
- **測定障害**（目標を通り過ぎる，あるいは目標に届かない）

がみられる場合は異常です.

踵膝試験は仰臥位で行います．踵を反対側の足の膝に乗せ，すねに沿って滑らせる動作を反復させます.

踵を膝の上に乗せられるか，踵がすね上をまっすぐ移動しているか，を確認します．困難な場合や動作がぎこちない場合は異常です.

手回内・回外試験では，両手の回内と回外（手首を回す動作）を，できるだけ速く反復するよう指示します.

回転の軸が不安定，動きが遅い，リズムの乱れなどは異常所見です.

筋トーヌス（筋緊張）の診察

骨格筋は力を抜いたときにも姿勢保持などのために収縮しており，これを筋トーヌスといいます.

上肢は肘関節，下肢は膝関節を診察します．患者さんを脱力させ，検者が患者さんの関節の屈曲と伸展を繰り返して抵抗感を診ます.

筋トーヌスの異常には亢進と低下があり，亢進には

- **痙縮**（あるところで突然抵抗が減弱する，**折りたたみナイフ現象**がみられる．上位運動ニューロンの障害で生じる）
- **固縮**（一様に抵抗がある**鉛管現象**や，抵抗が断続的にみられる**歯車現象**がみられる．大脳基底核の障害で生じる）

があります．低下には

- **弛緩**（小脳の障害，下位運動ニューロンの障害，骨格筋の障害で生じる）

があります.

79 神経診察５～運動系１～

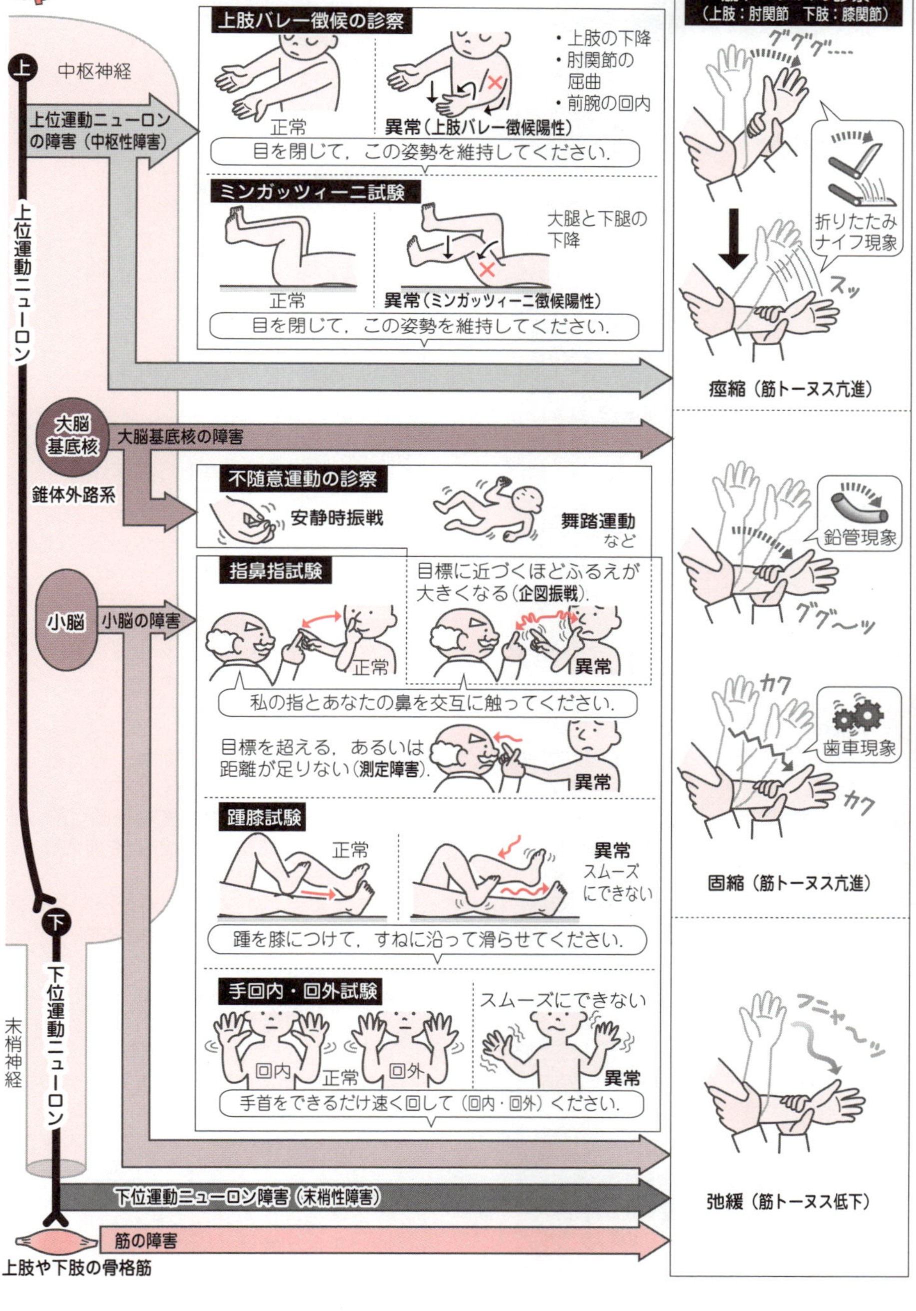

上
中枢神経
上位運動ニューロンの障害（中枢性障害）
上位運動ニューロン
上肢バレー徴候の診察
正常
異常（上肢バレー徴候陽性）
・上肢の下降
・肘関節の屈曲
・前腕の回内
目を閉じて，この姿勢を維持してください．
ミンガッツィーニ試験
大腿と下腿の下降
正常
異常（ミンガッツィーニ徴候陽性）
目を閉じて，この姿勢を維持してください．
筋トーヌスの診察
（上肢：肘関節　下肢：膝関節）
ググッ…
折りたたみナイフ現象
スッ
痙縮（筋トーヌス亢進）
大脳基底核
大脳基底核の障害
錐体外路系
不随意運動の診察
安静時振戦
舞踏運動
など
鉛管現象
ググ～ッ
カク
歯車現象
カク
固縮（筋トーヌス亢進）
小脳
小脳の障害
指鼻指試験
目標に近づくほどふるえが大きくなる（企図振戦）．
正常
異常
私の指とあなたの鼻を交互に触ってください．
目標を超える，あるいは距離が足りない（測定障害）．
異常
踵膝試験
正常
異常
スムーズにできない
踵を膝につけて，すねに沿って滑らせてください．
手回内・回外試験
回内
正常
回外
スムーズにできない
異常
手首をできるだけ速く回して（回内・回外）ください．
フニャ～ッ
下
下位運動ニューロン
末梢神経
下位運動ニューロン障害（末梢性障害）
弛緩（筋トーヌス低下）
筋の障害
上肢や下肢の骨格筋

神経診察 6 〜運動系 2・反射〜
▶ 反射および歩行の観察と筋力検査

反射の診察は，患者さんの意識レベルにかかわらず行うことができます．

反射の診察（反射のしくみは 118）

神経診察では

- **病的反射，腱反射，表在反射**

を診ます．

病的反射は通常ではみられない反射です．バビンスキー反射は，つまようじの頭などで，患者さんの足底外縁を踵側から小趾の付け根付近までこすり上げることで観察します．

- **母趾が背屈し，他の足趾が扇状に開く**

状態をバビンスキー反射陽性と評価します．

このほか，足ではチャドック反射［外果（外くるぶし）の下を後ろから前にこすると母趾の背屈と他の足趾が扇状に開く］，手ではホフマン反射（中指の爪をはじくと母指が屈曲する），トレムナー反射（中指の手掌面をはじくと母指が屈曲する）を診ます．

腱反射は腱に伸展刺激を加えると筋が収縮するもので，膝蓋腱反射（大腿四頭筋）のほか，下顎反射（咬筋），上腕二頭筋反射，上腕三頭筋反射，橈骨反射（腕橈骨筋），アキレス腱反射（下腿三頭筋）を診ます．

上位運動ニューロンの障害では，隣接する錐体外路 114 も障害されて筋収縮の抑制が外れます．そのため病的反射がみられ，腱反射は亢進します．

下位運動ニューロン，筋，感覚神経のいずれかの障害では腱反射は減弱・消失します．

表在反射は，皮膚や粘膜を刺激すると筋が収縮する反射です．神経診察では図に示した腹壁反射を診ます．減弱・消失があれば異常です．

歩行の観察や筋力検査はシンプルながら，神経系の様々な異常を反映します．

歩行の観察

代表的な歩行の異常には，次のようなものがあります．

- **痙性片麻痺歩行**

は，麻痺のため片側の下肢が伸展した状態での歩行です（麻痺側がコンパスのように円弧を描くため，ぶん回し歩行ともいう）．

- **パーキンソン歩行**

は，前かがみの姿勢で，小刻みに歩行します．手はあまり振らず，すくみ足や突然の加速がみられます．

- **酩酊様歩行**

は，両足を左右に開いた状態での歩行で，全身の動揺がみられます．

- **鶏歩**

は，膝を高く上げ，つま先から投げ出すような歩行です．

握力検査・徒手筋力検査

握力は握力計を用いて両側を計測します．必ず利き手を確認します．

徒手筋力検査（MMT：manual muscle test）では，検者が力を加え，患者さんがどの程度抵抗できるかを診て

5：強い抵抗を加えても運動可能
4：重力，および弱い抵抗を加えても運動可能
3：重力に逆らい運動可能だが，それ以上の抵抗が加わると運動不能
2：重力の影響を除けば運動可能
1：筋収縮はみられるが運動不能
0：筋収縮が全くみられない

の6段階で筋力を評価します．

評価の際は，まず抵抗を加えずに運動を観察して，3以上か3未満かを判定します．

筋萎縮・線維束性収縮の観察

筋萎縮は母指球筋で観察します．線維束性収縮（筋の自発的な収縮）は，筋萎縮に伴い生じることが多いです．

80 神経診察6～運動系2・反射～

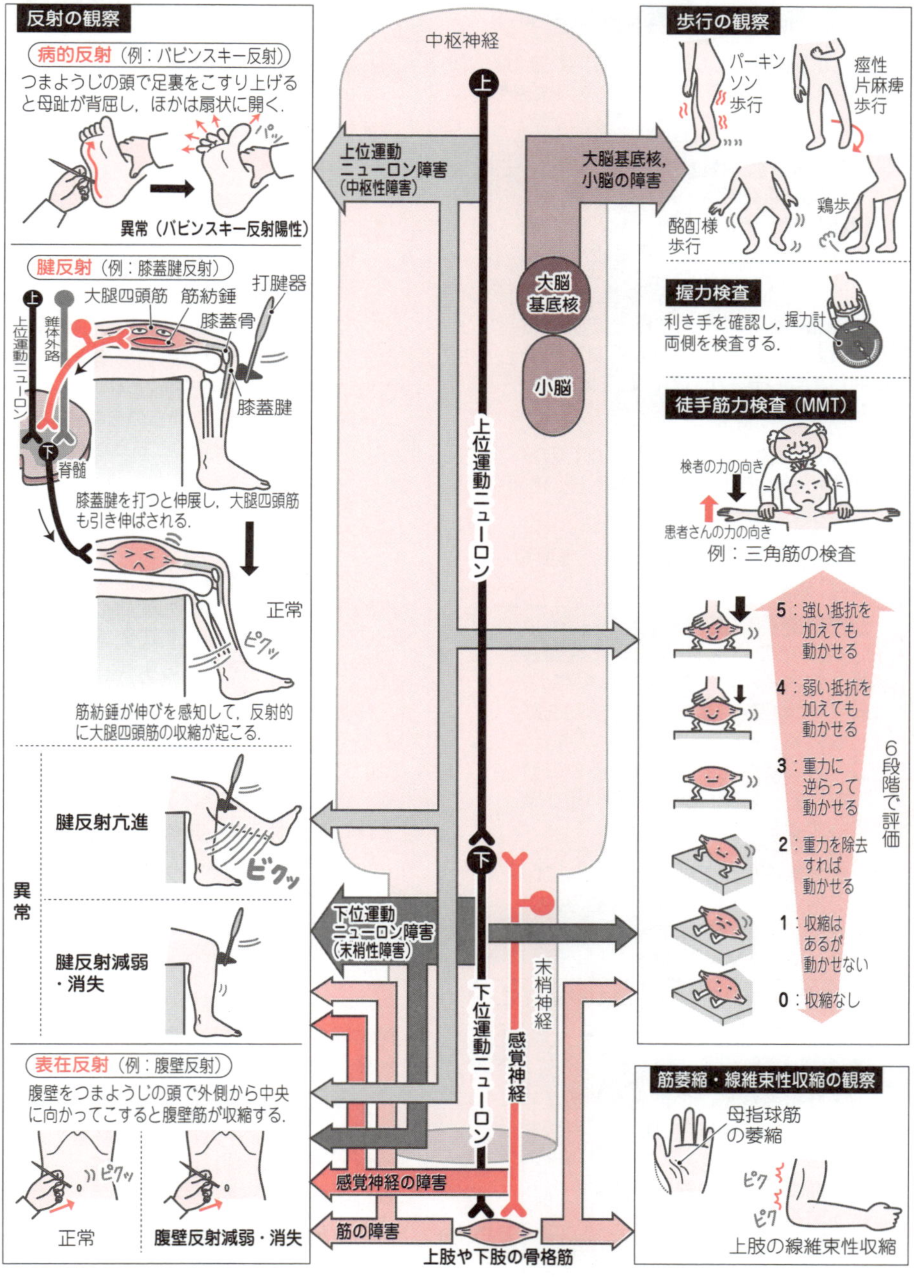

反射の観察
病的反射（例：バビンスキー反射）
つまようじの頭で足裏をこすり上げると母趾が背屈し，ほかは扇状に開く．
パッ
異常（バビンスキー反射陽性）
腱反射（例：膝蓋腱反射）
上
上位運動ニューロン
錐体外路
大腿四頭筋
筋紡錘
打腱器
膝蓋骨
膝蓋腱
下
脊髄
膝蓋腱を打つと伸展し，大腿四頭筋も引き伸ばされる．
正常
ピクッ
筋紡錘が伸びを感知して，反射的に大腿四頭筋の収縮が起こる．
異常
腱反射亢進
ビクッ
腱反射減弱・消失
表在反射（例：腹壁反射）
腹壁をつまようじの頭で外側から中央に向かってこすると腹壁筋が収縮する．
ピクッ
正常
腹壁反射減弱・消失
中枢神経
上
上位運動ニューロン障害（中枢性障害）
大脳基底核，小脳の障害
大脳基底核
小脳
上位運動ニューロン
下
下位運動ニューロン障害（末梢性障害）
末梢神経
下位運動ニューロン
感覚神経
感覚神経の障害
筋の障害
上肢や下肢の骨格筋
歩行の観察
パーキンソン歩行
痙性片麻痺歩行
酩酊様歩行
鶏歩
握力検査
利き手を確認し，両側を検査する．
握力計
徒手筋力検査（MMT）
検者の力の向き
患者さんの力の向き
例：三角筋の検査
5：強い抵抗を加えても動かせる
4：弱い抵抗を加えても動かせる
3：重力に逆らって動かせる
2：重力を除去すれば動かせる
1：収縮はあるが動かせない
0：収縮なし
6段階で評価
筋萎縮・線維束性収縮の観察
母指球筋の萎縮
ピク
ピク
上肢の線維束性収縮

神経診察 7 〜感覚系〜
▶ 触覚，痛覚，深部感覚の検査

感覚系の診察について解説します．まず，表在感覚である触覚，および痛覚の検査です．

触覚・痛覚の検査

触覚の検査では，右腕と左腕，右脚と左脚をティッシュペーパーで軽く触れます．触覚があることを確認し，左右差を確認します．

痛覚の検査では，右腕と左腕，右脚と左脚をつまようじの先端で軽く刺します．痛覚があることを確認し，左右差を確認します．

必要に応じて同側の上下肢での差や，同一肢の体幹に近い側と遠い側で差があるか確認します．

続いて，深部感覚の診察です．振動覚と位置覚の検査があります．

深部感覚の検査

振動覚の検査では音叉を振動させ，患者さんの関節（上肢では橈骨茎状突起，下肢では内果）に当てます．振動を感じなくなったら知らせるよう指示し，その時点で検者の同じ部位に音叉を当て，振動が止まっているか確認します．

位置覚の検査では，患者さんに閉眼を指示し，母趾の側面を掴み，上または下に動かします．どちらに動いたか答えてもらいます．

深部感覚異常のスクリーニング検査に，ロンベルグ試験があります．

ロンベルグ試験

まず患者さんにつま先をそろえて立ってもらいます．続いて，閉眼を指示し

- **開眼時に体の動揺がなく閉眼すると動揺する**

場合がロンベルグ徴候陽性です．

温痛覚と深部感覚が異なる伝導路を伝わることを手がかりに，感覚異常の分布から障害部位を推定できます．

感覚異常の分布と原因

温痛覚の伝導路（脊髄視床路 104）は

- **脊髄へ入ると交叉してから上行**

します．

深部感覚の伝導路（後索-内側毛帯路 106）は

- **脊髄へ入ると同側を上行して延髄で対側へ交叉**

します．

これらをふまえて，感覚異常と障害部位の対応を考える際には

- **障害部位には同側からの伝導路，対側からの伝導路のどちらが通っているか**
  （障害部位より下で交叉しているか，いないか）

を考えます．

例えば，大脳皮質には温痛覚，深部感覚の情報がいずれも交叉してから伝わるため，大脳皮質の障害では対側の全感覚異常が生じます．

脊髄半側の障害では，障害レベルより下から上行してくる伝導路が，既に交叉してきたかどうかを考えます．温痛覚の伝導路は交叉してから上行してくるため，障害レベルより下の，対側の温痛覚異常が生じます．深部感覚の伝導路はまだ交叉していないため，障害レベルより下の，同側の深部感覚異常が生じます（解離性感覚障害）．

障害レベルでは障害側の全ての感覚情報が入力できなくなり，同側の全感覚異常が生じます．

末梢神経の障害では，神経根の障害ではデルマトームに，単一神経の障害では個々の神経の支配領域に一致した全感覚異常が生じます．

後索の障害では温痛覚は正常で，深部感覚のみ異常がみられます．

81 神経診察7～感覚系～

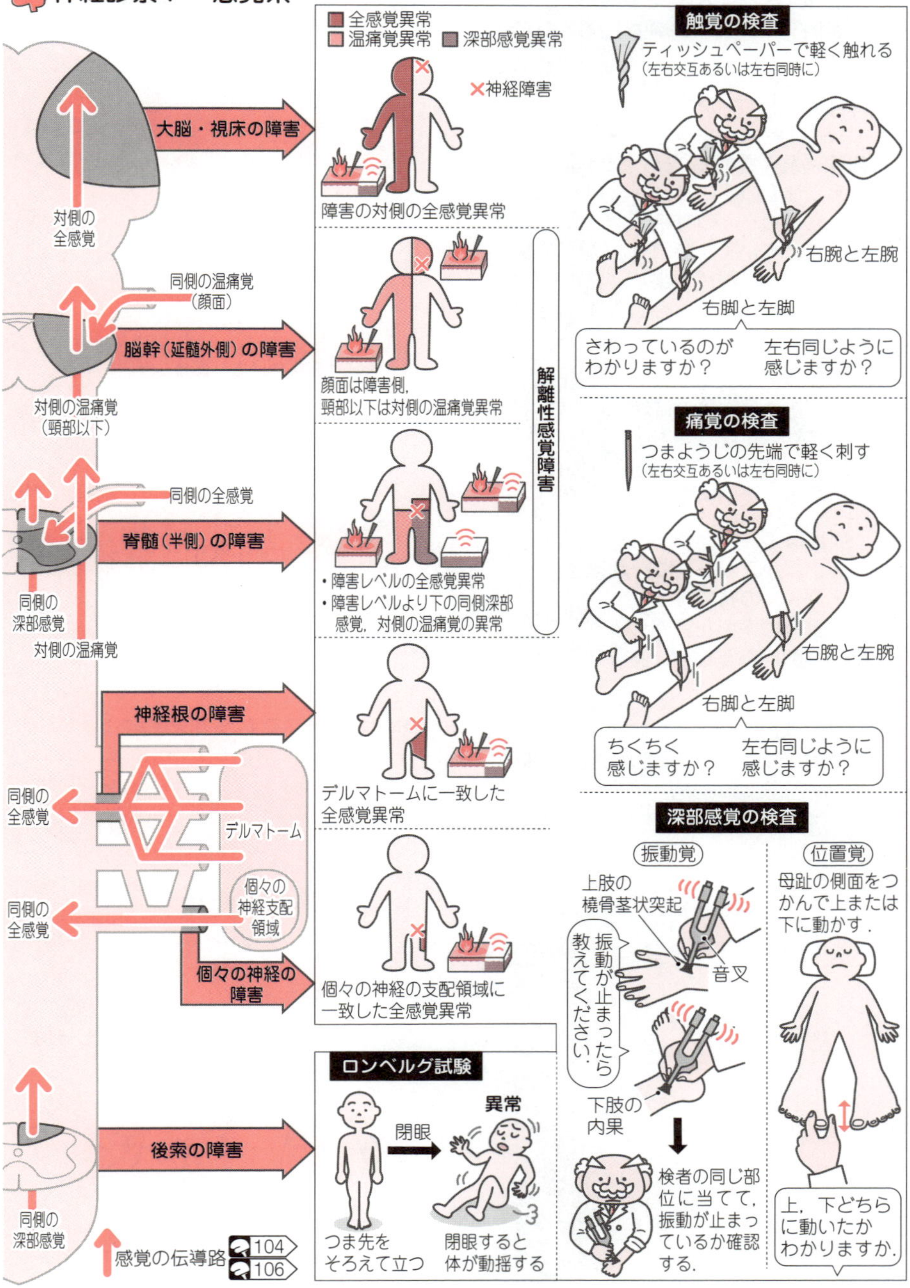
全感覚異常
温痛覚異常
深部感覚異常
×神経障害
大脳・視床の障害
対側の全感覚
障害の対側の全感覚異常
同側の温痛覚（顔面）
脳幹（延髄外側）の障害
対側の温痛覚（頸部以下）
顔面は障害側，頸部以下は対側の温痛覚異常
解離性感覚障害
同側の全感覚
脊髄（半側）の障害
同側の深部感覚
対側の温痛覚
・障害レベルの全感覚異常
・障害レベルより下の同側深部感覚，対側の温痛覚の異常
神経根の障害
同側の全感覚
デルマトーム
デルマトームに一致した全感覚異常
同側の全感覚
個々の神経支配領域
個々の神経の障害
個々の神経の支配領域に一致した全感覚異常
後索の障害
同側の深部感覚
感覚の伝導路
104
106
触覚の検査
ティッシュペーパーで軽く触れる
（左右交互あるいは左右同時に）
右腕と左腕
右脚と左脚
さわっているのがわかりますか？
左右同じように感じますか？
痛覚の検査
つまようじの先端で軽く刺す
（左右交互あるいは左右同時に）
右腕と左腕
右脚と左脚
ちくちく感じますか？
左右同じように感じますか？
深部感覚の検査
振動覚
上肢の橈骨茎状突起
音叉
振動が止まったら教えてください．
下肢の内果
検者の同じ部位に当てて，振動が止まっているか確認する．
位置覚
母趾の側面をつかんで上または下に動かす．
上，下どちらに動いたかわかりますか．
ロンベルグ試験
閉眼
異常
つま先をそろえて立つ
閉眼すると体が動揺する

神経診察 8 ～自律神経系～

▸ 内臓機能に関する詳細な問診を行う

自律神経系の機能を診るために，次のような症候について問診します．

自律神経系の機能を診る問診内容

起立性低血圧について

- **立ちくらみの有無**

や，立っているときに気が遠くなることがないか質問します．立ちくらみがある場合，圧受容器反射 98 の障害などを疑います．

排便障害について

- **便秘や便失禁の有無**

を質問します．便秘は排便反射 128 の障害，便失禁は排便の抑制の障害を疑います．

排尿障害について

- **排尿がスムーズに行えるか**
- **尿失禁の有無**

や，排尿の頻度を質問します．これらの異常がある場合，蓄尿や排尿の障害を疑います．

このほか，発汗や性機能などについても自覚症状の有無を質問します．

82 神経診察 8 ～自律神経系～

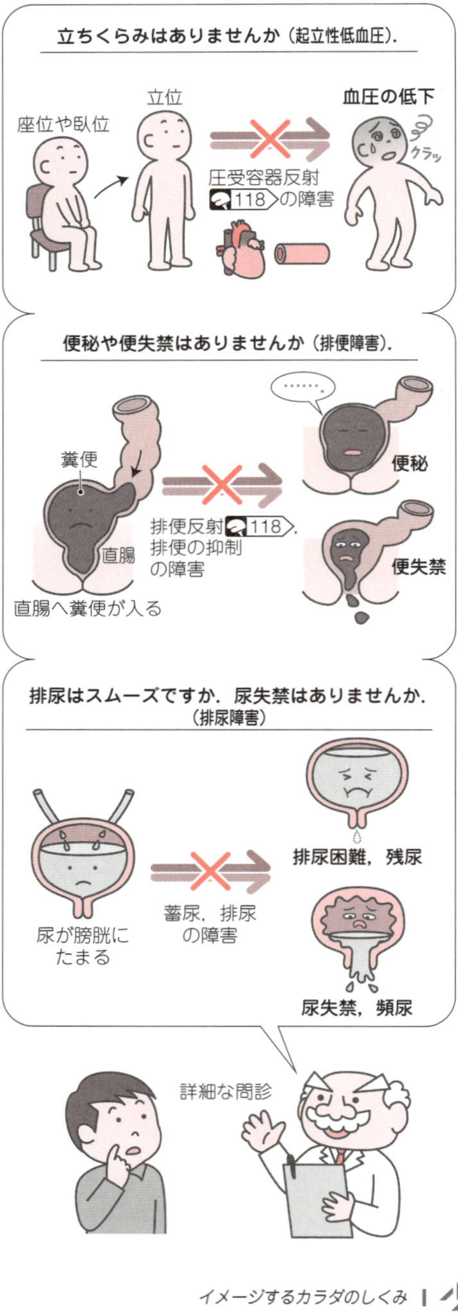

立ちくらみはありませんか（起立性低血圧）．
座位や臥位
立位
血圧の低下
クラッ
圧受容器反射 118 の障害
便秘や便失禁はありませんか（排便障害）．
糞便
直腸
直腸へ糞便が入る
排便反射 118，排便の抑制の障害
便秘
便失禁
排尿はスムーズですか．尿失禁はありませんか．（排尿障害）
尿が膀胱にたまる
蓄尿，排尿の障害
排尿困難，残尿
尿失禁，頻尿
詳細な問診

神経診察 9 〜髄膜刺激症状〜

▶ 脳表の感染症や出血を疑う症候

髄膜 124 に関わる病態（髄膜炎 210 やくも膜下出血 200 など）がある際に，髄膜を刺激すると疼痛や防御反応がみられ，これを髄膜刺激症状といいます．頸部では，髄膜を伸展させるような負荷を加えて診察します．

項部硬直

仰臥位で患者さんの頭部を持ち上げると

- **頸部の筋が硬直し，後頸部の疼痛と抵抗がみられる現象を**
- **項部硬直**

といいます．

このとき，股関節と膝関節が自動的に屈曲する現象を，ブルジンスキー徴候陽性といいます．頸部の前屈により神経根が伸展されて痛みが生じるため，この伸展を和らげるよう反射的に下肢が屈曲する現象です．

ネックフレクションテスト

座位もしくは仰臥位で，患者さんに下顎を前胸部につけるように頭部を前屈してもらいます．このとき

- **疼痛と抵抗のため下顎が前胸部につかない状態**

をネックフレクションテスト陽性と判定します．

ケルニッヒ徴候

仰臥位で患者さんの片側の股関節と膝関節を90°に屈曲させます．片手で大腿を支えながら，もう片方の手で踵を持ち上げ，膝関節をゆっくりと伸展させていきます．

- **両側とも抵抗があり膝関節が135° 以上伸展できない状態**

をケルニッヒ徴候陽性と判定します．腰仙部の神経根の髄膜の炎症のため，その支配筋（大腿の屈筋）が硬直する現象です．

83 神経診察 9 〜髄膜刺激症状〜

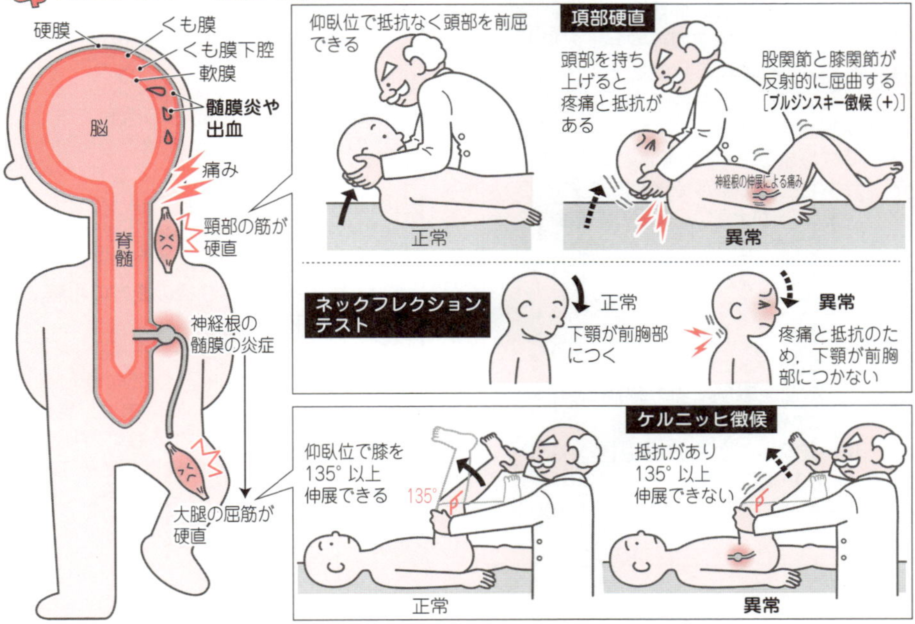

硬膜
くも膜
くも膜下腔
軟膜
脳
髄膜炎や出血
痛み
脊髄
頸部の筋が硬直
神経根の髄膜の炎症
大腿の屈筋が硬直
項部硬直
仰臥位で抵抗なく頭部を前屈できる
正常
頭部を持ち上げると疼痛と抵抗がある
股関節と膝関節が反射的に屈曲する [ブルジンスキー徴候（+）]
神経根の伸展による痛み
異常
ネックフレクションテスト
正常
下顎が前胸部につく
異常
疼痛と抵抗のため，下顎が前胸部につかない
ケルニッヒ徴候
仰臥位で膝を135° 以上伸展できる
135°
正常
抵抗があり135° 以上伸展できない
異常

頭部CT
▸ X線を用いて頭部の断層像を撮影

CTは比較的短時間で施行でき，かつ多くの情報を得られることから，施行される頻度の高い検査です．

原理

CT（computed tomography，コンピュータ断層撮影）はX線検査のひとつで，人体に多方向からX線を照射して断層像を得る検査です．

CTの装置にはX線管球（X線を出す装置）とX線検出器が組み込まれており，これらが患者さんの周囲を回転して360°方向からX線を照射します．人体を通過したX線は検出器によって捉えられ

- **X線吸収の強弱がCT値に変換**

されます．このCT値をもとにしてCT画像が構成されます．

画像の特徴

CT値［単位はHU（ハンスフィールドユニット．CT装置の発明者の名による）］は

- **水のX線吸収係数＝0**
  空気のX線吸収係数＝−1000

としてX線吸収の程度を相対的に表したものです．X線をよく吸収する物質を多く含む領域はCT値が大きくなります．CT画像はこのCT値の大小を白黒の濃度で表現したもので

- **CT値が大きい高吸収の領域は白く**
- **CT値が小さい低吸収の領域は黒く**

表示されます．

組織ごとの大まかなCT値は

- **脂肪　−100**
- **髄液（＝水とほぼ等しい）　0**
- **軟部組織（筋肉，血管，神経など．脳実質はこのあたり）　30〜60**
- **凝固した血液（脳出血** 198 **など）　60〜80**
- **骨や石灰化した組織 80〜1000**

です．

CT画像は連続的に得られますが，代表的な3つの断面をみてみましょう．

脳のCT画像

Aは側脳室体部の高さの断面です．大脳皮質の前頭葉，頭頂葉，側頭葉，後頭葉の断面が映っています．側脳室体部の断面はバナナのような形で

- **側脳室体部の前後に脳梁**
- **側脳室体部の外側に尾状核**

の断面があります．

Bは側脳室前角および三角部と，第三脳室の高さの断面です．大脳皮質の前頭葉，頭頂葉，側頭葉，後頭葉の断面が映っています．

特徴的な構造として

- **側脳室前角の外側に尾状核（頭）**
- **第三脳室の外側に視床**

の断面があります．尾状核と視床の外側には，内包をはさんで

- **被殻**

の断面があります．尾状核後部の断面は側脳室三角部の前方にあります．

- **第三脳室の後方に小脳虫部**

の断面があります．

Cは第四脳室の高さの断面です．この高さでは眼球が確認できます．大脳の占める割合は小さくなり，大脳皮質は側頭葉の一部が映っているのみです．

- **第四脳室の前方に橋**
- **第四脳室および橋の後方に小脳**

の断面があります．

次ページの頭部MRI画像でも同じ高さ（A，B，C）の断面像を示しています．見比べてみると，CT，MRIそれぞれで鮮明に見える構造と，そうでない構造があることがわかります．

84 頭部CT

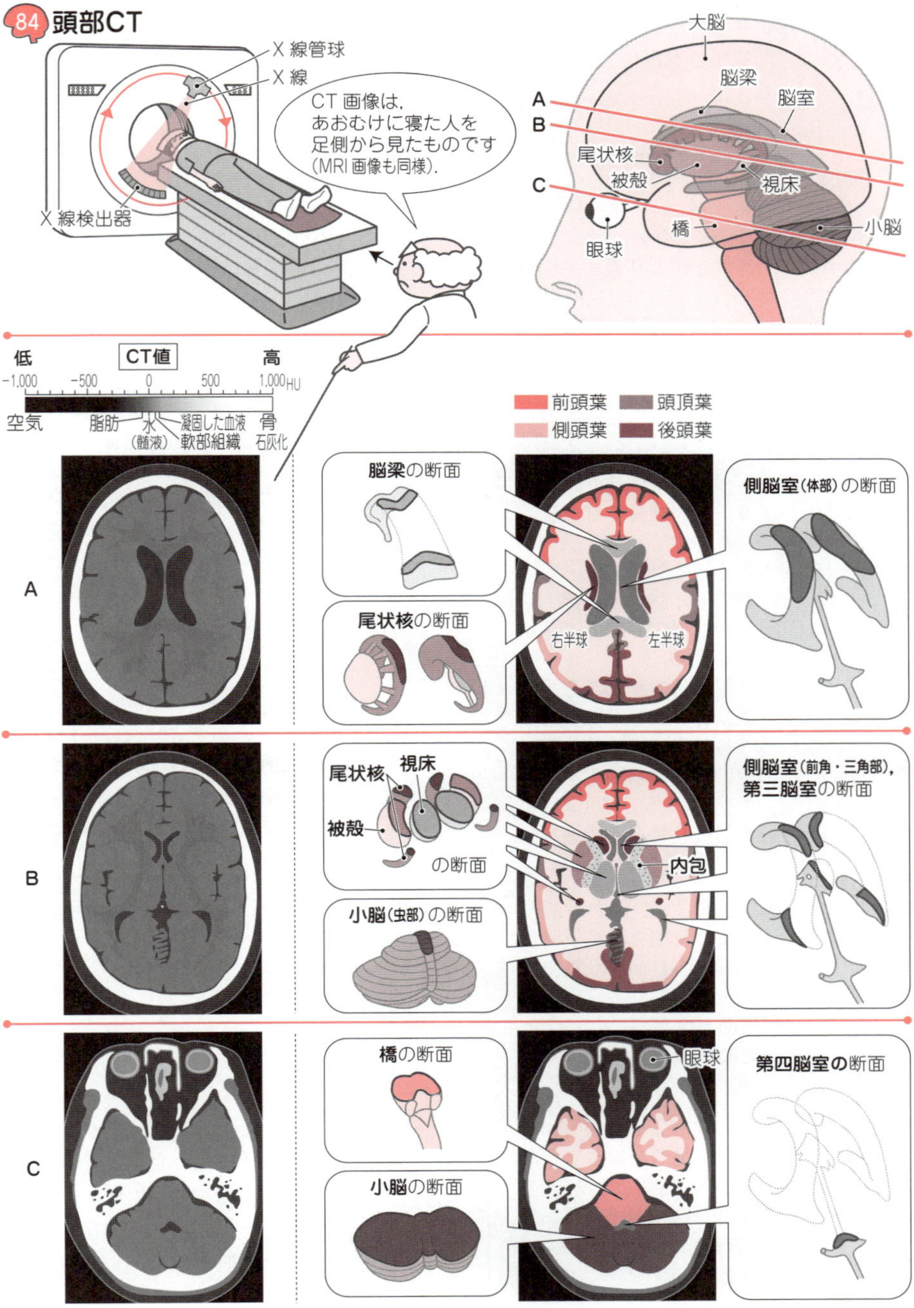
X 線管球
X 線
X 線検出器
CT 画像は，
あおむけに寝た人を
足側から見たものです
(MRI 画像も同様).
大脳
脳梁
脳室
尾状核
被殻
視床
橋
小脳
眼球
A
B
C
低
CT値
高
−1,000
−500
0
500
1,000HU
空気
脂肪
水
(髄液)
凝固した血液
軟部組織
骨
石灰化
前頭葉
頭頂葉
側頭葉
後頭葉
脳梁の断面
尾状核の断面
側脳室(体部)の断面
右半球
左半球
尾状核
視床
被殻
の断面
内包
小脳(虫部)の断面
側脳室(前角・三角部)，
第三脳室の断面
橋の断面
小脳の断面
眼球
第四脳室の断面

頭部MRI
▶ 任意の断面で多様な画像が得られる

MRIは，CTと並んで多くの情報が得られる画像検査です．

原理

MRI（magnetic resonance imaging，磁気共鳴画像法）は核磁気共鳴という現象を利用して，身体を構成する水や脂肪に含まれる
- **水素（H）原子の原子核（プロトン）の密度，および運動の状態**

を画像化する検査です．

MRIの装置には強力な磁石が組みこまれており，装置の中には強い
- **磁場**

が発生します．MRI検査では，まずこの磁場（静磁場）の中で，プロトンの運動の向きをそろえます．

次に，照射コイルから電磁波（ラジオ波）を照射して，プロトンにエネルギーを与えます（共鳴）．

そして，装置からの電磁波を止めると，今度はプロトンが電磁波を放出しながら，もとの状態に戻ります（緩和）．このプロトンから放出された電磁波を，受信コイルでMR信号として受信し，これをもとに画像をつくります．

MR信号の強度は，プロトンの密度や緩和に要する時間などを反映します．MRI 画像では，ある部位からのMR信号が
- **高信号であるほど白く**
- **低信号であるほど黒く**

表示されます．

MRIでは傾斜磁場コイルを用いて得た位置情報から画像を構成するため，患者さんの体位を固定したまま
- **任意の断面の画像が得られる**（イラストに示す横断面のほか，矢状断，冠状断など）

という利点があります．

画像の特徴

MRIは1回の撮影で，H原子の異なる性質を強調した多様な画像を得ることができます．代表的なのはT1強調像とT2強調像で
- **T1強調像では**
  水は低信号，脂肪は高信号
- **T2強調像では**
  水は高信号，脂肪は中程度

になります．H原子をほとんど含まない
- **空気や骨皮質は低信号**

です．

頭部のMRIでは，これらに加えて
- **FLAIR像**［fluid attenuated inversion recovery，水の信号を抑制したT2強調像．水（髄液）を含む脳室付近の病変の検出に優れる］
- **拡散強調像**（水分子の動きである拡散運動を画像化したもので，水分子の動きが制限されると高信号を呈する．超急性期の脳梗塞 196 の検出に優れる）

も利用されます．

CT検査との比較

MRI検査にはX線を用いないため
- **被曝を避けるべき状況（妊娠中など）でも比較的安全に実施可能**

です．ただし，強力な磁石の力がはたらくため
- **体内に金属がある場合は実施できない**（ペースメーカー，人工内耳，脳動脈瘤クリップなど）

という制限があります．検査室への金属類持ちこみにも注意します．

病変の描出については，部位や性状により様々です．
- **軟部組織の病変や**
  サイズが小さな病変

は，MRIの方が判別しやすいです．骨病変や石灰化の描出はCTの方が優れています．

撮影にかかる時間はCTの方が短いです（CTは数分以内，MRIは数十分）．

85 頭部MRI

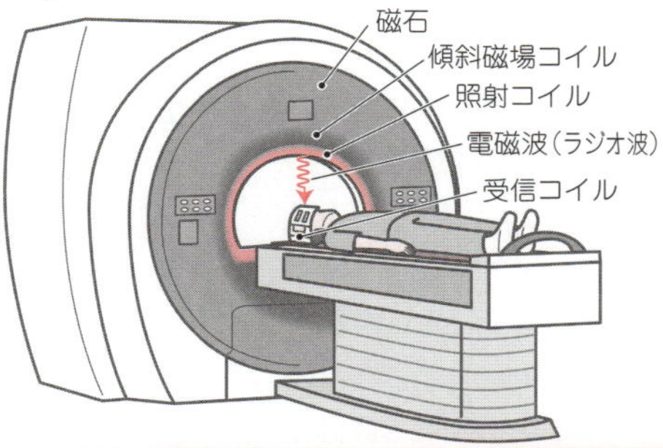
磁石
傾斜磁場コイル
照射コイル
電磁波（ラジオ波）
受信コイル

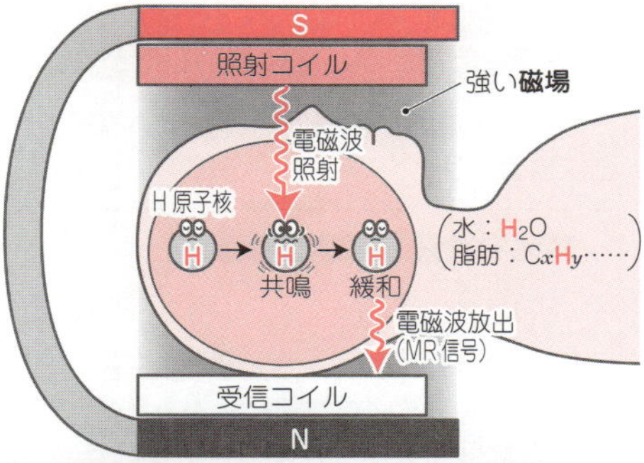
S
照射コイル
強い磁場
電磁波
照射
H原子核
H
共鳴
緩和
（水：H_2O
脂肪：C_xH_y……）
電磁波放出
（MR信号）
受信コイル
N

T1 強調像	T2 強調像	FLAIR 像（水の信号を抑制したT2強調像）	拡散強調像
低信号 → 高信号	低信号 → 高信号	低信号 → 高信号	低信号 → 高信号
水（髄液）、骨皮質、空気 ／ 脂肪	骨皮質、空気 ／ 脂肪 ／ 水（髄液）	骨・水（髄液）、空気 ／ 脂肪	拡散する水、空気 ／ 脂肪 ／ （拡散しない水→異常）

A*

B*

C*

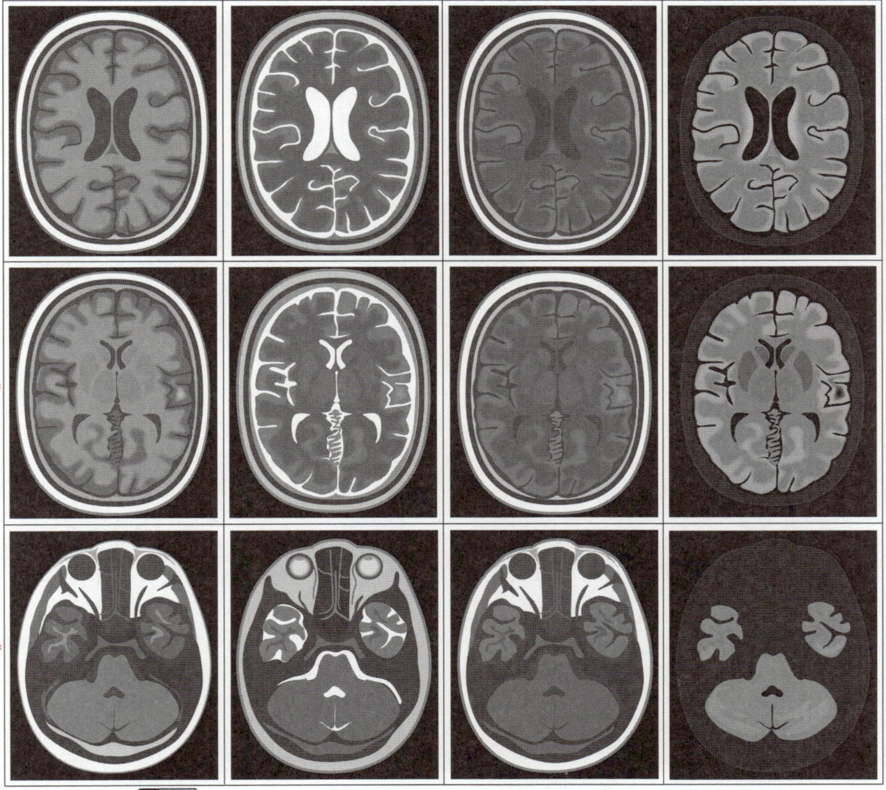

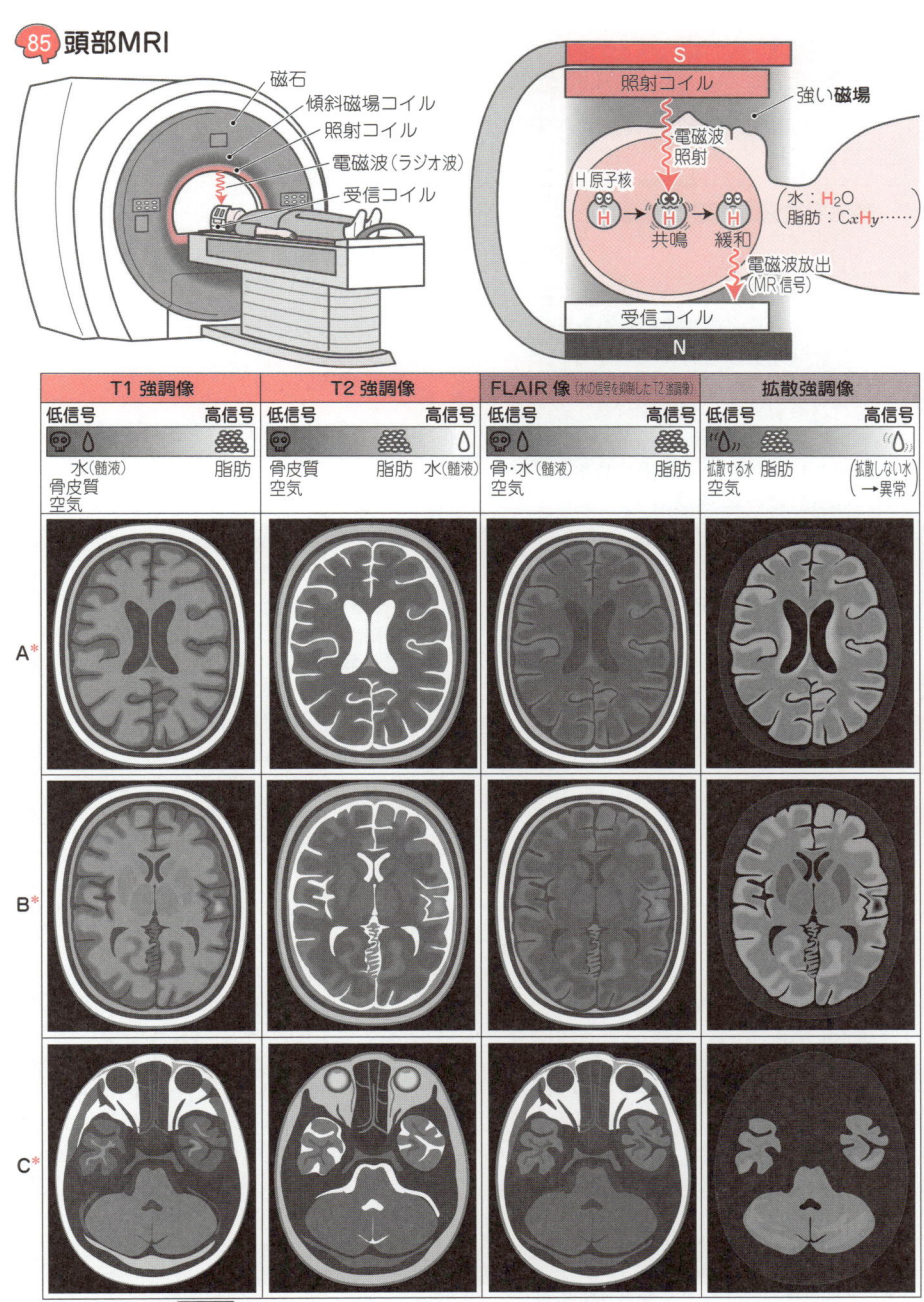

*断面のレベルは161参照

核医学検査

▶ 投与した薬品から出る放射線を検出

核医学検査は，放射性物質を用いて行う画像検査です．

核医学検査の原理と特徴

核医学検査は

- **放射性同位元素**

で標識された医薬品（放射性医薬品，トレーサー）を用いる検査です．

静脈注射により体内に投与されたトレーサーは，特定の組織や病巣に取り込まれます．核医学検査の装置では

- **トレーサーから放出された放射線（γ線）を検出**

して画像を構成します．

核医学検査は

- **脳血流や代謝など機能の評価**

に優れています．神経疾患では認知症 202，脳血管障害 196，てんかん 212，パーキンソン病 204 などの精査に用いられます．

放射性同位元素

陽子の数が等しく，中性子の数が異なるものを同位元素（同位体）といいます．そのなかで放射線を放出する能力をもつ物質を

- **放射性同位元素**（RI：radio isotope）

といいます．

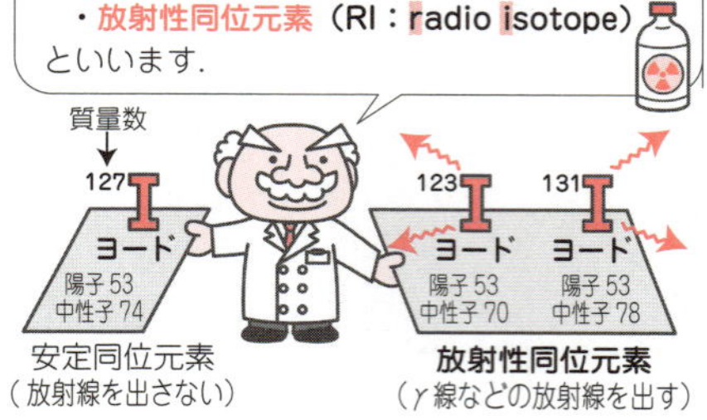

質量数
127 I
ヨード
陽子 53
中性子 74
安定同位元素
（放射線を出さない）
123 I
ヨード
陽子 53
中性子 70
131 I
ヨード
陽子 53
中性子 78
放射性同位元素
（γ線などの放射線を出す）

SPECT

SPECT（single photon emission computed tomography，単一光子放射コンピュータ断層撮影法）では，γ線を放出する核種［^{123}I（ヨード），^{99m}Tc（テクネチウム）など］で標識したトレーサーを用います．脳に取りこまれたトレーサーから放出されたγ線を，ガンマカメラ（SPECT装置）で検出します．

SPECTは，主に

- **脳血流の評価**

に利用されます．

SPECTの空間分解能は高くなく，得られる画像は粗いものですが，設備面の制約が少ないため，多くの施設で実施できます．

PET

PET（positron emission tomography，陽電子放射断層撮影法）では，陽電子を放出する核種（^{11}C，^{15}O，^{18}Fなど）で標識したトレーサーを用います．脳に取りこまれたトレーサーから放出された陽電子は，電子と結合して消滅し，その際に一対のγ線（消滅γ線）を正反対の方向に放出します．PETでは，この消滅γ線をガンマカメラ（PET装置）で検出します．

PETは，主に

- **代謝機能の評価**

に利用されます．

PETは対になっているγ線を検出するため，SPECTと比べると画像の空間分解能が高いです．しかし，PETに用いる核種の半減期は（^{18}F-FDG以外は）数分～110分と短いため，検査用の核種を生成するサイクロトロンという装置が必要で，実施できる施設は限られます．

- **PET-CT**（PETとCTを1回の検査で撮影する方法．PETとCTの画像を重ね合わせて評価できる）

なども利用されています．

86 核医学検査

SPECT（単一光子放射コンピュータ断層撮影法）

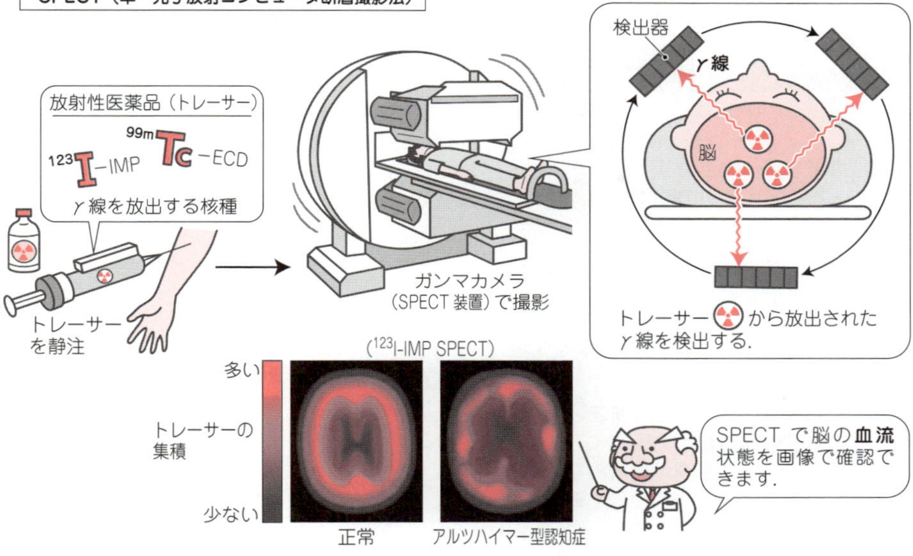
放射性医薬品（トレーサー）
^{123}I−IMP
^{99m}Tc−ECD
γ線を放出する核種
トレーサーを静注
ガンマカメラ（SPECT 装置）で撮影
検出器
γ線
脳
トレーサー から放出されたγ線を検出する．
（^{123}I-IMP SPECT）
多い
トレーサーの集積
少ない
正常
アルツハイマー型認知症
SPECT で脳の**血流**状態を画像で確認できます．

PET（陽電子放射断層撮影法）

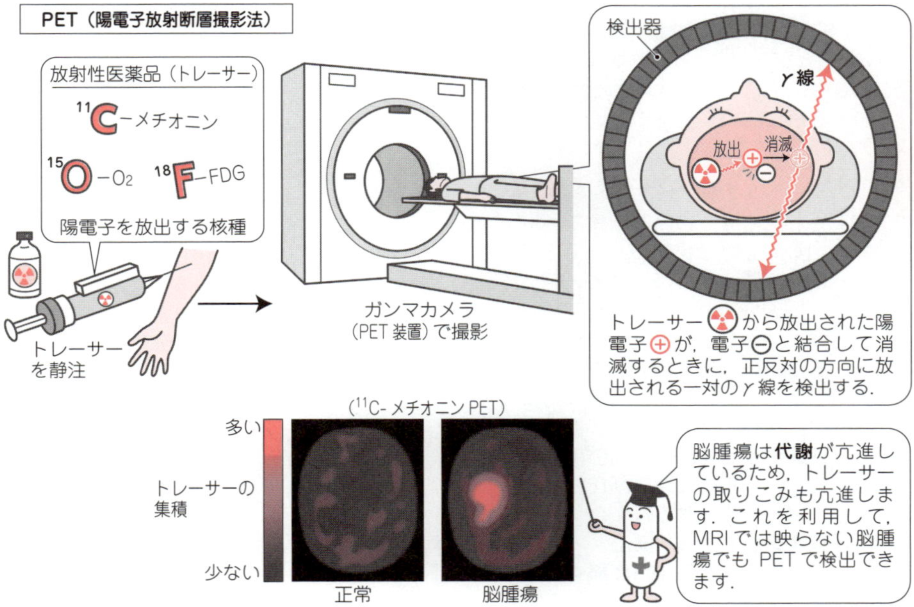
放射性医薬品（トレーサー）
^{11}C−メチオニン
^{15}O−O_2
^{18}F−FDG
陽電子を放出する核種
トレーサーを静注
ガンマカメラ（PET 装置）で撮影
検出器
γ線
放出
消滅
トレーサー から放出された陽電子⊕が，電子⊖と結合して消滅するときに，正反対の方向に放出される一対のγ線を検出する．
（^{11}C- メチオニン PET）
多い
トレーサーの集積
少ない
正常
脳腫瘍
脳腫瘍は**代謝**が亢進しているため，トレーサーの取りこみも亢進します．これを利用して，MRI では映らない脳腫瘍でも PET で検出できます．

脳血管造影

▶ 血管に造影剤を注入しX線撮影する

血管造影は，X線撮影により血管の様子を見る検査です．

血管造影の原理と方法

血管造影検査（angiography，略してアンギオ）は，血管に造影剤を注入してX線撮影を行う検査です．

- **血管（形状，走行）の観察や血流の評価**

を目的として行います．

血管と周囲の組織とではX線の吸収率に大きな差がないため，通常のX線撮影ではコントラストがつかず，血管の様子は評価できません．

血管造影検査では

- **血管内にヨード造影剤を注入**
  （ヨードはX線吸収率が大きい）

します．その造影剤が血管内を流れる様子を連続的に撮影し，血管の形状や血流を可視化します．

実際の方法についてです．

カテーテルは，体表近くの比較的安全に穿刺できる動脈から逆行性（血流の向きとカテーテルを進める向きが逆）に挿入します．ここでは右大腿動脈からの挿入を例に説明します（上腕動脈や橈骨動脈から行うこともある）．

カテーテルの挿入はセルジンガー法で行われます．外筒と内筒が合わさった針で動脈を穿刺し，内筒を抜去します．残った外筒にガイドワイヤーを挿入し，カテーテルをガイドワイヤーに沿わせて挿入します．カテーテルの位置を透視モニターで確認しながら，大腿動脈→下行大動脈→大動脈弓へと進めていきます．そして，造影する血管の起始部まで進め，カテーテル内に造影剤を注入します．撮影した画像では

- **造影剤が流入した部位**
  （血管や，血流が豊富な部位）が黒く

描出されます．

デジタルサブトラクション血管造影（DSA）

サブトラクションとは引き算のことで，DSA（digital subtraction angiography）は造影剤注入後の画像（ライブ画像．主に骨と血管が映る）から造影剤注入前の画像（マスク画像．主に骨が映る）のデータを減算処理，すなわち引き算することで

- **血管のみを描出する**

方法です．

脳血管造影

脳血管造影は

- **脳血管障害の病変の同定や**
  併存病変の検索

を目的として行います．

右椎骨動脈，右内頸動脈，左内頸動脈，左椎骨動脈の計4本の動脈を1本ずつ造影して撮影する

- **4-vessel study**（フォーヴェッセル スタディ）

が主に行われます．

イラスト①～④の各画像を134-137と一緒に見ながら確認してみましょう．

脳血管の撮影法には，血管造影のほかに，CT血管撮影（CTA），MR血管撮影（MRA）があります．これらの撮影法と比べると，血管造影は血管病変に関する情報がより正確に得られ，特に脳動脈瘤200の検出に優れています．しかし，血管内操作を伴い，被曝もあることから，ほかの撮影法と比べると侵襲が大きい検査です．このため，血管造影は治療を前提とした病変の精査を目的に行われることが多いです．

87 脳血管造影

デジタルサブトラクション血管造影（DSA）

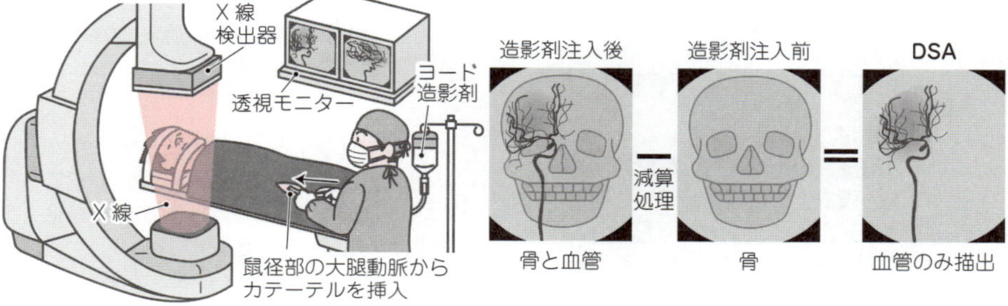
X 線
検出器
透視モニター
ヨード
造影剤
X 線
鼠径部の大腿動脈から
カテーテルを挿入
造影剤注入後
造影剤注入前
DSA
減算
処理
骨と血管
骨
血管のみ描出

4-vessel study（①～④の4本の動脈を別々に造影）

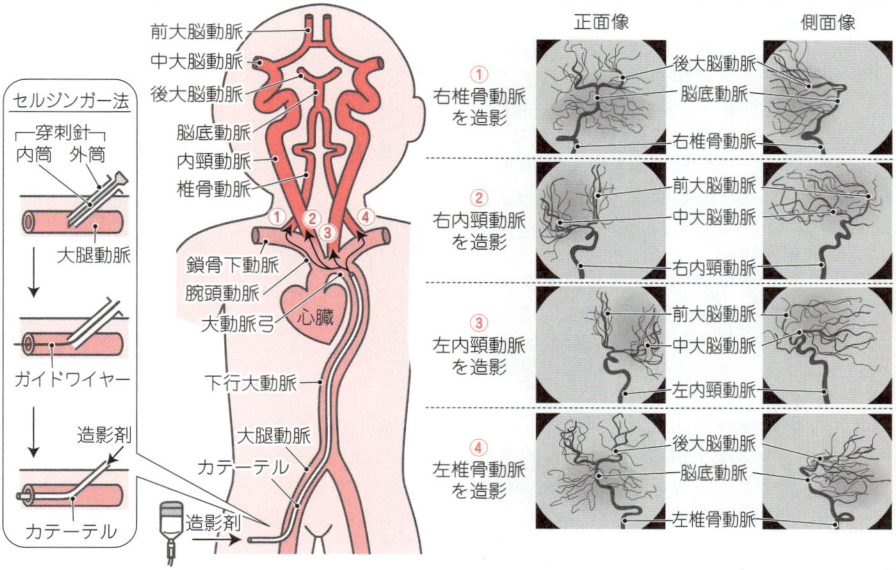
セルジンガー法
穿刺針
内筒　外筒
大腿動脈
ガイドワイヤー
造影剤
カテーテル
前大脳動脈
中大脳動脈
後大脳動脈
脳底動脈
内頸動脈
椎骨動脈
①
②
③
④
鎖骨下動脈
腕頭動脈
大動脈弓
心臓
下行大動脈
大腿動脈
カテーテル
造影剤
正面像
側面像
①
右椎骨動脈
を造影
後大脳動脈
脳底動脈
右椎骨動脈
②
右内頸動脈
を造影
前大脳動脈
中大脳動脈
右内頸動脈
③
左内頸動脈
を造影
前大脳動脈
中大脳動脈
左内頸動脈
④
左椎骨動脈
を造影
後大脳動脈
脳底動脈
左椎骨動脈

CT 血管撮影（CTA）

造影剤を急速に静脈内投与して CT 撮影を行うことで血管を描出する方法です．被曝があり，造影剤も投与するため，MRA と比べると侵襲的な検査ですが，短時間で詳細な画像が得られます．特に血管壁の石灰化やプラークの評価に適しています．3 次元撮影（3D-CTA）が多く行われます．

MR 血管撮影（MRA）

MRI で血管のみを描出する方法です．通常の MRI と同様に被曝はなく，低侵襲の検査です．血管病変の描出の精度は血管造影や CTA と比べると劣るため，MRA は病変のスクリーニングに適しています．流入する血液に含まれる水分子の動きをとらえて画像化する TOF（time-of-flight）法が多く用いられます．

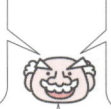

血管造影では造影剤を注入した血管のみが描出されますが，CTA，および MRA では全ての血管が描出されます．

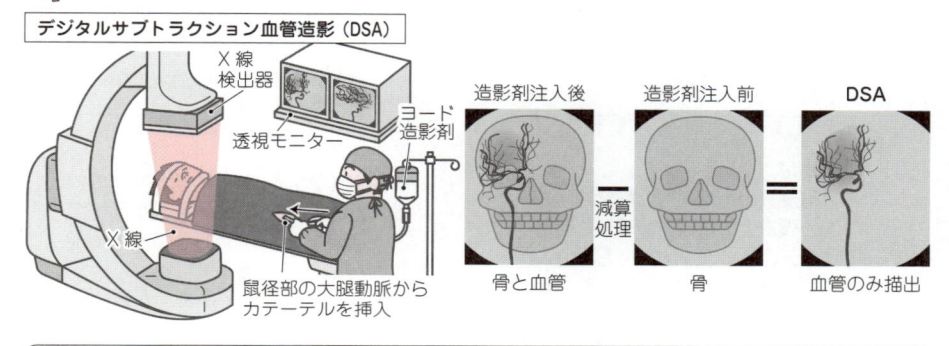

脳波検査

▸ 頭皮上の電極で大脳の活動を調べる

脳波検査では，大脳皮質の電気的活動を評価します．

脳波

脳波とは
- **大脳皮質の神経細胞の電気的活動を，頭皮上に電極を装着して測定**

したものです．てんかん 212，睡眠異常などの機能的疾患や意識障害 186の精査・診断を目的として行われます．

脳波の測定

イラストのように電極を装着します．現在，広く用いられている国際10-20法では，頭皮上に19個，両側耳朶(じだ)(耳たぶ)に1個ずつの計21個です．脳波計で，これらの電極間の電位差を測定して記録します．測定方法には次の2種類があります．
- **単極誘導**

は，耳朶の電極(脳の活動に影響されないため電位の基準となる)と頭皮上電極の電位差を記録する方法で，左右差や大脳半球全体におよぶ異常の検出に適しています．
- **双極誘導**

は，頭皮上の2点間の電位差を記録する方法で，大脳皮質の局所的な異常の検出に適しています．

脳波は，基本的に安静，閉眼，覚醒の状態で測定しますが，安静下では生じない脳波を誘発するために，必要に応じて
- **賦活法(ふかつほう)**

を行います．まばたき，音刺激，光刺激，過呼吸による賦活などがあります．

てんかんの診断を目的に，入院下で通常の活動をしながら脳波を測定する，長時間モニタリングを行うこともあります．

脳波の読み方と分類

脳波を判読する際には
- **周波数**(単位はHz(ヘルツ))
  ＝1秒間あたりの律動波(繰り返し現れる波)**の回数**

に注目します．

脳波の大部分を占める持続的な律動を背景活動といい，脳波の判読では，まずこれに注目します．背景活動としてみられる脳波には
- **α(アルファ)波，β(ベータ)波，θ(シータ)波，δ(デルタ)波**

があり，α波を基準に，これよりも
- **周波数が高いものを速波**
  低いものを徐波

といいます．

これらの脳波の特徴を周波数の高い順に見てみましょう．

β波は14～30Hzの速波で，精神活動時，開眼時に優位になります．

α波は8～13Hzの脳波で，安静，閉眼，覚醒時に優位になります．

θ波は4～7Hzの徐波で，浅い睡眠時に優位になります．また，小児でみられます．

δ波は1～3Hzの徐波で，深い睡眠時に優位になります．また，乳児でみられます．

脳波を判読する際は背景活動の異常(年齢や状況に一致しない波形など)，および突発波(背景活動と区別される，一時的に出現する脳波)の有無に注目します．

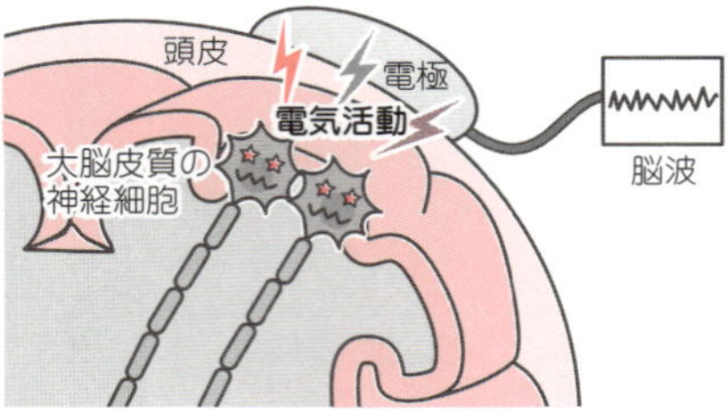
頭皮
電極
電気活動
大脳皮質の神経細胞
脳波

88 脳波検査

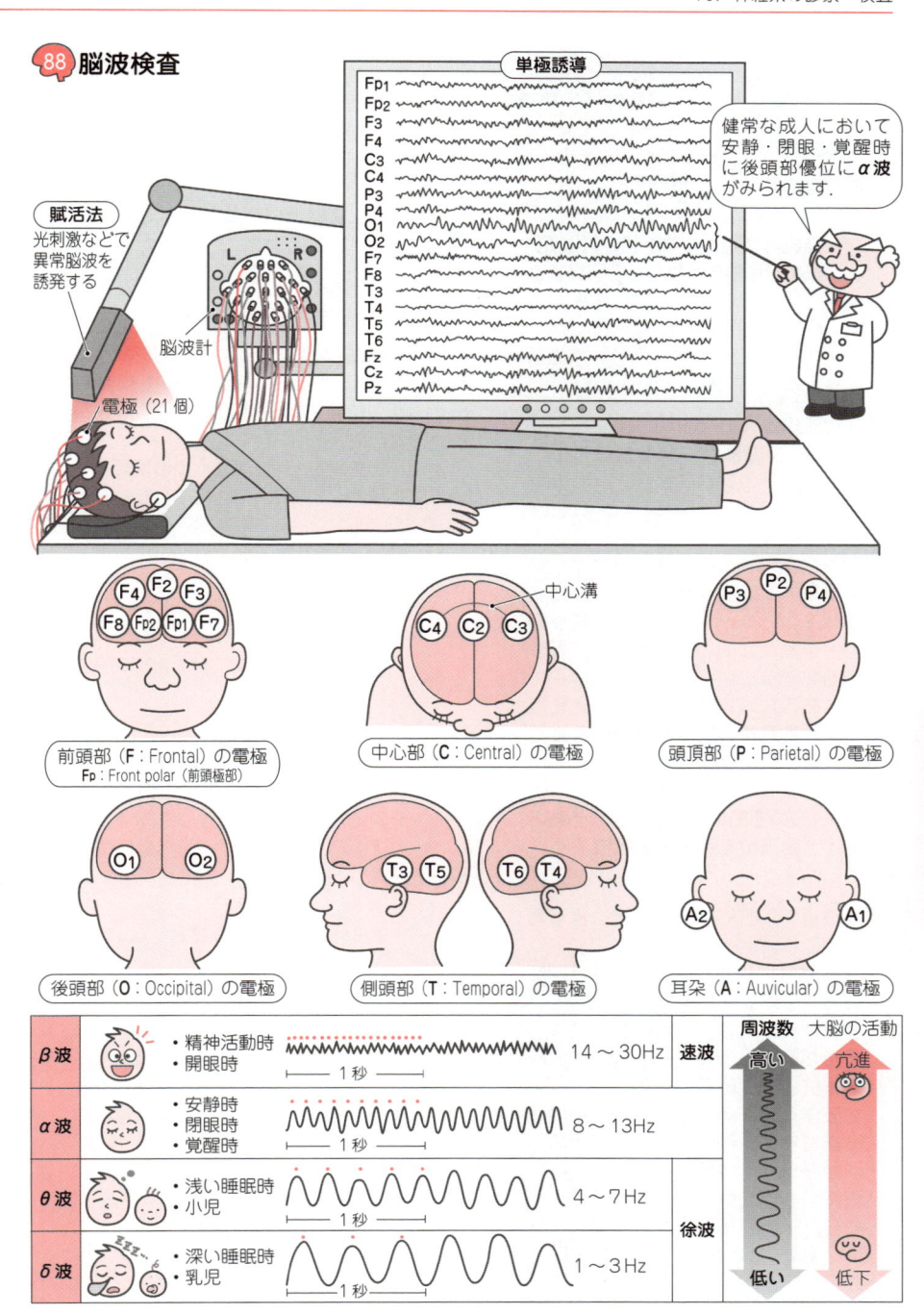

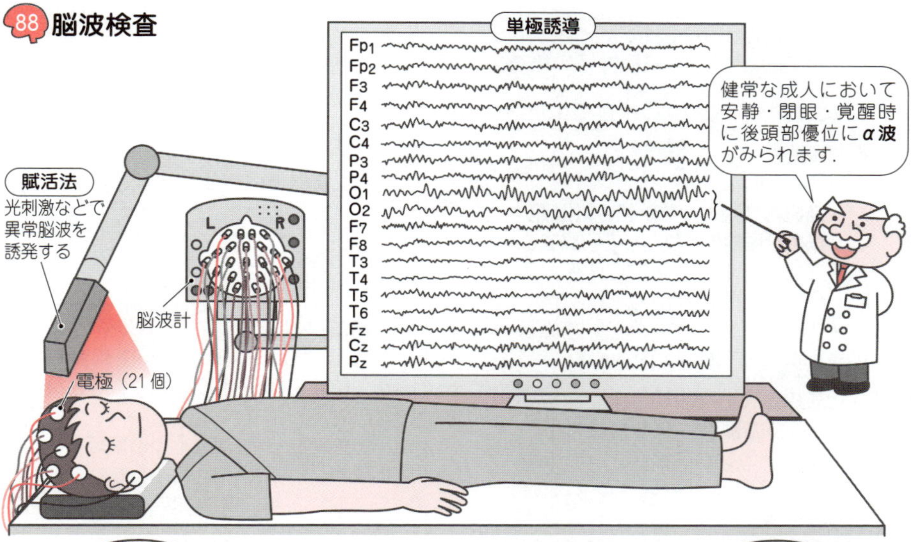
単極誘導
Fp1
Fp2
F3
F4
C3
C4
P3
P4
O1
O2
F7
F8
T3
T4
T5
T6
Fz
Cz
Pz
健常な成人において安静・閉眼・覚醒時に後頭部優位にα波がみられます.
賦活法
光刺激などで異常脳波を誘発する
脳波計
L
R
電極（21個）

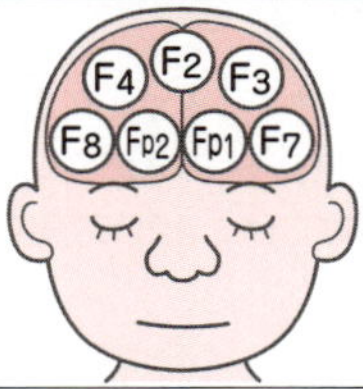
F4
F2
F3
F8
Fp2
Fp1
F7

前頭部（F：Frontal）の電極
Fp：Front polar（前頭極部）

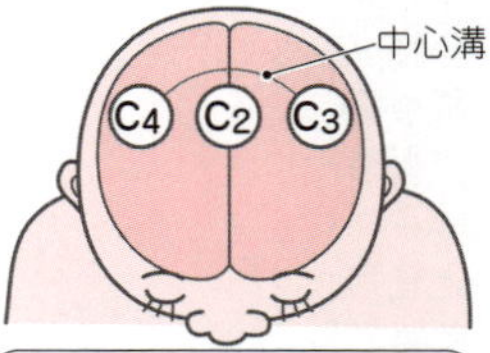
中心溝
C4
C2
C3

中心部（C：Central）の電極

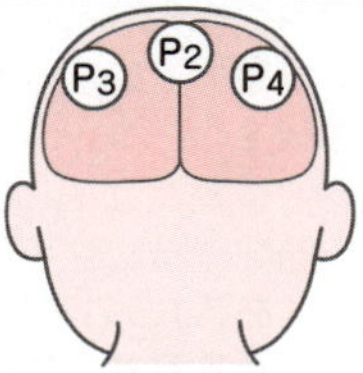
P3
P2
P4

頭頂部（P：Parietal）の電極

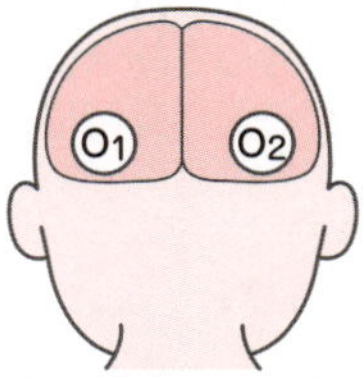
O1
O2

後頭部（O：Occipital）の電極

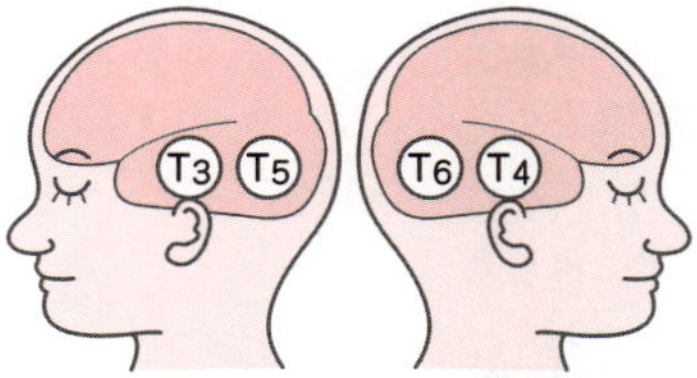
T3
T5
T6
T4

側頭部（T：Temporal）の電極

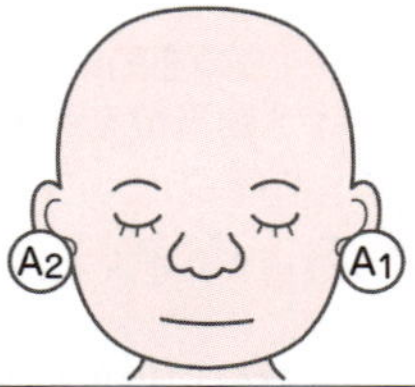
A2
A1

耳朵（A：Auvicular）の電極

β波	・精神活動時 ・開眼時	1秒	14～30Hz	速波
α波	・安静時 ・閉眼時 ・覚醒時	1秒	8～13Hz	
θ波	・浅い睡眠時 ・小児	1秒	4～7Hz	徐波
δ波	・深い睡眠時 ・乳児	1秒	1～3Hz	

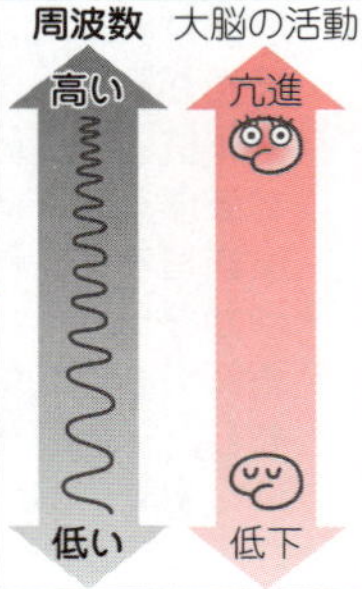
周波数
大脳の活動
高い
低い
亢進
低下

神経系の診察・検査

筋電図・神経伝導検査

▶ 筋，神経筋接合部，末梢神経の検査

筋肉と末梢神経に関する検査です．

針筋電図

針筋電図は

- **筋肉内に刺入した針状の電極で筋の活動電位を検出して記録する**

検査で，オシロスコープに波形，スピーカーから音声が出力されます．

- **下位運動ニューロン障害**，**筋障害**

の鑑別に有用な検査です．

検査のしくみを説明します．

ある1つの運動神経は複数の下位運動ニューロンからなり（イラストでは3色で色分けされたニューロンで示す），これが支配する骨格筋を見ると，各ニューロンが支配する筋線維がモザイク状に分布しています（各ニューロンが支配する筋線維をニューロンと同じ色で示す）．個々の下位運動ニューロンとそれが支配する筋線維群に注目して

- **ある1つの運動ニューロンとそれが支配する筋線維群をまとめて**
- **運動単位（神経筋単位）**

といい（イラストの①～③で示す）

- **1つの運動単位から得られる筋の活動電位を運動単位電位**

といいます．

電極刺入時には刺入刺激による活動電位（刺入電位）が生じます．

安静時には活動電位は発生せず，波形は平坦になります．

随意収縮では，収縮の強さにより波形が異なります．弱収縮時には運動単位①の活動電位のみのシンプルな波形（運動単位電位）です．筋収縮の強度を増すと，運動単位電位同士の干渉がみられるようになります．中収縮時には運動単位②の活動電位が加わり，一部が干渉します．強収縮時には全ての運動単位の活動電位同士が干渉する完全干渉となります．

表面筋電図

表面筋電図では体表の電極から筋の活動電位を測定します．

- **不随意運動の鑑別**

を目的として行い，安静時振戦やジストニアなどの精査に有用です．

神経反復刺激検査，および運動神経伝導速度検査では，刺激を与えて得られる表面筋電図を利用します（誘発筋電図）．

神経反復刺激検査

運動神経を体表から反復刺激して，体表の電極で筋に生じる活動電位を測定します．

- **神経筋接合部** 207 **の評価**

を目的として行います．

神経伝導速度検査

活動電位を測定することで，末梢神経の伝導速度を計算します．

- **軸索障害（速度低下は小さい）と髄鞘障害（跳躍伝導が障害されるため速度低下が著しい）の鑑別**

を目的として行います．

運動神経伝導速度（MCV）検査では，ある単一の運動神経上の2点A，Bをそれぞれ体表から刺激して筋活動電位を記録し，刺激から筋活動電位の波形が検出されるまでの時間である潜時（t_2，t_1）を求めます．

- **AB間の伝導速度は**

  （AB間の距離）÷（t_2-t_1）

  （t_2-t_1=AB間の伝導にかかった時間）

で計算されます．

感覚神経伝導速度（SCV）検査では，ある単一の感覚神経上の2点A，Bを体表から刺激し，示指の点Cで神経活動電位と潜時（t_2，t_1）を記録します．

- **AB間の伝導速度は**

  （AB間の距離）÷（t_2-t_1）

- **BC間の伝導速度は**

  （BC間の距離）÷（t_1）

で求められます．

89 筋電図・神経伝導検査

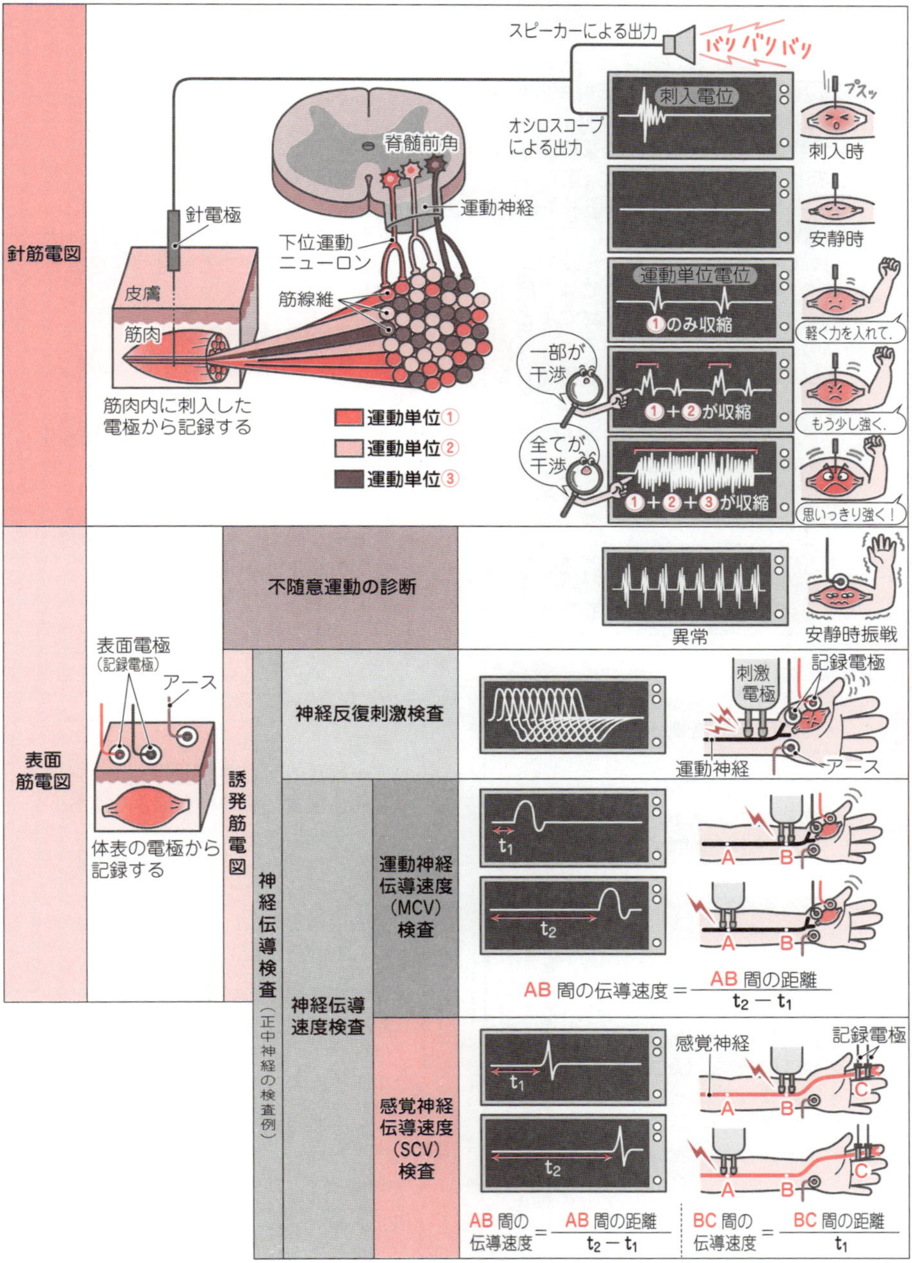

針筋電図
スピーカーによる出力
バリバリバリ
オシロスコープによる出力
刺入電位
プスッ
刺入時
安静時
運動単位電位
①のみ収縮
軽く力を入れて.
一部が干渉
①+②が収縮
もう少し強く.
全てが干渉
①+②+③が収縮
思いっきり強く!
脊髄前角
運動神経
針電極
下位運動ニューロン
筋線維
皮膚
筋肉
筋肉内に刺入した電極から記録する
運動単位①
運動単位②
運動単位③
表面筋電図
表面電極（記録電極）
アース
体表の電極から記録する
不随意運動の診断
異常
安静時振戦
誘発筋電図
神経伝導検査（正中神経の検査例）
神経反復刺激検査
刺激電極
記録電極
運動神経
アース
神経伝導速度検査
運動神経伝導速度（MCV）検査
t1
t2
A
B
AB 間の伝導速度 = AB 間の距離 / (t2 − t1)
感覚神経伝導速度（SCV）検査
感覚神経
記録電極
C
AB 間の伝導速度 = AB 間の距離 / (t2 − t1)
BC 間の伝導速度 = BC 間の距離 / t1

脳脊髄液検査

▶ 第3～第5腰椎の高さで採取する

髄膜炎 210 などの感染症や，くも膜下出血 200 を疑う際には，脳脊髄液(髄液) 128 を採取して検査します．

髄液は腰椎の間を専用の注射針で刺して採取します．その手順を説明します．

腰椎穿刺

脊髄の下端はL1(第1腰椎)～L2の高さにあり，それよりも下位では馬尾となっています 58．穿刺による脊髄の損傷を防ぐため

- **L3/L4またはL4/L5の腰椎間**

を穿刺します．

- **ヤコビー線(両側の腸骨稜の上端を結んだ線)がL4の棘突起上を通る**

のを目安に穿刺位置を決定します．

患者さんには側臥位で，臍(へそ)をのぞきこむように背中を丸めてもらいます．この姿勢では棘突起間が広がるため，穿刺がしやすくなります．

検査の流れ

腰椎穿刺を行ったら，まず

- **髄液圧(初圧)を測定**

します．

その後，必要に応じ

- **クエッケンシュテット試験(くも膜下腔の閉塞の有無を診る)**

を行ってから

- **髄液を採取**

します．

採取後は，再び髄液圧(終圧)を測定します．

検査後は髄液の漏出により頭痛が生じやすいため，頭位を低くして

- **安静(2～3時間)**

を指示します．

脳脊髄液検査では，以下の項目を検査します(カッコ内は正常値および正常所見)．

検査項目

- **髄液圧(50～180mmH_2O)**

は髄液採取前の初圧をみます．多くの炎症性疾患で上昇します．

- **髄液の外観(無色透明)**

は，白血球が含まれると混濁します．新鮮な出血があると赤色を呈し，出血から時間が経つと黄色や橙色などを呈します(キサントクロミー)．

- **細胞数(白血球≦5個/μL)**

は，感染症や悪性腫瘍で増加します．

- **蛋白(15～45mg/dL)**

は，正常ではアルブミンが大半を占めます．感染症や悪性腫瘍では，他の免疫系蛋白が増加します．

- **糖(45～80mg/dL．血糖値と連動し，血糖値の60%以下で低下と判断)**

は，細菌感染や悪性腫瘍では消費されて低下します．

次のような場合は合併症の危険性が高いため，腰椎穿刺を実施できません．

禁忌

- **頭蓋内圧亢進** 190

がある場合，髄液検査により脳ヘルニアを生じる可能性があります．このため，事前にCTで頭蓋内占拠性病変(脳腫瘍など)の有無を確認したり，眼底検査でうっ血乳頭(頭蓋内圧亢進の所見)の有無を確認します．

- **穿刺部位の感染**

がある場合，穿刺により髄腔内に微生物が入り，髄膜炎を生じる可能性があります．

- **出血傾向・凝固異常**

がある場合，穿刺部位に血腫が生じ脊髄を圧迫する可能性があります．

90 脳脊髄液検査

腰椎穿刺

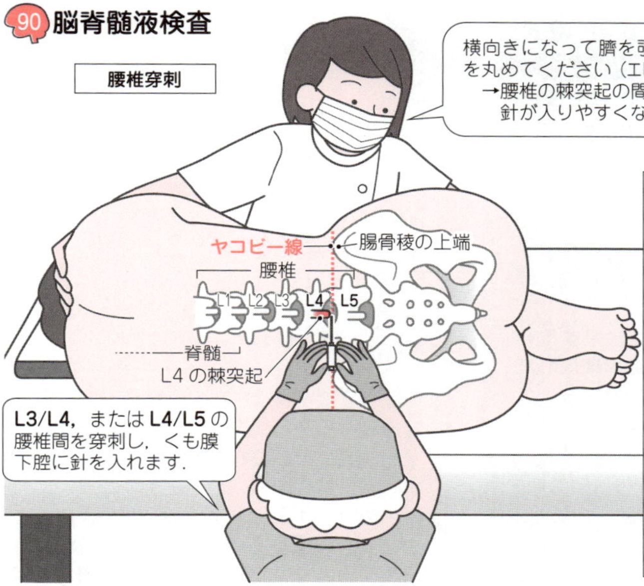
横向きになって臍を覗きこむように背中を丸めてください（エビのように）.
→腰椎の棘突起の間が広がって針が入りやすくなる.
ヤコビー線
腸骨稜の上端
腰椎
L1
L2
L3
L4
L5
脊髄
L4 の棘突起
L3/L4，または L4/L5 の腰椎間を穿刺し，くも膜下腔に針を入れます．

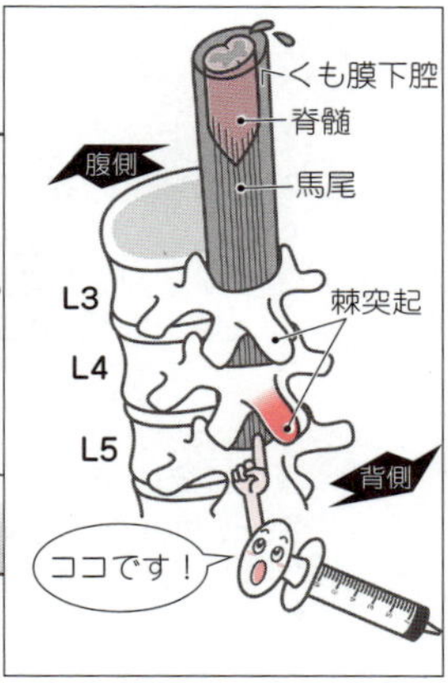
くも膜下腔
脊髄
腹側
馬尾
L3
棘突起
L4
L5
背側
ココです！

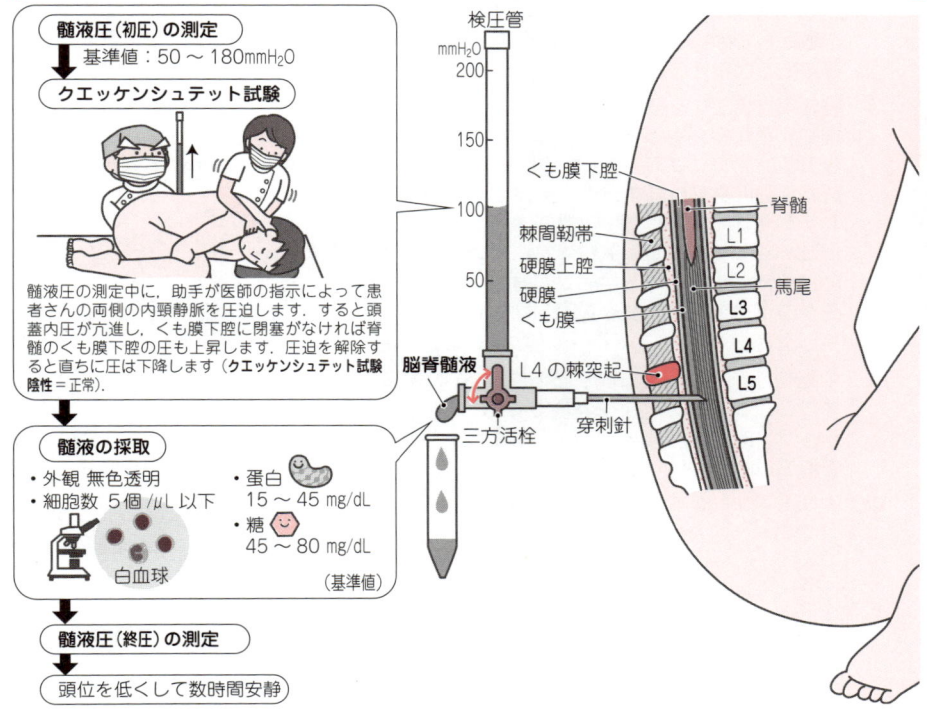

髄液圧（初圧）の測定

↓ 基準値：50 ～ 180mmH$_2$O

クエッケンシュテット試験

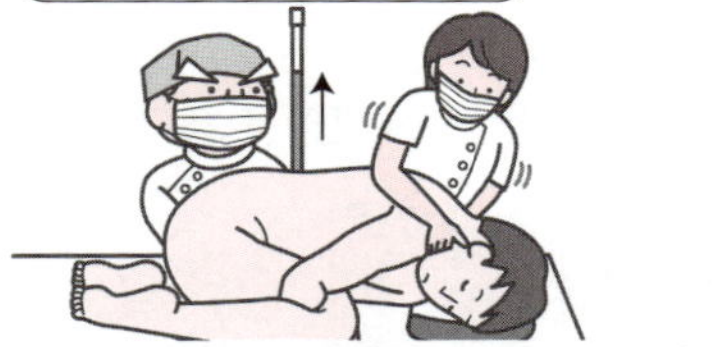

髄液圧の測定中に，助手が医師の指示によって患者さんの両側の内頸静脈を圧迫します．すると頭蓋内圧が亢進し，くも膜下腔に閉塞がなければ脊髄のくも膜下腔の圧も上昇します．圧迫を解除すると直ちに圧は下降します（**クエッケンシュテット試験陰性**＝正常）．

↓

髄液の採取

- 外観 無色透明
- 細胞数 5個 /μL 以下

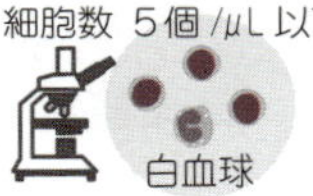
白血球

- 蛋白 15 ～ 45 mg/dL
- 糖 45 ～ 80 mg/dL

（基準値）

↓

髄液圧（終圧）の測定

↓

頭位を低くして数時間安静

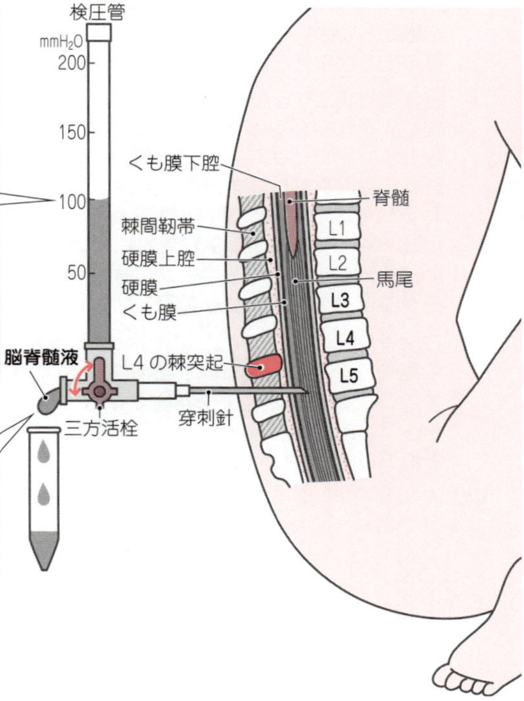
検圧管
mmH$_2$O
200
150
100
50
くも膜下腔
棘間靭帯
硬膜上腔
硬膜
くも膜
脊髄
L1
L2
馬尾
L3
L4
L5
脳脊髄液
L4 の棘突起
三方活栓
穿刺針

国試を読み解こう！1（正常編）
▶ 各種国家試験の神経系に関する問題

はり師きゅう師国試 18回25
中枢神経系について正しい記述はどれか.
1．神経線維の集まっているところを白質という.
2．神経膠細胞の数は神経細胞とほぼ等しい.
3．星状膠細胞は血球に由来する.
4．シュワン細胞が髄鞘形成にあたる.

○1．神経組織のうち，神経線維（軸索）が多い部位は軸索を覆う髄鞘の色により白く見えることから，白質とよばれます 64.

×2．神経膠細胞（グリア細胞） 24 は，中枢神経組織の約90%を占め，細胞の数としては神経細胞の数倍～十倍程度あると考えられています.

×3．神経系を構成する細胞のうち，神経細胞，星状膠細胞（アストロサイト），オリゴデンドログリア，上衣細胞は神経幹細胞に由来します（幹細胞とは自分のコピーをつくる自己複製能と，複数の種類の細胞へと分化する多分化能をもつ細胞．神経幹細胞は，神経系の様々な細胞に分化する能力をもつ幹細胞）．ミクログリアは，卵黄嚢 12 に由来します.

×4．中枢神経系で髄鞘を形成するのは，オリゴデンドロサイト 12 です．シュワン細胞は，末梢神経系で髄鞘を形成します.

以上より正解は1です.

PT・OT国試共通 52回午後56
解剖学的構造のうち，白質に分類されるのはどれか.
1．視床
2．脳梁
3．被殻
4．淡蒼球
5．脊髄前角

脳梁 29 は，左右の大脳半球を結ぶ交連線維からなる構造物で，神経線維が多いため白質に分類されます.

なお，神経組織のうち細胞体が多い部分は，肉眼で灰色に見えることから灰白質とよばれます 16．視床，被殻，淡蒼球，脊髄前角は，いずれも灰白質に分類されます.

以上より正解は2です.

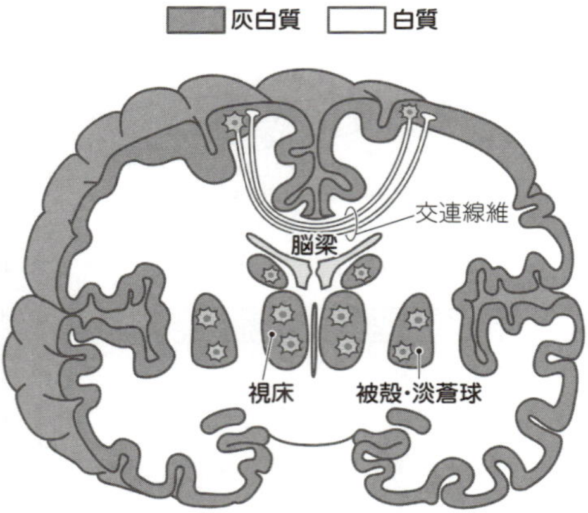
灰白質
白質
交連線維
脳梁
視床
被殻・淡蒼球

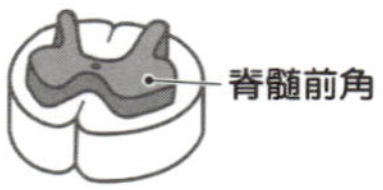
脊髄前角

PT・OT国試共通　53回午後53

大脳の領野と部位の組合せで正しいのはどれか.

1．一次運動野――前頭葉
2．一次体性感覚野――側頭葉
3．聴覚野――頭頂葉
4．Broca野――側頭葉
5．Wernicke野――後頭葉

○1．一次運動野は，前頭葉にあります 32. 全身の随意運動の中枢です.

×2．一次体性感覚野は，頭頂葉にあります 38. 全身の体性感覚の情報が集まります.

×3．聴覚野は，側頭葉にあります 36. 聴覚の情報が集まります.

×4．Broca（ブローカ）野（運動性言語野）は，優位半球の前頭葉にあり，言語の出力に関わります 32.

×5．Wernicke（ウェルニッケ）野（感覚性言語野）は，優位半球の側頭葉にあり，言語の理解に関わります 36.

以上より正解は 1 です.

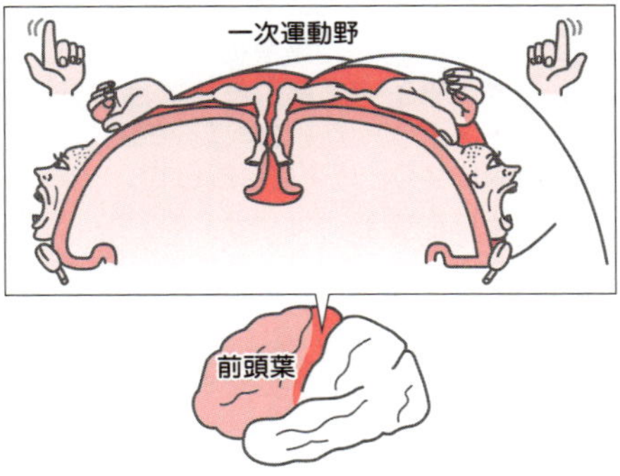
一次運動野
前頭葉

PT・OT国試共通（改題）　54回午前53

脳の解剖で**誤っている**のはどれか.

1．黒質は中脳にある.
2．中小脳脚は中脳と小脳を連絡する.
3．脳梁は左右の大脳半球を連絡する.
4．中心溝は前頭葉と頭頂葉の間にある.

○1．黒質は，中脳の大脳脚と中脳被蓋との境目にあります 52.

×2．中小脳脚は，橋と小脳を連絡します．上小脳脚は中脳と小脳を，下小脳脚は延髄と小脳を連絡します 54,60.

○3．脳梁は，左右の大脳半球を連絡する交連線維からなります.

○4．中心溝は，前頭葉と頭頂葉の間にあります 30.

以上より正解は 2 です.

国試を読み解こう！ 2（正常編）
▶ 各種国家試験の神経系に関する問題

はり師きゅう師国試 19回26

中枢神経の部位と機能との組合せで正しいのはどれか.

1．視床——内分泌機能の調節
2．中脳——体温調節の中枢
3．小脳——平衡機能の調節
4．延髄——情動行動の中枢

×1．視床は，あらゆる感覚情報の中継点です 46．なお，中枢神経のうち，内分泌機能の調節に大きく関わっているのは視床下部です.

×2．中脳には黒質，赤核など運動の調節に関わる神経核があります 52．体温調節の中枢は，視床下部にあります.

○3．小脳は，平衡機能の調節を担います 60．小脳は前庭神経核から入力された平衡感覚の情報を受け取り，これをもとに脊髄などへ情報をフィードバックして，身体の平衡の維持に関わります.

×4．延髄には，呼吸や循環の中枢があります 120．情動に関わるのは大脳辺縁系の扁桃体などです.

以上より正解は3です.

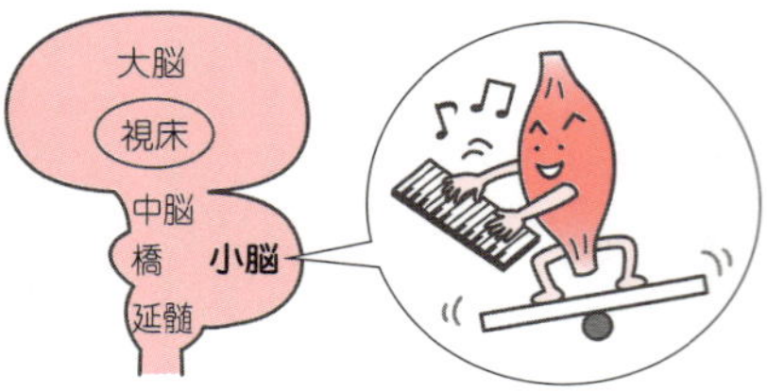
大脳
視床
中脳
橋
小脳
延髄

PT・OT国試共通 58回午後54

脊髄で正しいのはどれか．**2つ選べ**.

1．視床——内分泌機能の調節
2．中脳——体温調節の中枢
3．小脳——平衡機能の調節
4．延髄——情動行動の中枢

×1．脊髄 58 には，2つの膨大部があります．頸膨大は上肢を支配する脊髄神経，腰膨大は下肢を支配する脊髄神経が出入りする部位です.

×2．脊髄の前角は，細胞体が多く集まる灰白質です．脊髄は中心部に灰白質があり，前角，後角，側角が突出しています．なお，脊髄の表層は神経線維が多く集まる白質で，前索，側索，後索に分かれます.

○3．脊髄の後根は感覚神経の神経線維が束になったもので，脊髄神経節は感覚神経の細胞体が集まったものです.

○4．交感神経は，胸髄のT1～腰髄のL2から脊髄神経の一部として出ます 116.

×5．脊髄円錐は脊髄の下端の部分で，成人では第1～2腰椎の高さにあります．第3～4腰椎の高さでは脊髄の下端よりも尾側に伸びる脊髄神経が束になり，馬尾を形成しています.

以上より正解は3，4です.

臨床検査技師国試 63回午前22

顔面神経の起始部はどれか.

1．大脳
2．中脳
3．橋
4．延髄
5．小脳

脳神経のうち，嗅神経，視神経は大脳から出ます．動眼神経，滑車神経は中脳から，三叉神経，外転神経，顔面神経，内耳神経は橋から，舌咽神経，迷走神経，副神経，舌下神経は延髄から出ます 63.

以上より正解は3です.

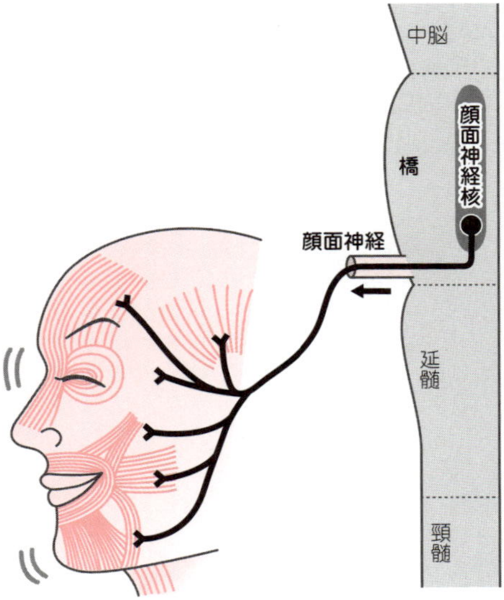
中脳
橋
顔面神経核
顔面神経
延髄
頸髄

PT・OT国試共通 55回午後66

脳神経とその働きの組合せで正しいのはどれか.

1．顔面神経――軟口蓋の挙上
2．三叉神経――下顎の運動
3．舌咽神経――舌の運動
4．舌下神経――唾液分泌
5．迷走神経――口唇閉鎖

×1．顔面神経は，表情筋の運動，舌前2/3の味覚，涙や唾液の分泌などを司ります 72．軟口蓋の挙上を司るのは迷走神経です.

○2．三叉神経は，顔面の体性感覚，および咀嚼運動を司ります 70．咀嚼運動は，主に下顎の運動によるものです.

×3．舌咽神経は，舌の後ろ1/3の体性感覚，および味覚，唾液の分泌などを司ります 76．舌の運動を司るのは舌下神経です.

×4．唾液の分泌を司るのは，顔面神経，舌咽神経です.

×5．迷走神経は，嚥下，発声，咽頭の内臓感覚，胸腹部内臓の運動や分泌，および内臓感覚などを司ります 78．口唇の閉鎖を行うのは表情筋の一つである口輪筋であり，これを司るのは顔面神経です.

以上より正解は2です.

国試を読み解こう！ 3（正常編）
▶ 各種国家試験の神経系に関する問題

歯科医師国試 116回A18

舌半側の萎縮と舌前方突出時の萎縮側への偏位を認める．障害されているのはどれか．1つ選べ．

a　顔面神経
b　舌咽神経
c　迷走神経
d　副神経
e　舌下神経

舌半側の萎縮，および舌前方突出時の偏位は，いずれも舌の運動が障害されている徴候です．舌の運動を支配するのは舌下神経です81．

以上より正解は e です．

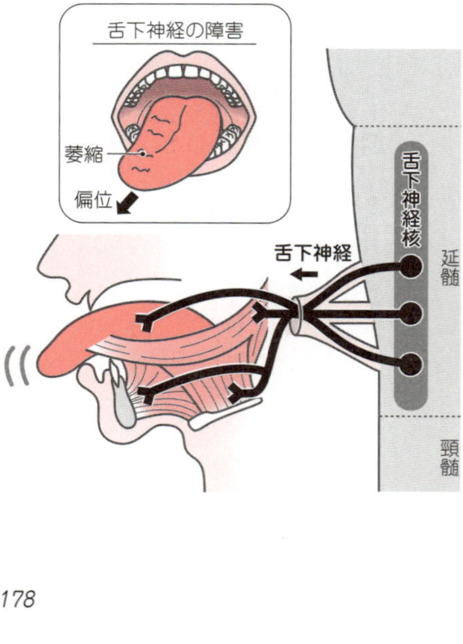

舌下神経の障害
萎縮
偏位
舌下神経
舌下神経核
延髄
頸髄

救命救急士国試 32回午前7

瞳孔径に関係するのはどれか．

a．視神経
b．動眼神経
c．三叉神経
d．顔面神経
e．交感神経

1．a，b，c
2．a，b，e
3．a，d，e
4．b，c，d
5．c，d，e

瞳孔径は，2つの自律神経により拮抗的に調節されています．瞳孔径を調節する筋は2種類あり，1つは瞳孔径を小さくする（縮瞳）瞳孔括約筋で，動眼神経（に含まれる副交感神経）が支配します68．もう1つは瞳孔径を大きくする（散瞳）瞳孔散大筋で，こちらは交感神経が支配します90．また，視神経から入力された光刺激の情報は，中脳の視蓋前域を経て動眼神経副核に伝わり，動眼神経による瞳孔径の調節に関わります（対光反射118など）．

以上より正解は 2 です．

はり師きゅう師国試　19回28

上肢の皮膚領域と分布する神経との組合せで正しいのはどれか．

1．上腕の後面――橈骨神経
2．前腕の外側半――尺骨神経
3．前腕の後面――正中神経
4．小指球――筋皮神経

○1．橈骨神経 86 は，上腕～前腕後面，および手背橈側（母指の側）の感覚を支配します．また，上腕三頭筋，前腕の伸筋群を支配します．

×2．尺骨神経は，手掌，および手指（環指の尺側と小指）の感覚を支配します．また，前腕尺側の屈筋群，小指球筋，骨間筋を支配します．

×3．正中神経は，手掌，および手指（母指，示指，中指と，環指の橈側）の感覚を支配します．また，前腕の屈筋群，母指球筋を支配します．

×4．筋皮神経は，前腕橈側の感覚を支配します．また，上腕二頭筋を支配します．

以上より正解は 1 です．

診療放射線技師国試　62回5

副交感神経刺激による反応はどれか．

1．瞳孔収縮
2．発汗促進
3．血圧上昇
4．気管支拡張
5．心拍数増加

○1．副交感神経は，瞳孔収縮（縮瞳），交感神経は瞳孔拡大（散瞳）にはたらきます 90．

×2．副交感神経は汗腺に分布しません．交感神経は発汗を亢進させます．

×3．副交感神経は心収縮力を減弱し，血圧を低下させます．交感神経は心収縮力増強，末梢血管収縮，カテコールアミン分泌亢進などの機序により，血圧上昇にはたらきます．

×4．副交感神経は気管支を収縮させ，交感神経は気管支を拡張させます．

×5．副交感神経は心拍数を減少させます．交感神経は心拍数を増加させます．

以上より正解は 1 です．

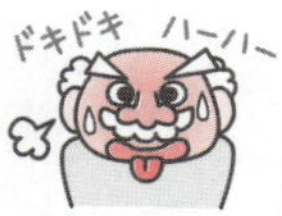
ドキドキ
ハーハー
交感神経系

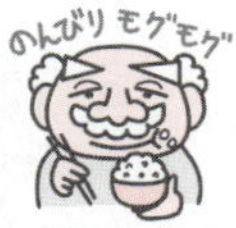
のんびり
モグモグ
副交感神経系

国試を読み解こう！4（正常編）

▶ 各種国家試験の神経系に関する問題

PT・OT国試共通 53回午前54

錐体路について**誤っている**のはどれか．

1．大脳の運動皮質から始まる．
2．大脳の基底核を経由する．
3．大脳脚を経由する．
4．大多数は延髄で交差する．
5．脊髄の前角でシナプスを形成する．

○1．皮質脊髄路（錐体路）110は，大脳皮質の一次運動野から始まります．

×2．錐体路は大脳基底核を経由しません．大脳基底核は，錐体外路系の一部をなしており，随意運動の細かな調節に関わります．

○3．錐体路は一次運動野を出ると放線冠，内包の後脚，中脳の大脳脚，橋の橋縦束を順に下行します．

○4．錐体路は延髄の錐体を下行し，大部分は延髄の下端で交叉（交差）します（錐体交叉）．

○5．錐体路は支配レベルまで下行すると，前角にて下位運動ニューロンとシナプスをつくります．

以上より正解は2です．

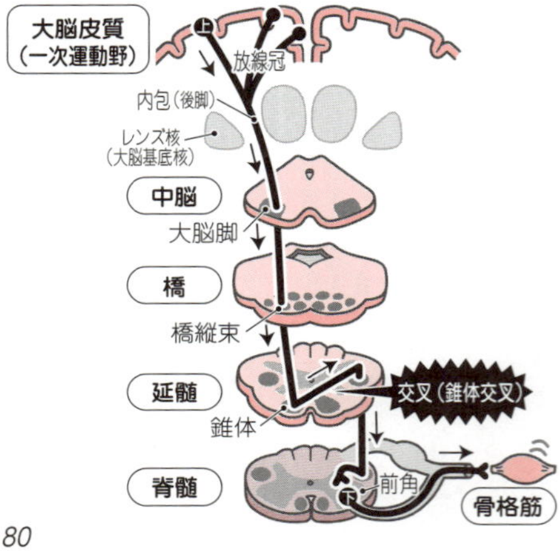

大脳皮質（一次運動野）
上
放線冠
内包（後脚）
レンズ核（大脳基底核）
中脳
大脳脚
橋
橋縦束
延髄
交叉（錐体交叉）
錐体
脊髄
下
前角
骨格筋

PT・OT国試共通 54回午前63

左上肢の感覚と伝導路が通る部位との組合せで正しいのはどれか．

1．圧　覚――左脊髄前索
2．位置覚――右脊髄後索
3．温　覚――右脊髄後索
4．振動覚――左脊髄側索
5．痛　覚――右脊髄側索

×1．触圧覚の情報は，2つの伝導路で大脳へ伝わります．1つは粗大な触圧覚を伝える前脊髄視床路104で，対側へ交叉したのち前索を上行します．つまり，左上肢の粗大な圧覚の情報は右前索を上行します．もう1つは精細な触圧覚を伝える後索-内側毛帯路106で，こちらは交叉せずに同側の後索を上行します．つまり，左上肢の精細な圧覚の情報は左後索を上行します．前索を通る伝導路にはほかに，前皮質脊髄路（主に体幹や，四肢の近位部の筋の制御を担う）があります．

×2．
×4．意識できる深部感覚である位置覚・振動覚の伝導路は，後索-内側毛帯路で，交叉せずに同側の後索を上行します．つまり，左上肢の位置覚・振動覚の情報は左後索を上行します．

×3．
○5．温度覚・痛覚の伝導路である外側脊髄視床路104は，対側へ交叉したのち側索を上行します．つまり，左上肢の温度覚・痛覚の情報は右側索を上行します．

以上より正解は5です．

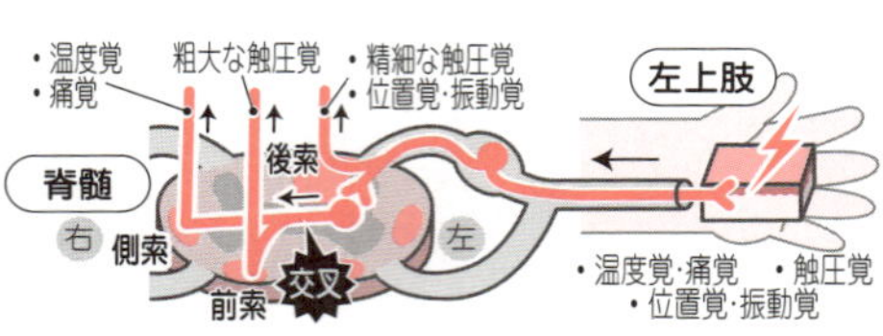

・温度覚
・痛覚
粗大な触圧覚
・精細な触圧覚
・位置覚·振動覚
左上肢
後索
脊髄
右
側索
左
前索
交叉
・温度覚·痛覚
・触圧覚
・位置覚·振動覚

医師国試 102回E9

第1胸椎レベルで脊髄の右半分を損傷したときにみられるのはどれか．**2つ選べ．**

a　左手掌の痛覚低下
b　右上腕三頭筋の反射亢進
c　左下肢の痛覚低下
d　左下肢の深部反射亢進
e　右下肢の筋力低下

×a ○c　痛覚の伝導路である脊髄視床路 104 は，対側へ交叉して側索を上行します．手掌の感覚を支配する感覚神経は頸神経のC6～C8に含まれ，そこから大脳へ上行するため，第1胸椎（T1）レベルは通らず，ここの障害で異常はみられません．左下肢の痛覚は右側索を上行し，T1レベルを通過して大脳へ伝わります．右のT1レベルの障害では，この伝導路が遮断され，左下肢の痛覚低下がみられます．

×b ×d　反射亢進は，上位運動ニューロン障害の症候です 154．上腕三頭筋を支配する運動神経はC7に含まれるため，反射亢進はC6レベル以上の上位運動ニューロン障害でみられます．左下肢を支配する上位運動ニューロンは，大脳皮質～延髄では右側を下行し，大部分が錐体で交叉して左側索を下行します．このため，右のT1レベルは通らず，影響を受けません．

○e　右下肢を支配する上位運動ニューロンは，大脳皮質～延髄では左側を下行します．大部分が錐体で交叉して右側索を下行し，T1レベルを通過します．右のT1レベルの障害では，この伝導路が遮断され，右下肢の筋力低下がみられます．

以上より正解はc，eです．

柔道整復師国試 19回午前54

髄膜で**誤っている**のはどれか．

1．左右の大脳半球の間には大脳鎌がある．
2．大脳鎌の上縁には硬膜静脈洞がある．
3．小脳と橋との間には小脳テントがある．
4．小脳テントの開口部はテント切痕と呼ばれる．

○1．×3．硬膜の一部は頭蓋腔に突出して，左右の大脳を仕切る大脳鎌，大脳と小脳を仕切る小脳テントなどを形成します 124．

○2．硬膜は，外葉と内葉の二層からなります．この二層は大部分で密着していますが，部分的に分かれて，脳の静脈血が集まる硬膜静脈洞を形成します 140．大脳鎌の上縁には，上矢状静脈洞という硬膜静脈洞があります．

○4．小脳テントは脳幹が通る部分を避けるように開口しており，この部分をテント切痕といいます．

以上より正解は3です．

国試を読み解こう！5（正常編）
▶ 各種国家試験の神経系に関する問題

あん摩マッサージ指圧師国試 19回29

脳室系について正しい記述はどれか.

1．室間孔は側脳室と第4脳室を連結している.
2．第3脳室は間脳に挟まれている.
3．中脳水道はクモ膜下腔へと通じている.
4．脳脊髄液は脈絡叢で吸収される.

× 1．室間孔（モンロー孔）は側脳室と第三脳室を連結しています 126.

○ 2．第三脳室は間脳の各部位に接しており，視床は第三脳室の側壁，視床下部は側壁および底，視床上部は後壁をなします.

× 3．中脳水道は中脳を貫く細い管で，第三脳室と第四脳室を連結しています．くも膜下腔へと通じるのは，第四脳室にあるルシュカ孔（外側孔），およびマジャンディ孔（正中孔）です.

× 4．脳脊髄液は，脈絡叢で産生され，脳室内に分泌されます．脳脊髄液の吸収については，くも膜顆粒を経て静脈に吸収される経路や，脳室周囲の毛細血管や静脈，頭蓋底や脊髄神経根のリンパ管などを経て吸収される経路があると考えられています 128.

以上より正解は 2 です.

PT・OT国試共通 53回午前55

内頸動脈から直接**分岐しない**のはどれか.

1．眼動脈
2．前大脳動脈
3．中大脳動脈
4．前交通動脈
5．後交通動脈

内頸動脈は，くも膜下腔へ入ると，眼球，および外眼筋を灌流する眼動脈，前方循環と後方循環をつなぐ後交通動脈，穿通枝である前脈絡叢動脈を順に分枝します．そして，前大脳動脈と中大脳動脈に分かれます 134.

前交通動脈は，前大脳動脈から分かれます.

以上より正解は 4 です.

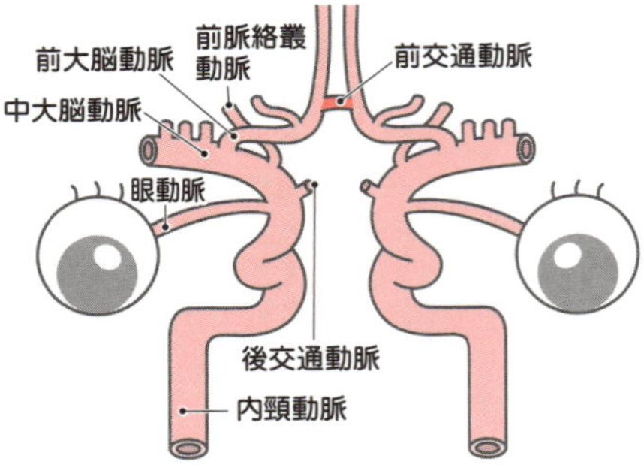
前大脳動脈
前脈絡叢動脈
前交通動脈
中大脳動脈
眼動脈
後交通動脈
内頸動脈

看護師国試　108回午前36

指鼻指試験で評価する項目はどれか.

1．小脳機能
2．表在反射
3．深部知覚
4．複合知覚

○1．指鼻指試験は，小脳機能のうち協調運動の評価を目的として行います．検者の示指と患者さん自身の鼻先を交互に触る動作を観察し，ふるえや目標に届かないなどの異常がないかを診ます 152.

×2．表在反射は皮膚や粘膜を刺激すると筋が収縮する反射で，上位運動ニューロン障害などで減弱・消失します．一般的な神経診察では腹壁反射を診ます 154.

×3．深部知覚は振動覚と位置覚を診ます．振動覚の検査では，音叉を振動させ，患者さんの関節に当てます．位置覚は，閉眼した患者さんの母趾を上下に動かして，動かした向きを答えてもらうことで評価します 156.

×4．複合知覚は大脳皮質の頭頂葉が関わる感覚です．2点識別覚（閉眼状態で皮膚の2カ所を同時に刺激した際に，異なる2点を触ったことがわかる），皮膚書字覚（閉眼状態で手掌などに数字や○×などの記号を書いた際，何を書いたかがわかる），立体認知（閉眼状態で品物を触った際，それが何であるかがわかる）などを診ます．

以上より正解は 1 です．

看護師国試　109回午前28

脳梗塞を最も早期に検出できる画像検査はどれか.

1．シンチグラフィ
2．磁気共鳴画像〈MRI〉
3．磁気共鳴血管画像〈MRA〉
4．コンピュータ断層撮影〈CT〉

×1．シンチグラフィ（核医学検査）は放射性医薬品を投与し，その分布を画像化する検査です 164．血流や代謝の評価を目的として行います．脳血管障害の精査を目的として行われることがありますが，脳梗塞の早期発見に関してはMRIがより優れています．

○2．MRIは，脳梗塞を最も早期に検出できる画像検査です 162,196．特に拡散強調像は急性期の脳梗塞の検出に有用です．

×3．MRAは，MRIで血管のみを描出する画像検査です 167．他の検査と比べて精度は高くないため，主に血管病変のスクリーニングを目的として行われます．

×4．CTは，急性期の脳出血の検出や頭部外傷の評価において特に優れています 160,198．脳梗塞の早期検出に関してはMRIの方が優れています．

以上より正解は 2 です．

11. 理解を深める疾患編

INTRO

右ページのイラストは，主要な脳・神経疾患をまとめたものです．本章では，**太字**で示した症候および疾患について解説します．

まず脳・神経系の症候です．意識を保つ脳のはたらきが障害されると**意識障害**が生じます．**植物状態**は，重度の遷延する意識障害です．**脳死**は脳全体の機能が停止し，回復の見込みがない状態です．

脳は頭蓋腔という限られたスペースに収められているため，この内容物が増えると**頭蓋内圧亢進**という状態になり，進行すると脳実質が本来の部位から脱出する**脳ヘルニア**という病態が生じます．

大脳皮質が担う言語や日常生活の動作など，知的な活動に関わる機能が障害された状態を**高次脳機能障害**といいます．高次脳機能障害には多くの種類があり，大脳皮質の機能局在と対応しています．

随意運動は，運動ニューロン（上位・下位）から筋へと順に運動の指令が伝わって実現します．**運動麻痺の分類**では，障害部位と麻痺の性状の対応関係や，運動麻痺の分布による分類を見てみましょう．

脳血管障害（脳卒中）の病態は，大きく次の2つに分かれます．血管が詰まり虚血が生じる**脳梗塞**および**一過性脳虚血発作**と，血管が破れて出血が起こる**脳出血**および**くも膜下出血**です．

認知症は，認知機能が後天的に低下した状態です．いくつかの型があり，それぞれに特徴的な症状がみられます．

運動の異常を呈する疾患として**パーキンソン病**，**筋萎縮性側索硬化症**，**重症筋無力症**，**筋ジストロフィー**を解説します．障害部位を反映し，どのような特徴がみられるのか，注目してみましょう．

末梢神経障害は，原因や障害される神経の種類などで，さらに細かく分類されます．代表的な病態として，**ギランバレー症候群**，および**絞扼・圧迫性ニューロパチー**について解説します．

感染性疾患には，髄膜およびくも膜下腔に感染が起こる**髄膜炎**，脳実質の感染症である**脳炎**などがあります．

てんかんは大脳皮質のニューロンの異常な興奮が原因で生じ，反復する発作を特徴とします．分類や発作型について解説します．

ほかに，主要な神経疾患として髄液が頭蓋腔に過剰に貯留する水頭症，中枢神経のニューロンの脱髄が起こる多発性硬化症などがあります．また，様々な神経疾患（パーキンソン病，多発性硬化症など）が原因で自律神経系の障害がみられ，排尿，排便障害などを呈します．

脳・神経疾患の全体像

▶ 神経系に生じる疾患・病態

91 脳・神経疾患の全体像

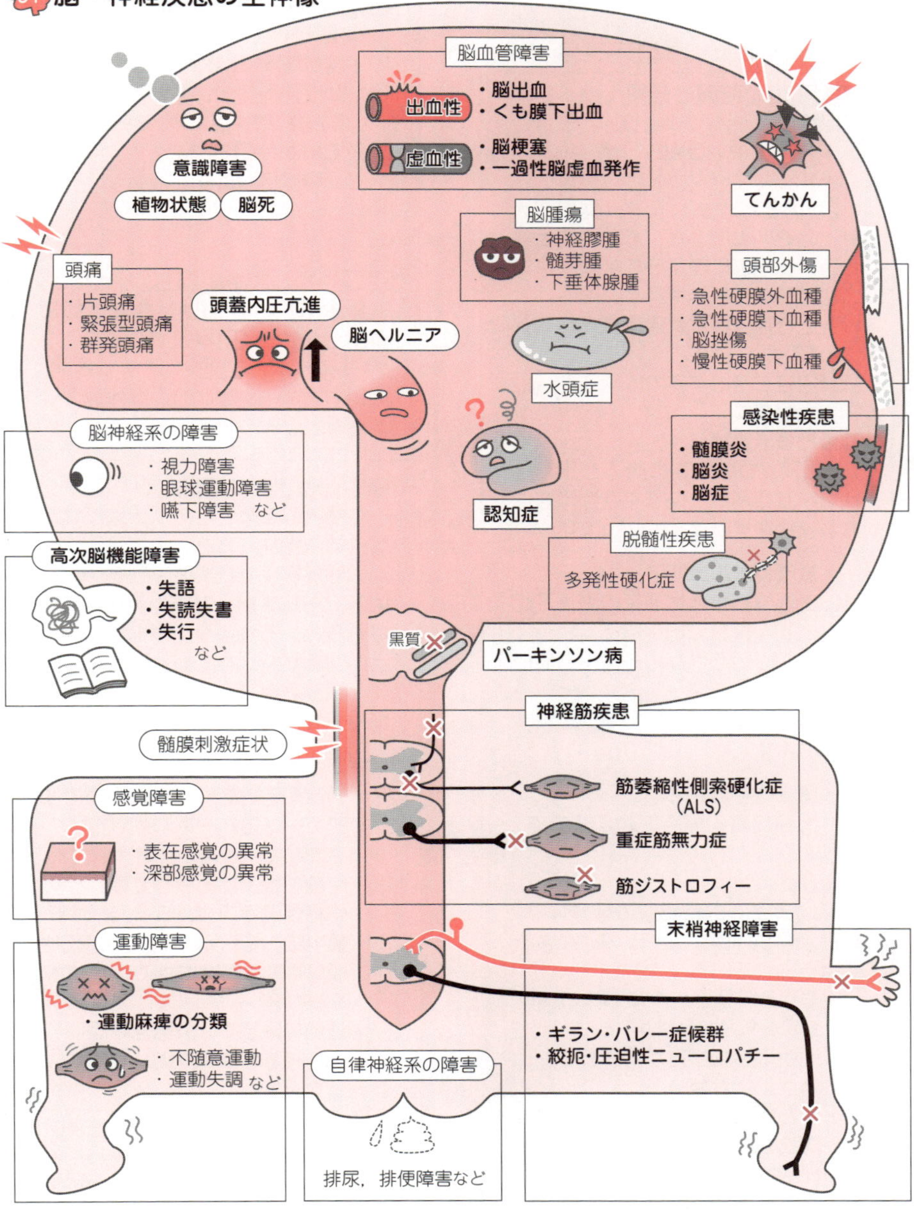
脳血管障害
出血性
・脳出血
・くも膜下出血
虚血性
・脳梗塞
・一過性脳虚血発作
てんかん
意識障害
植物状態
脳死
脳腫瘍
・神経膠腫
・髄芽腫
・下垂体腺腫
頭部外傷
・急性硬膜外血腫
・急性硬膜下血腫
・脳挫傷
・慢性硬膜下血腫
頭痛
・片頭痛
・緊張型頭痛
・群発頭痛
頭蓋内圧亢進
脳ヘルニア
水頭症
感染性疾患
・髄膜炎
・脳炎
・脳症
脳神経系の障害
・視力障害
・眼球運動障害
・嚥下障害　など
認知症
脱髄性疾患
多発性硬化症
高次脳機能障害
・失語
・失読失書
・失行
など
黒質
パーキンソン病
神経筋疾患
髄膜刺激症状
筋萎縮性側索硬化症
(ALS)
重症筋無力症
筋ジストロフィー
感覚障害
・表在感覚の異常
・深部感覚の異常
末梢神経障害
運動障害
・運動麻痺の分類
・不随意運動
・運動失調 など
・ギラン･バレー症候群
・絞扼･圧迫性ニューロパチー
自律神経系の障害
排尿，排便障害など

意識障害
▶ 意識レベルまたは認識内容の異常

意識障害を理解するために，まず意識がどのように成り立っているか，舞台に例えて解説します（意識の診察は 144）.

意識障害の原因と分類

意識には
- 意識レベル（覚醒度）
- 認識内容

の2つの要素があります．覚醒度は舞台の照明の明るさ，認識内容は舞台上の出来事に例えられます．

意識レベルを維持するのは
- **上行性網様体賦活系**（網様体～視床） 120

認識内容を構成するのは
- **大脳皮質**

のはたらきです．

上記の2つの要素の両方が正常な状態を意識清明，いずれかが障害された状態を意識障害といいます．

- **意識レベルの低下**

は，上行性網様体賦活系の障害で起こります．舞台に例えると，舞台全体の照明の明るさが均一に落ちている状態で，これを
- 意識混濁

といいます．

- **認識内容の異常**

は，大脳皮質の障害で起こります．これを
- 意識変容

といいます．意識変容の種類には，舞台全体が薄暗く，一部のみが明るく照らされている
- **もうろう状態**（軽度の意識混濁を背景に，意識の狭窄が生じているもの）

や，照明の当たり方がまばらで，上演内容が正常でない
- **せん妄**（軽度の意識混濁を背景に，認識内容の混乱が生じているもの．多くは精神的興奮を伴う）

などがあります．

意識障害を生じる病態には，大きく分けて脳自体に原因があるものと，脳以外が原因で生じるものがあります．

意識障害を生じる病態

意識障害を生じる脳の病変として
- **脳血管障害**（脳梗塞，脳出血，くも膜下出血） 196-200，**頭部外傷，脳腫瘍，感染症**（髄膜炎，脳炎） 210，**てんかん** 212

などが挙げられます．

脳の病変以外が原因で，二次的に脳の障害が生じる病態には，肝性脳症 172，尿毒症 144，糖尿病昏睡 198，低血糖性昏睡，循環不全（不整脈など） 124，呼吸不全（CO_2ナルコーシスなど） 66，電解質異常，中毒（アルコール，薬物など），高体温・低体温などがあります．

障害部位と身体所見

特徴的な肢位として，大脳皮質が広汎に障害されると
- 除皮質硬直（上肢の屈曲と下肢の伸展）

中脳，または橋上部が両側性に障害されると，それより上部の脳と身体との連絡が断たれている所見である
- 除脳硬直（上肢，および下肢の伸展）

がみられます．

呼吸の異常として
- **両側大脳皮質下～間脳の障害ではチェーンストークス呼吸** 75（換気量，および呼吸数が周期的に変化する）
- **中脳～橋上部の障害では中枢性過呼吸**（規則正しく，深い呼吸）
- **橋中部～橋下部の障害では持続性吸息呼吸**（吸気終末に呼吸停止がみられる，不規則な呼吸）
- **延髄の障害では失調性呼吸**（ビオー呼吸．換気量，呼吸数とも不規則）

がみられます．

中脳～橋の障害では瞳孔の異常（散瞳，縮瞳，瞳孔不同 146），眼位の異常（共同偏視など），対光反射消失などがみられます．

92 意識障害

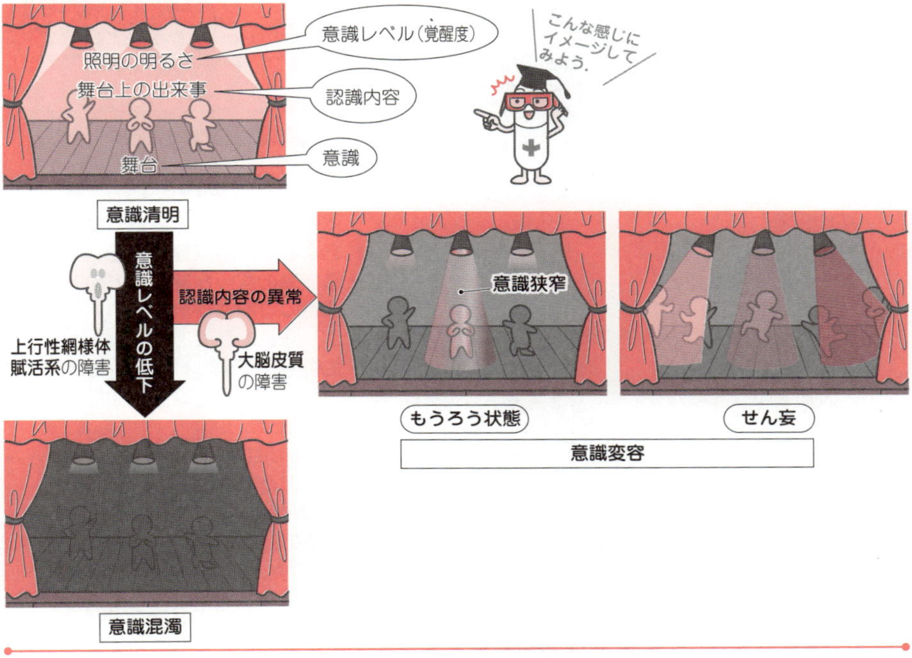

照明の明るさ
意識レベル（覚醒度）
舞台上の出来事
認識内容
舞台
意識
こんな感じにイメージしてみよう．
意識清明
意識レベルの低下
上行性網様体賦活系の障害
認識内容の異常
大脳皮質の障害
意識狭窄
もうろう状態
せん妄
意識変容
意識混濁

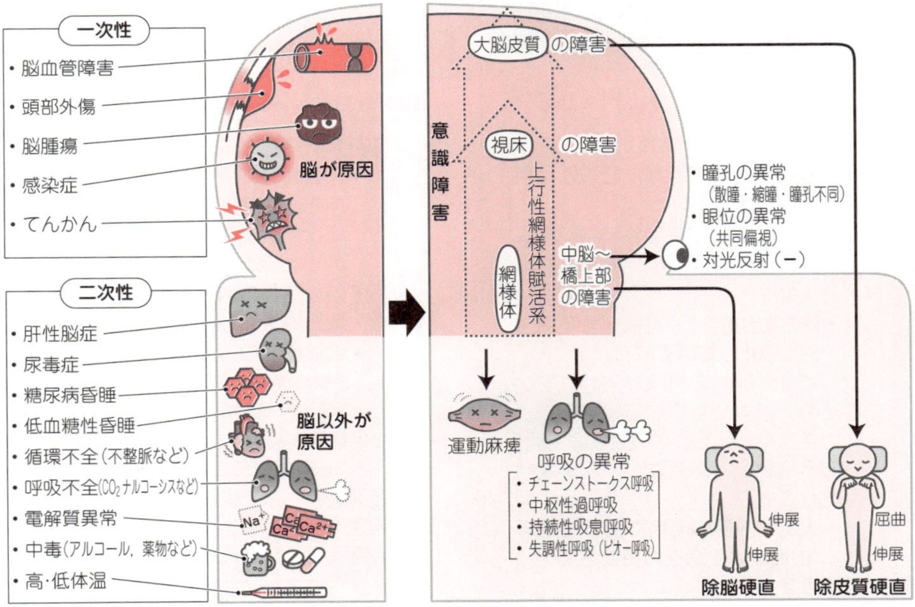

一次性
・脳血管障害
・頭部外傷
・脳腫瘍
・感染症
・てんかん
脳が原因
二次性
・肝性脳症
・尿毒症
・糖尿病昏睡
・低血糖性昏睡
・循環不全（不整脈など）
・呼吸不全（CO2ナルコーシスなど）
・電解質異常
・中毒（アルコール，薬物など）
・高・低体温
脳以外が原因
Na+
Ca2+
大脳皮質の障害
意識障害
視床の障害
上行性網様体賦活系
網様体
中脳〜橋上部の障害
・瞳孔の異常（散瞳・縮瞳・瞳孔不同）
・眼位の異常（共同偏視）
・対光反射（−）
運動麻痺
呼吸の異常
・チェーンストークス呼吸
・中枢性過呼吸
・持続性吸息呼吸
・失調性呼吸（ビオー呼吸）
伸展
伸展
除脳硬直
屈曲
伸展
除皮質硬直

植物状態・脳死

▶ 脳幹の生命維持機能が残っているか

植物状態と脳死は，いずれも重度の器質的な脳障害により意思疎通が不可能となった状態です．しかし，植物状態は‘生’，脳死は臓器移植法に基づく‘死’であり，法的な位置づけが大きく異なります．

植物状態

植物状態は

- **遷延性意識障害**

ともよばれます．

- **大脳の機能の大半が停止**

しているものの

- **脳幹の機能は残存**

しており，呼吸，循環は保たれている状態です．

植物状態の定義は

- **自力移動，自力摂食が不可能**
- **糞尿失禁状態にある**
- **意味のある発語が不可能**（声を出すことはある）
- **簡単な命令に応じることもあるが，それ以上の意思疎通は不可能**
- **眼球で物を追ったとしても，認識はできない**

という状態が3カ月以上続くものです．

まれではありますが，回復する可能性があります．

脳死

脳死は

- **脳幹を含む全ての脳機能が不可逆的に停止している**（回復が見込めない）

状態です．脳幹の機能が失われているため，自力で生命を維持することはできません．しかし，従来の‘死’である心臓死とは異なり，心機能は保たれており

- **人工呼吸器の使用により短期間**（約1週間）**は生命を維持できる**

状態です．

脳死判定には，臓器提供を行うことが適切か判断する目的があります．脳死判定，および臓器提供に関する本人の意思表示（意思表示カードなど），家族の意向を確認したうえで，次の項目を確認します．

脳死判定の必須となる条件

脳死判定の流れは以下の通りです．まず，前提条件である

- **器質的脳障害による深昏睡，および無呼吸状態である**
- **原疾患の診断が確定している**
- **回復の可能性が全くない**

ことと，除外条件である

- **生後12週未満**
- **脳死と類似した状態になりうる病態**（低体温，薬物中毒，肝性脳症，糖尿病昏睡，尿毒症など）
- **本人の有効な意思表示がない**（知的障害など）
- **虐待の疑い**

に該当しないこと，そして，体温，血圧，心拍・心電図により生命徴候があること，すなわち心臓死でないことを確認します．

必須条件を満たした場合に，脳死判定を行います．十分な経験をもつ，臓器移植と無関係な医師2名以上で行います．

脳死判定基準

- **深昏睡**（JCS300，GCS3）（自発運動，除脳硬直，除皮質硬直，けいれんなどは脳死では認められない所見．これらがみられる場合は脳死判定を中止する）
- **脳波活動の消失**（平坦脳波）
- **瞳孔散大**（≧4mm），**瞳孔の固定**
- **脳幹反射の消失**（対光反射，角膜反射，毛様体脊髄反射，眼球頭反射，前庭反射，咽頭反射，咳反射）
- **自発呼吸消失**（人工呼吸器を外して血液ガス分析などを行う無呼吸テストを最後に行う）

を2回確認します．1回目と2回目の判定は6時間以上（6歳未満では24時間以上）の間隔を空けて行います．

93 植物状態・脳死

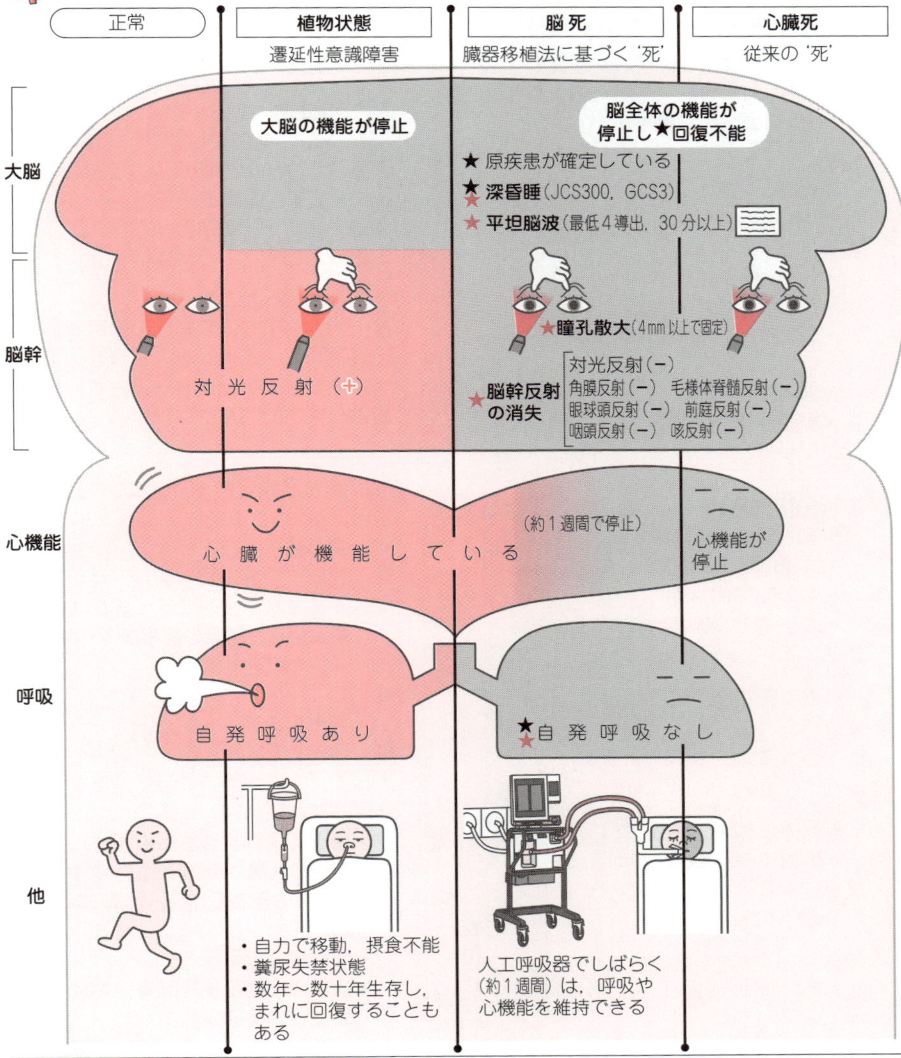

正常
植物状態
遷延性意識障害
脳死
臓器移植法に基づく‘死’
心臓死
従来の‘死’
大脳
脳幹
心機能
呼吸
他
大脳の機能が停止
脳全体の機能が停止し★回復不能
★ 原疾患が確定している
★★ 深昏睡（JCS300，GCS3）
★ 平坦脳波（最低4導出，30分以上）
★瞳孔散大（4mm以上で固定）
対光反射（+）
★脳幹反射の消失
対光反射（−）
角膜反射（−）　毛様体脊髄反射（−）
眼球頭反射（−）　前庭反射（−）
咽頭反射（−）　咳反射（−）
心臓が機能している
（約1週間で停止）
心機能が停止
自発呼吸あり
★★自発呼吸なし
・自力で移動，摂食不能
・糞尿失禁状態
・数年〜数十年生存し，まれに回復することもある
人工呼吸器でしばらく（約1週間）は，呼吸や心機能を維持できる

脳死判定

- **必須条件**
  - 前提条件……★
  - 除外条件……生後12週未満，脳死に類似した状態（低体温，薬物中毒など）
    本人の有効な意思表示がない，虐待の疑い
  - 生命徴候がある……体温，血圧，心拍・心電図
- **判定基準**………★5項目全て満たし，6時間以上あけても変化なし（6歳未満は24時間以上あける）

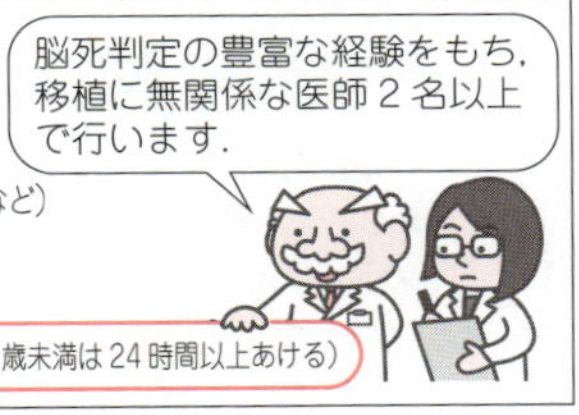

脳死判定の豊富な経験をもち，移植に無関係な医師2名以上で行います．

理解を深める疾患編

頭蓋内圧亢進・脳ヘルニア
▶ 頭蓋内病変により圧が高まった状態

頭蓋腔は骨と硬膜で囲まれた空間で，あまり伸び縮みしません．このため中身が増えると，内部の圧力が高まります．

病態

頭蓋腔の内容物の体積が増加すると，頭蓋内圧（頭蓋腔内の圧力．脳圧ともいう）が高まり

- **頭蓋内圧亢進**

が生じます．

- **頭蓋内占拠性病変**（頭蓋内血腫，脳腫瘍など）
- **脳浮腫**
- **水頭症**（髄液灌流障害）

などが原因となります．

症状・検査所見

頭蓋内圧亢進では

- **頭痛**（血管，神経，硬膜など，痛みを感じる組織の牽引や偏位による）
- **悪心・嘔吐**（延髄の嘔吐中枢が刺激されるため）

が生じます．

頭蓋内圧亢進が数日続くと，眼底検査で

- **うっ血乳頭**（視神経乳頭の腫脹）

がみられるようになります．

外転神経麻痺による

- **複視**（ものが二重に見える）

が生じます（外転神経は頭蓋腔内での走行が長く，圧迫されやすい）．

頭蓋内圧亢進で脳の血管が圧迫されると脳血流が減少し，これを補うべく

- **血圧上昇**

が起こります．すると圧受容器反射 118 により

- **心拍数が減少**

します．この血圧上昇と心拍数減少がみられることを

- **クッシング現象**

といいます．

頭蓋内圧が上昇すると，脳実質が本来あるべき部位から押し出されてしまう，脳ヘルニアが生じます（ヘルニアとは，臓器や組織が正常の部位から脱出した状態をいう）．

脳ヘルニア

脳ヘルニアが生じやすい部位は，大脳鎌下，テント切痕，大後頭孔の3カ所です．脳幹を圧迫するテント切痕ヘルニア，および大後頭孔ヘルニアは致命的となりやすいです．

①**大脳鎌ヘルニア**

は，大脳鎌下を，病巣側の脳組織（帯状回 40）が健側へ嵌入します．前大脳動脈などの血管が圧迫されて脳組織の循環障害が生じます．

②**テント切痕ヘルニア**

は，最も高頻度な脳ヘルニアです．次の2つがあります．

- **中心性ヘルニア**

は，間脳・中脳・橋・延髄が垂直方向に圧迫される病態です．症状は

- **意識障害，呼吸の異常**（チェーンストークス呼吸 75 など）

などです．

- **鉤ヘルニア**

は，海馬鉤 40 がテント切痕へ嵌入して，中脳が側方から圧迫される病態です．症状は

- **急速に進行する意識障害**
- **呼吸の異常**（中枢性過呼吸 186 など）
- **対側の片麻痺** 194（大脳脚圧迫による）
- **除脳硬直** 186
- **病巣側の動眼神経麻痺**（病巣側の散瞳，および対光反射消失）

などです．

③**大後頭孔ヘルニア**

は，小脳扁桃が大後頭孔へ嵌入して，延髄が圧迫される病態です．

- **急速に生じる意識障害**
- **呼吸の異常**（失調性呼吸 186），**呼吸停止**

などの症状がみられます．

94 頭蓋内圧亢進・脳ヘルニア

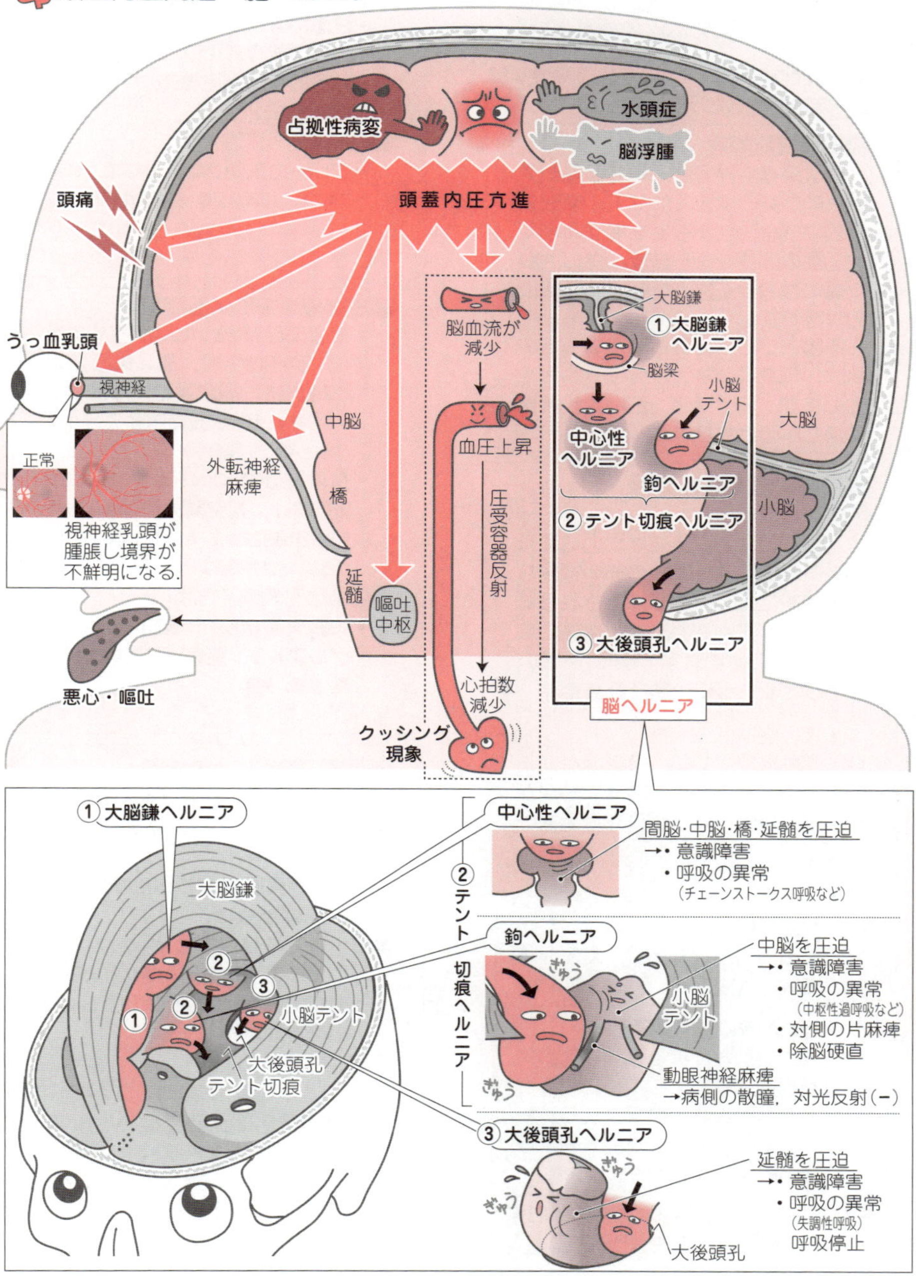

占拠性病変
水頭症
脳浮腫
頭蓋内圧亢進
頭痛
うっ血乳頭
視神経
正常
視神経乳頭が腫脹し境界が不鮮明になる.
外転神経麻痺
中脳
橋
延髄
嘔吐中枢
悪心・嘔吐
脳血流が減少
血圧上昇
圧受容器反射
心拍数減少
クッシング現象
大脳鎌
① 大脳鎌ヘルニア
脳梁
小脳テント
中心性ヘルニア
鉤ヘルニア
② テント切痕ヘルニア
大脳
小脳
③ 大後頭孔ヘルニア
脳ヘルニア
① 大脳鎌ヘルニア
大脳鎌
小脳テント
大後頭孔
テント切痕
② テント切痕ヘルニア
中心性ヘルニア
間脳・中脳・橋・延髄を圧迫
→・意識障害
・呼吸の異常
(チェーンストークス呼吸など)
鉤ヘルニア
ぎゅう
中脳を圧迫
→・意識障害
・呼吸の異常
(中枢性過呼吸など)
・対側の片麻痺
・除脳硬直
小脳テント
動眼神経麻痺
→病側の散瞳，対光反射(−)
③ 大後頭孔ヘルニア
延髄を圧迫
→・意識障害
・呼吸の異常
(失調性呼吸)
呼吸停止
大後頭孔

理解を深める疾患編

高次脳機能障害

▶ 言語，行動，認知などの障害

高次脳機能障害は，大脳が担う高度な機能に，障害が生じた状態です．

高次脳機能障害

高次脳機能障害は，単なる運動や単一の感覚の障害ではなく，複数の情報の統合・判断などを要する高度な活動の障害を指します．主に大脳皮質の連合野38が関与する機能の障害です．

原因としては，脳血管障害（脳梗塞，脳出血，くも膜下出血など）が大きな割合を占めます．変性疾患，脳腫瘍，頭部外傷も原因となります．

高次脳機能障害の分類

- **失語症**

は，言葉の入力，または出力に支障がある状態です．咽頭の筋や神経などの障害により発語が障害される構音障害とは区別されます．発語の流暢さ（出力），言語理解（入力），復唱の可否などでさらに分類されます．

- **失行症**

は，運動機能，知能，意識などが正常で，実行する意思があるにもかかわらず，目的とする動作を行えない状態です．

- **失認症**

は，感覚機能，知能，意識などが正常であるにもかかわらず，対象を認知できない状態です．

- **行政的高次脳機能障害**

は，厚生労働省が福祉サービスの対象者を認定するために定めた，高次脳機能障害診断基準に含まれる障害です．医学的な高次脳機能障害よりも，狭い範囲に限定されます．

主な高次脳機能障害を障害部位別に見ていきます．大脳皮質の機能局在32-39と照らし合わせてみましょう．

前頭葉の障害による症状

- **注意障害**（適切に注意を向けることが困難）
- **遂行機能障害**（計画の立案や実行が困難）
- **社会的行動障害**（感情のコントロールや自発性を失う）

優位半球側の障害では

- **ブローカ失語**（言語の出力の障害．発語は流暢でなく，復唱は困難．言語理解は保たれている）

などが生じます．

頭頂葉の障害による症状

- **着衣失行**（服を着られない），**構成失行**（三次元の構成が困難），**観念失行**（道具の使用が困難），**観念運動失行**（指示を受けての動作が困難），**肢節運動失行**（指先の細かい動作が困難）
- **身体失認**（自分の体の一部や，病態などを認知できない），**視空間失認**（視野の半分を無視する半側空間無視，知っている場所や道がわからない地誌的失認など）

優位半球側の障害では

- **失読失書**（読み書きが困難）
- **ゲルストマン症候群**（手指失認，左右失認，失書，失算）

などが生じます．

側頭葉の障害による症状

- **記憶障害**（発症以前のことを思い出せない逆向性健忘，新しいことを覚えられない前向性健忘がある）
- **聴覚性失認**（聞こえている音が何の音かわからない環境音失認など）

優位半球側の障害では

- **ウェルニッケ失語**（言語の入力の障害．言語理解や復唱が困難．発語は保たれているが理解不能な内容）

などが生じます．

後頭葉の障害による症状

- **視覚性失認**（視覚情報のみでは，対象が何なのかがわからない物体失認や，知っている人の顔が識別できない相貌失認など）

が生じます．

95 高次脳機能障害

失語症　失行症　失認症　行政的高次脳機能障害

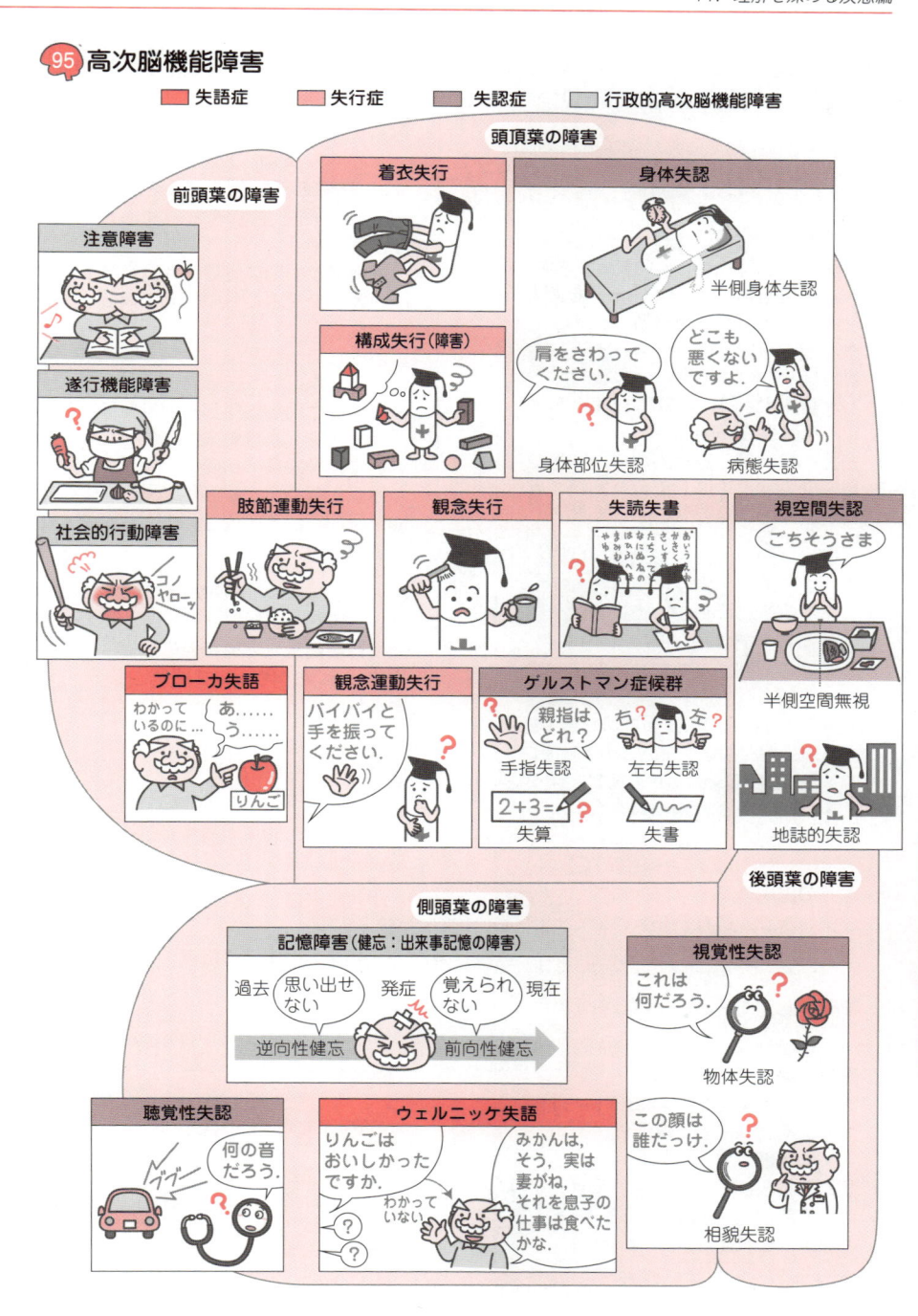

頭頂葉の障害
前頭葉の障害
着衣失行
身体失認
半側身体失認
肩をさわってください.
どこも悪くないですよ.
身体部位失認
病態失認
構成失行(障害)
注意障害
遂行機能障害
社会的行動障害
コノヤローッ
肢節運動失行
観念失行
失読失書
視空間失認
ごちそうさま
半側空間無視
地誌的失認
ブローカ失語
わかっているのに…
あ……う……
りんご
観念運動失行
バイバイと手を振ってください.
ゲルストマン症候群
親指はどれ?
手指失認
右
左
左右失認
2+3=
失算
失書
後頭葉の障害
側頭葉の障害
記憶障害(健忘：出来事記憶の障害)
過去
思い出せない
発症
覚えられない
現在
逆向性健忘
前向性健忘
視覚性失認
これは何だろう.
物体失認
この顔は誰だっけ.
相貌失認
聴覚性失認
ブブー
何の音だろう.
ウェルニッケ失語
りんごはおいしかったですか.
わかっていない
みかんは，そう，実は妻がね，それを息子の仕事は食べたかな.

理解を深める疾患編

運動麻痺の分類

▶ 麻痺の性状や分布から原因を推定

運動麻痺は，随意運動が障害された状態です．随意運動のしくみと，障害部位ごとの麻痺の性状を見てみましょう．

障害部位による分類

基本的な流れとして運動の指令は

- **上位運動ニューロン→下位運動ニューロン→骨格筋**

へと順に伝わります．また，下位運動ニューロンに指令が伝わる際に

- **錐体外路** 114 **のニューロンによる調節**（主に抑制）

も加わります．錐体外路は，内包や脊髄側索などでは，皮質脊髄路や皮質延髄路のすぐ近くを通ります．

運動麻痺では，障害部位を反映して，次のような特徴がみられます．

上位運動ニューロン障害では，隣接する錐体外路も同時に障害され，筋収縮の抑制がきかない状態になります．このため筋トーヌスが亢進し

- **痙縮**（筋トーヌス亢進 152 の一種．他動的に関節を屈曲および伸展させると，途中で急に抵抗が減弱する，折りたたみナイフ現象がみられる）
- **痙性麻痺**（痙縮を伴う麻痺のこと）
- **腱反射亢進**
- **病的反射**（バビンスキー反射など） 154 **の出現**

が生じます．これらをまとめて

- **錐体路症状**

といいます．代表的な原因として脳梗塞，脳出血などが挙げられます．

下位運動ニューロン障害および筋障害では

- **弛緩性麻痺**（筋トーヌス低下を伴う麻痺）
- **腱反射減弱または消失**
- **筋萎縮**

がみられます．代表的な原因として重症筋無力症，筋ジストロフィーなどが挙げられます．

表在反射は上位・下位運動ニューロン障害のどちらでも減弱（または消失）します．

麻痺は出現部位により，以下の4つに分けられます．

麻痺の分布による分類

- **片麻痺**（片側の上下肢の麻痺）

には，病変の反対側に生じるものと，病変と同側に生じるものがあります．

- **病変と対側に生じる片麻痺は**
- **錐体交叉よりも中枢側の病変**

が原因のことが多いです．代表的な原因として，脳出血による内包の障害などが挙げられます．

- **病変と同側に生じる片麻痺は**
- **錐体交叉よりも末梢側の中枢神経系の病変**

が原因となることが多いです．代表的な原因として，脊髄半側の損傷などが挙げられます．

- **単麻痺**（四肢の一肢のみの麻痺）

は，主に

- **脊髄前角～末梢神経の障害**

で生じます．代表的な原因として，腕神経叢障害などが挙げられます．

- **対麻痺**（両下肢の麻痺）

は

- **胸髄以下のレベルでの脊髄の両側性の障害**

などで生じます．

- **四肢麻痺**（四肢全ての麻痺）

は

- **頸髄の両側性の障害**

などで生じます．

下位運動ニューロン障害と筋障害の鑑別

下位運動ニューロン障害では

・**線維束性収縮**（不規則に出現する自動的な筋収縮）

・**針筋電図で神経原性変化** 206

筋障害では

・**血液検査で筋原性酵素上昇**
（筋細胞に含まれる成分が，筋細胞の破壊により血中に漏出している所見）

・**針筋電図で筋原性変化**

がみられ，鑑別の手がかりとなります．

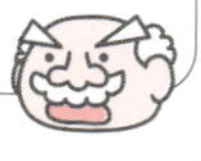

96 運動麻痺の分類

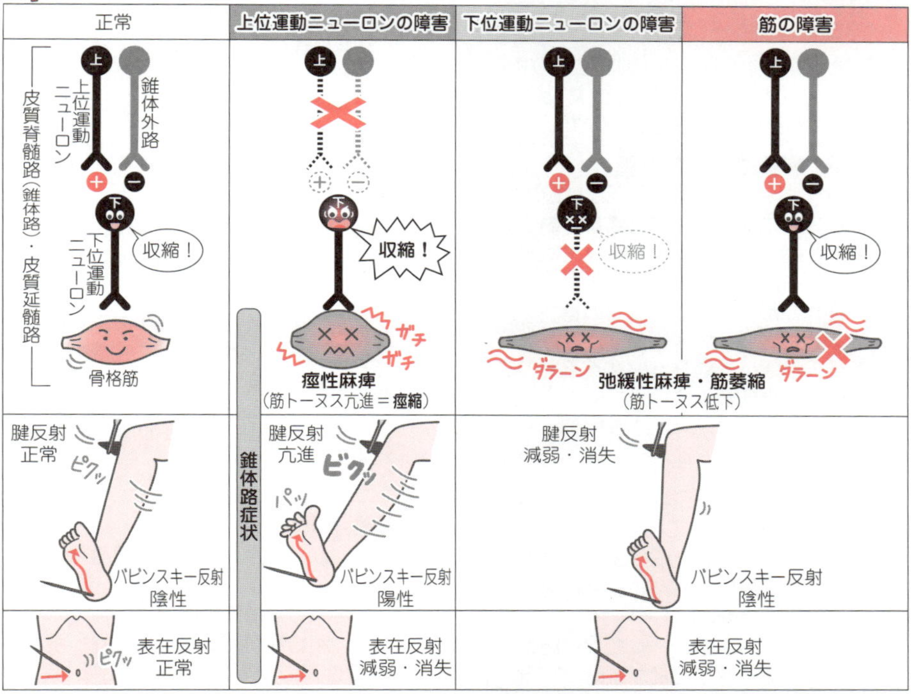
正常
上位運動ニューロンの障害
下位運動ニューロンの障害
筋の障害
皮質脊髄路(錐体路)・皮質延髄路
上位運動ニューロン
錐体外路
下位運動ニューロン
収縮！
骨格筋
痙性麻痺
(筋トーヌス亢進＝痙縮)
ガチガチ
ダラーン
弛緩性麻痺・筋萎縮
(筋トーヌス低下)
錐体路症状
腱反射
正常
ピクッ
腱反射
亢進
ビクッ
パッ
腱反射
減弱・消失
バビンスキー反射
陰性
バビンスキー反射
陽性
バビンスキー反射
陰性
表在反射
正常
表在反射
減弱・消失
表在反射
減弱・消失

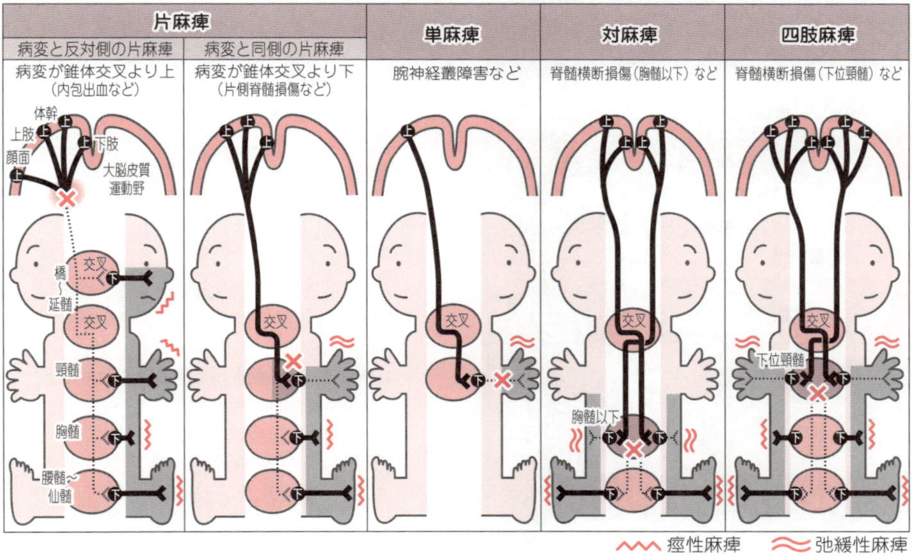
片麻痺
病変と反対側の片麻痺
病変が錐体交叉より上
(内包出血など)
病変と同側の片麻痺
病変が錐体交叉より下
(片側脊髄損傷など)
単麻痺
腕神経叢障害など
対麻痺
脊髄横断損傷(胸髄以下)など
四肢麻痺
脊髄横断損傷(下位頸髄)など
体幹
上肢
下肢
顔面
大脳皮質
運動野
橋〜延髄
交叉
頸髄
胸髄
腰髄〜仙髄
胸髄以下
下位頸髄
痙性麻痺
弛緩性麻痺

脳梗塞

▶ 脳血管が詰まり，脳組織が壊死する

梗塞とは，血管の狭窄や閉塞により組織が虚血に陥り，壊死する病態です．脳梗塞には，次の3つのタイプがあります．

アテローム血栓性脳梗塞

アテローム（粥腫（じゅくしゅ））112の破綻によりできた血栓が原因となるものです（内頸動脈，中大脳動脈，椎骨動脈それぞれの起始部は，アテロームの好発部位）．

血栓が形成された部位で血管が閉塞するもの（血栓性）と，血栓がはがれて他の血管へ到達し，閉塞するもの（塞栓性）があります．

- **高血圧，糖尿病，脂質異常症**

などが危険因子です．

一時的に虚血症状が出現したのち，血流が再開して症状が消失し，後遺症や画像所見を残さないものを

- **一過性脳虚血発作**（TIA：transient ischemic attack）

といいます．アテローム血栓性脳梗塞や，心原性脳塞栓症が短時間で再開通することで生じます．TIAの約15〜20%は，のちほど脳梗塞を発症すると考えられています．

心原性脳塞栓症

心臓で形成された血栓が，大動脈を経て脳血管に到達し，閉塞するものです．基礎疾患として

- **心疾患**（心房細動124，弁膜症，心筋梗塞など）

があります（脳梗塞で発症し，後から一過性心房細動が発見されることもある）．

ラクナ梗塞

穿通枝134の血管壁の変性などにより生じます．

- **高血圧**

が危険因子です．閉塞血管は細く，灌流域が狭いため，梗塞巣は小さいです（ラクナはラテン語で小さなくぼみという意味）．このため症状は軽度です．

症状

閉塞する血管により症状が異なり

- **片麻痺194，感覚障害，言語障害**

などが生じます．表情の左右非対称，上肢バレー徴候152陽性，発話の不自由さなどは脳血管障害を疑う所見です．

アテローム血栓性脳梗塞は，安静時に発症し，段階的に症状が進行することが多いです．

心原性脳塞栓症は，日中の活動時に発症し，症状が短時間で完成することが多いです．

ラクナ梗塞は症状がはっきりと現れにくく，発症も進行も明確に自覚しないことがあります．

検査所見

発症からの経過時間により画像所見が変化します．

- **MRIの拡散強調画像**

では，超急性期（発症後1〜3時間）から検出できます．T2強調像，FLAIR像では急性期〜慢性期（発症後24時間以降）に高信号域として描出されます．

CTでは発症直後は不明瞭で，発症後24時間以降に低吸収域として描出されるようになります．

治療

急性期には

- **血栓溶解療法，血管内治療**（血栓を除去）

により血行の再開を図ります．また

- **脳保護療法**（壊死組織から生じる有害物質から脳を守る）
- **抗血小板療法，抗凝固療法**（血栓の増大や新規の血栓形成を防ぐ）
- **抗脳浮腫療法**（脳ヘルニア予防）

を行い，正常な脳組織を保護します．

慢性期は再発予防（危険因子の管理，抗血小板療法，抗凝固療法）を行います．

97 脳梗塞

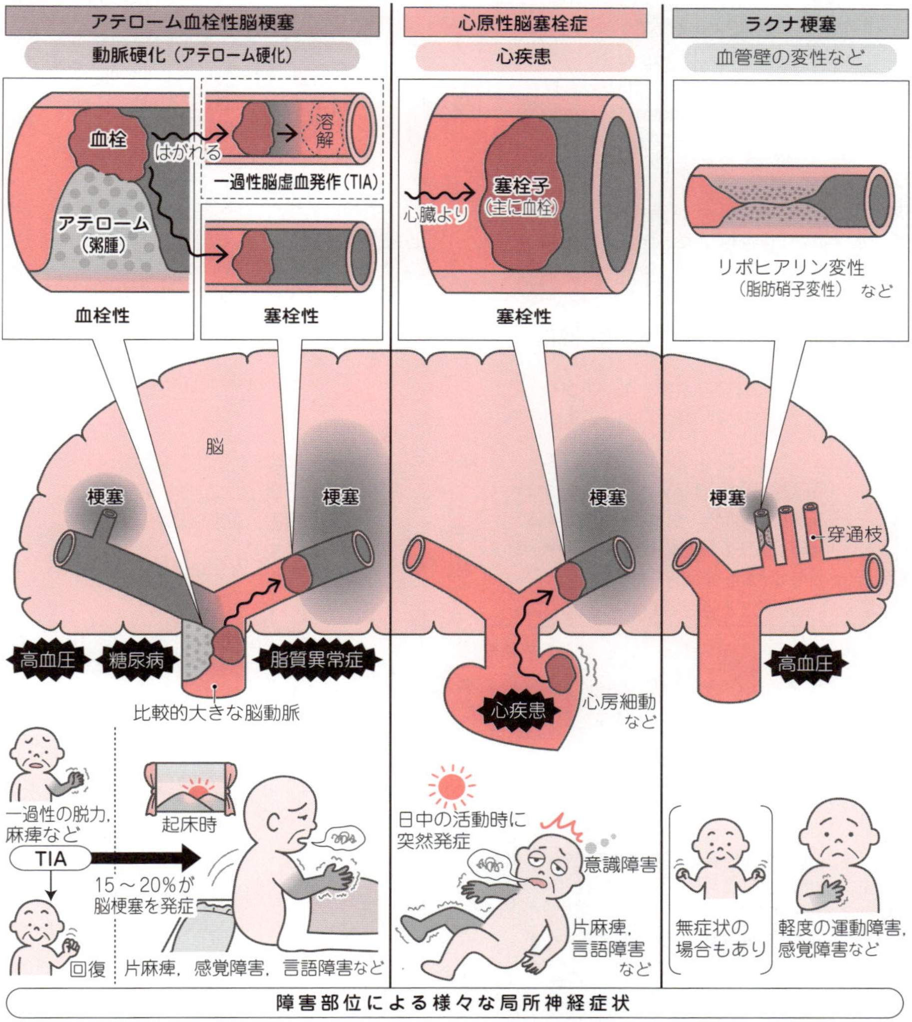
アテローム血栓性脳梗塞
動脈硬化（アテローム硬化）
血栓
はがれる
溶解
一過性脳虚血発作（TIA）
アテローム
（粥腫）
血栓性
塞栓性
心原性脳塞栓症
心疾患
心臓より
塞栓子
（主に血栓）
塞栓性
ラクナ梗塞
血管壁の変性など
リポヒアリン変性
（脂肪硝子変性） など
脳
梗塞
梗塞
梗塞
梗塞
穿通枝
高血圧
糖尿病
脂質異常症
比較的大きな脳動脈
心疾患
心房細動
など
高血圧
一過性の脱力，
麻痺など
TIA
回復
起床時
15～20%が
脳梗塞を発症
片麻痺，感覚障害，言語障害など
日中の活動時に
突然発症
意識障害
片麻痺，
言語障害
など
無症状の
場合もあり
軽度の運動障害，
感覚障害など
障害部位による様々な局所神経症状

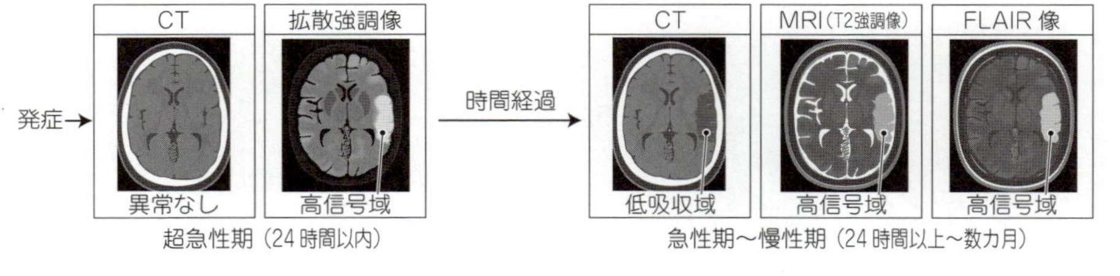
CT
拡散強調像
発症
異常なし
高信号域
超急性期（24 時間以内）
時間経過
CT
MRI（T2強調像）
FLAIR 像
低吸収域
高信号域
高信号域
急性期～慢性期（24 時間以上～数カ月）

脳出血

▶ 脳組織の中を走る血管からの出血

脳出血（脳内出血）は，脳組織の内部を走行する血管が破れて出血するものです．

病態

脳出血の多くは

- **高血圧**

を背景として起こります．高血圧で脳動脈の血管壁に変化が生じ（中膜の線維化，内弾性板の断裂など），微小な動脈瘤が形成され，ここから出血すると考えられています．このような病変は

- **穿通枝**

に生じやすいです（被殻出血，視床出血，脳幹出血，小脳出血の原因血管はいずれも穿通枝）．

このほか，脳出血の原因として

- **脳動静脈奇形**（AVM：arteriovenous malformation），**もやもや病**（若年者）
- **脳アミロイド血管炎**（CAA：cerebral amyloid angiopathy）（高齢者）

などの疾患があります．

脳動静脈奇形

先天的な血管の形成不全で，脳の動脈と静脈が，毛細血管を介さず吻合するものです．動静脈間に異常な血管の塊（ナイダス）が形成され，ここが脳出血の原因となります．

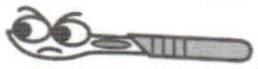

もやもや病

原因不明の内頸動脈終末部の狭窄が生じ，側副血行路として異常血管（もやもや血管）が発達するものです．もやもや血管は破綻しやすく，脳出血の原因となります．

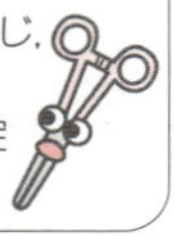

症状

血腫自体や，血腫による脳脊髄液の流路閉塞などで

- **頭蓋内圧亢進**

が生じます．

血腫による脳組織の圧迫により

- **意識障害**（特に脳幹出血で高度．小脳出血では軽度にとどまる）
- **眼位の異常**（イラスト参照）

などがみられます．

発生部位別に，特徴を見てみましょう．

被殻出血

脳出血で最多です．原因血管はレンズ核線条体動脈です．血腫が被殻に隣接する内包 110 を圧迫し

- **病変の対側の片麻痺** 194 **および感覚障害**

が生じます．

視床出血

脳出血で2番目に多いです．原因血管は視床穿通動脈，視床膝状体動脈などです．

- **病変の対側の感覚障害**

や，片麻痺（内包障害時）が生じます．

脳幹出血

予後不良な脳出血です．橋動脈の破綻による橋出血が多いです．

- **呼吸障害，四肢麻痺**

などが生じます．

小脳出血

原因血管は上小脳動脈です．病変と同側の運動失調が生じ

- **歩行障害**

などの運動の異常がみられます（錐体路の走行に影響しないため，麻痺はみられない）．

- **めまい，嘔吐，激しい後頭部痛**

が生じます．

皮質下出血

大脳皮質と髄質の境界部の出血です．原因血管は皮質枝（穿通枝ではない血管）で，血管腫，AVM，CAAなどを背景とするものが多いです．

脳出血の診断にはCTが有用です．

検査所見・治療

急性期の血腫は

- **CTで高吸収域**

として描出されます．

- **手術による血腫除去**
- **血圧管理，抗脳浮腫薬投与**

などの治療を行います．

98 脳出血

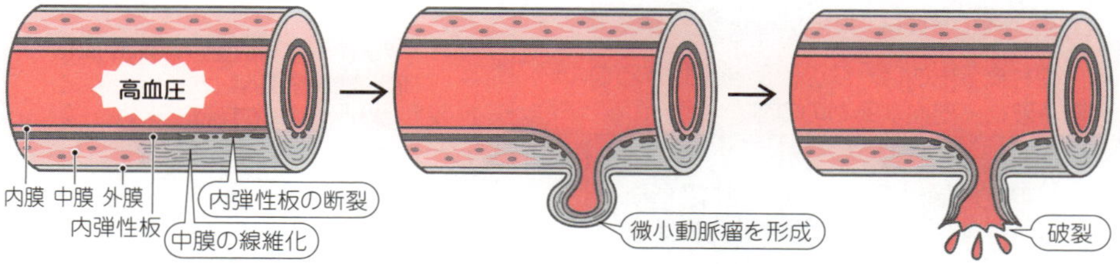
高血圧
内膜 中膜 外膜
内弾性板
内弾性板の断裂
中膜の線維化
微小動脈瘤を形成
破裂

被殻出血

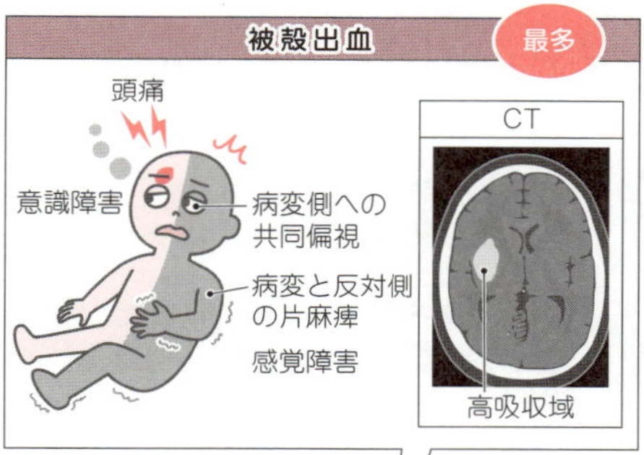
最多
頭痛
意識障害
病変側への
共同偏視
病変と反対側
の片麻痺
感覚障害
CT
高吸収域

視床出血

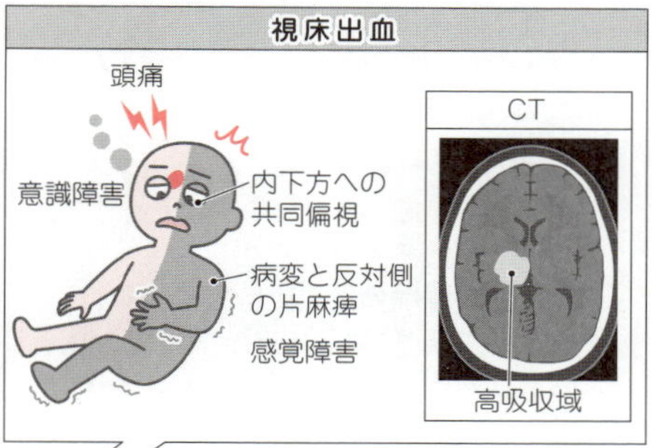
頭痛
意識障害
内下方への
共同偏視
病変と反対側
の片麻痺
感覚障害
CT
高吸収域

皮質下出血

高血圧以外の原因の方が多い．出血部位によって様々な症状が現れる．

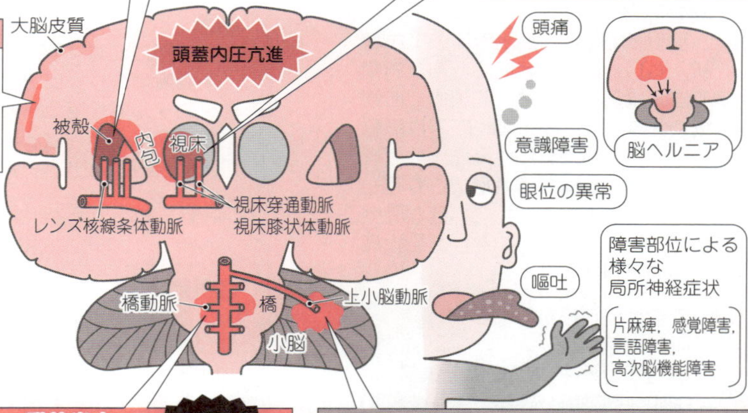
大脳皮質
頭蓋内圧亢進
被殻
内包
視床
レンズ核線条体動脈
視床穿通動脈
視床膝状体動脈
橋動脈
橋
上小脳動脈
小脳
頭痛
意識障害
脳ヘルニア
眼位の異常
嘔吐
障害部位による
様々な
局所神経症状
片麻痺，感覚障害，
言語障害，
高次脳機能障害

脳幹出血

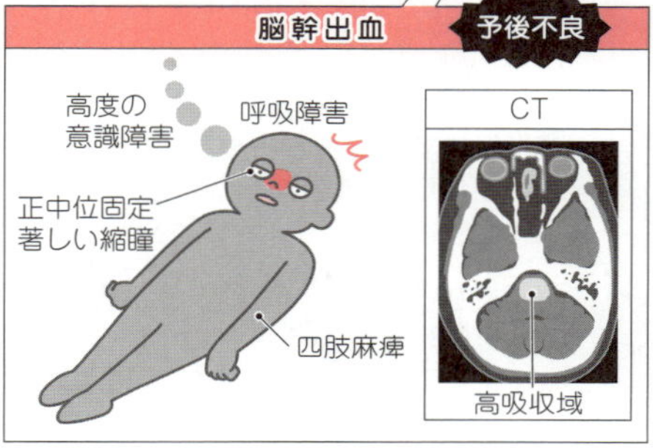
予後不良
高度の
意識障害
呼吸障害
正中位固定
著しい縮瞳
四肢麻痺
CT
高吸収域

小脳出血

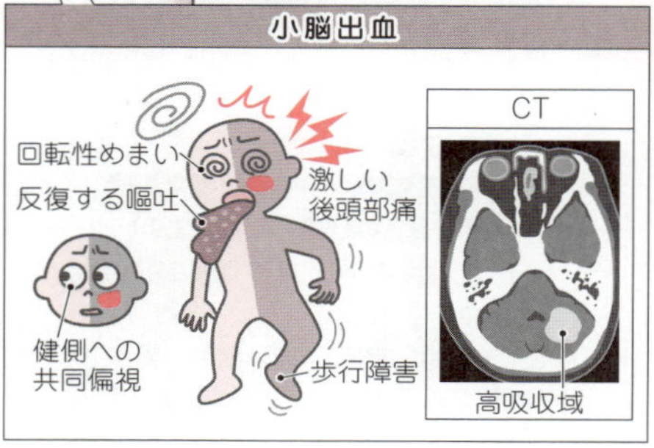
回転性めまい
反復する嘔吐
激しい
後頭部痛
健側への
共同偏視
歩行障害
CT
高吸収域

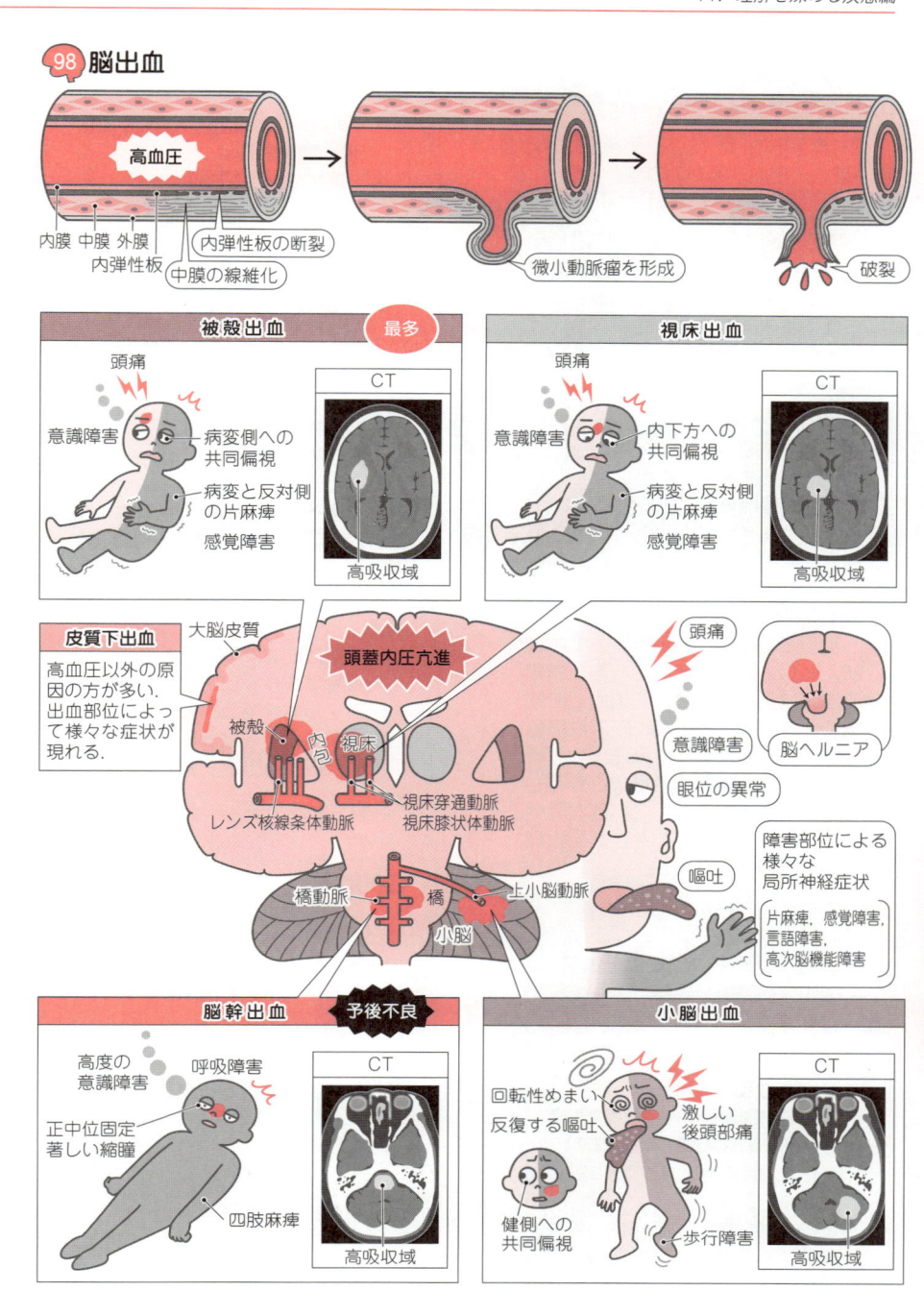

理解を深める疾患編

くも膜下出血

▶ 致死率が高く，重い後遺症も残る

くも膜下出血は，脳の表面を走行する血管が破れ，出血するものです．

病態

脳の表面を覆うくも膜下腔 124 には，脳実質に出入りする血管が走行しています．この血管が破れ，くも膜下腔へ出血することを

- くも膜下出血

といいます．

原因は

- 脳動脈瘤

の破裂が最多です．このほか

- **脳動静脈奇形** 198

や，もやもや病 198，頭部外傷などが原因となります．

脳動脈瘤

脳動脈瘤は，動脈壁の一部が嚢状，もしくは紡錘状に膨らんだ病変です．原因としては，先天的に血管壁の形成不全（中膜の欠損）により脆弱になっている部分に，高血圧など後天的な要因が加わって形成されるものが多くを占めます．このほか動脈硬化，外傷，細菌感染なども動脈瘤形成の原因となります．

脳動脈瘤の好発部位は

①**前交通動脈**
②**内頸動脈-後交通動脈分岐部**
③**中大脳動脈分岐部**

などです．

未破裂で発見された脳動脈瘤は

- **大きさ**（≧7mm）
- **部位**（前交通動脈，内頸動脈-後交通動脈分岐部，脳底動脈先端部に生じたもの）
- **形状**［動脈瘤の壁にブレブ（微小な隆起）があるもの］

などの条件に該当する場合，将来的に破裂する危険性が高いため，手術を検討します．

症状

- **突然の激しい頭痛**
- **頭蓋内圧亢進** 190 **による症状**（嘔吐，意識障害，脳ヘルニアによる症状など）
- **髄膜刺激症状** 159

が生じます．

検査所見

- **CTにて鞍上槽の高吸収域**（くも膜下槽に血液が流入している所見）

がみられます．CTやMRIで診断がつかない場合，腰椎穿刺を行います（脳ヘルニアの発生に注意する）．髄液中への出血のため，急性期には

- **血性髄液**

がみられます．

くも膜下出血の診断確定後は，脳血管造影 166 により，出血源（破裂動脈瘤など）を特定します．

治療

出血部位に対する処置として

- **動脈瘤クリッピング術**（外科的治療）
- **コイル塞栓術**（血管内治療）

を行います．後述する再出血の予防のため，厳密な血圧管理を行います．

くも膜下出血には注意すべき合併症がいくつかあり，次の3つは特に重要です．

合併症

出血部位に形成されたフィブリン塊が，血圧上昇などにより取れて

- **再出血**

を生じると，予後は不良となります．

発症から4～14日頃には

- **脳血管攣縮**（れんしゅく）（脳血管のけいれん）

が生じます．血管が狭小化して脳虚血が起こり，重度の場合は脳梗塞を発症します．

発症から数週以降には，髄液の循環・吸収障害による

- **正常圧水頭症**（髄液が増えても，それにより脳室が拡大するため，髄液圧は正常に保たれる）

が生じます．

99 くも膜下出血

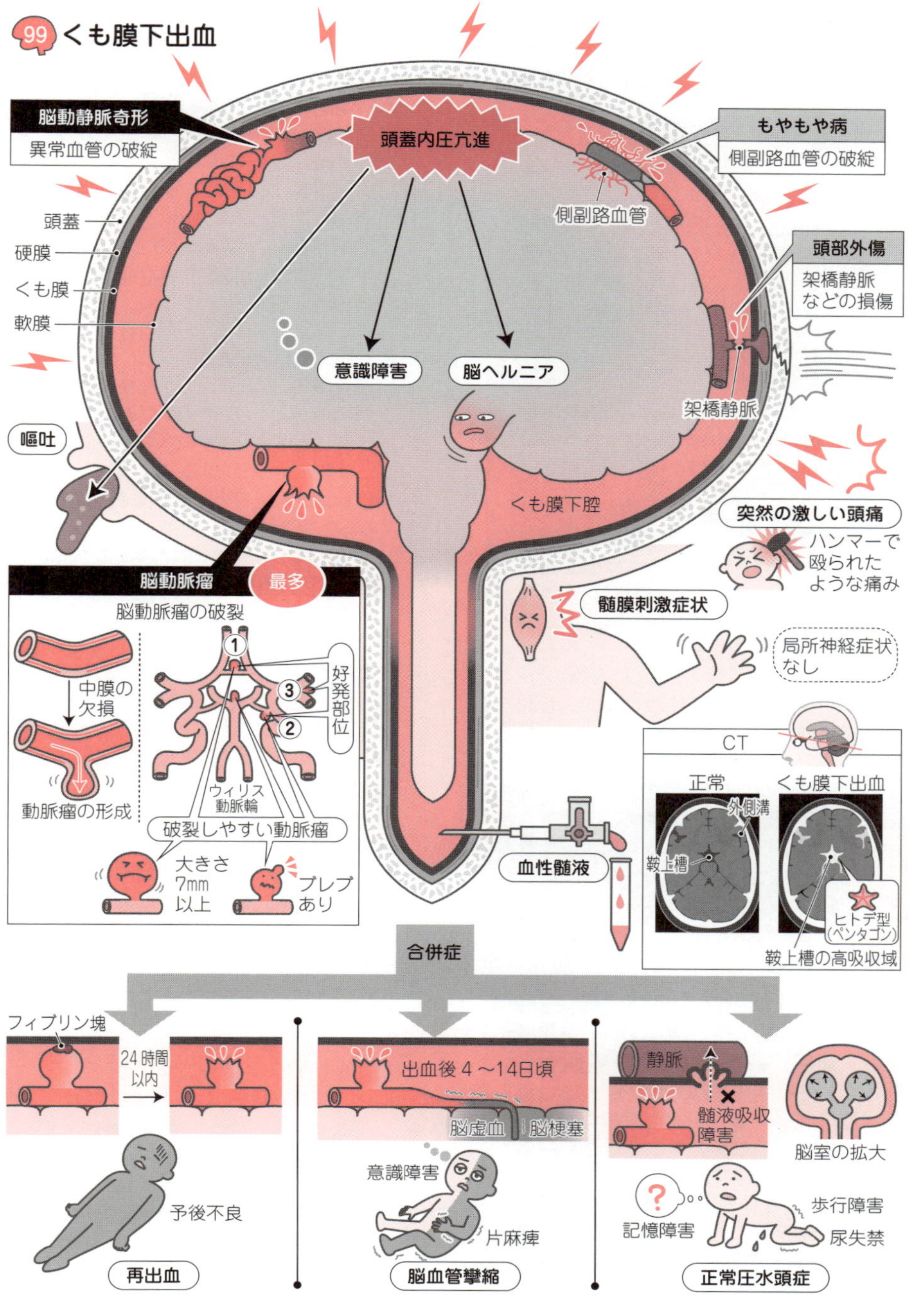

脳動静脈奇形
異常血管の破綻
頭蓋内圧亢進
もやもや病
側副路血管の破綻
側副路血管
頭蓋
硬膜
くも膜
軟膜
頭部外傷
架橋静脈
などの損傷
意識障害
脳ヘルニア
架橋静脈
嘔吐
くも膜下腔
突然の激しい頭痛
ハンマーで
殴られた
ような痛み
脳動脈瘤
最多
脳動脈瘤の破裂
髄膜刺激症状
局所神経症状
なし
中膜の
欠損
好発部位
動脈瘤の形成
ウィリス
動脈輪
破裂しやすい動脈瘤
大きさ
7mm
以上
ブレブ
あり
CT
正常
くも膜下出血
外側溝
鞍上槽
血性髄液
ヒトデ型
(ペンタゴン)
鞍上槽の高吸収域
合併症
フィブリン塊
24時間
以内
出血後4～14日頃
脳虚血
脳梗塞
静脈
髄液吸収
障害
脳室の拡大
予後不良
意識障害
片麻痺
記憶障害
歩行障害
尿失禁
再出血
脳血管攣縮
正常圧水頭症

認知症

▶ 認知機能低下で生活に困難を生じる

認知症は，認知機能の障害を中心とする病態です．

認知症とは

認知症は，後天的要因により認知機能が障害された状態です．65歳以上の約15%にみられ，要介護の原因としても大きな割合を占めます．

認知症の症状には

- **中核症状**
- **行動・心理症状**（BPSD：behavioral and psychological symptoms of dementia）

があります（主な症状をイラストに示す）．

年齢相応以上の認知機能低下があるものの，認知症の診断基準は満たさない状態を軽度認知障害（MCI：mild cognitive impairment）といい，認知症の前駆段階と考えられています．

原因

加齢に伴う脳実質の変性による認知症（変性性認知症）が多く

- **アルツハイマー型認知症**
- **レビー小体型認知症**
- **前頭側頭型認知症**

などがあります．また，脳血管障害（脳梗塞，脳出血）も認知症の原因となり，これにより生じるものを

- **血管性認知症**

といいます．

このほか，慢性硬膜下血腫，脳腫瘍，感染症（脳炎・髄膜炎，HIV），正常圧水頭症，甲状腺機能低下症 134 なども認知機能の低下をきたします．うつ病も認知症と似た症候を呈します．これらのなかには適切な治療で認知機能が改善するものもあり，原因を鑑別することが重要です．また薬剤（抗コリン薬，ベンゾジアゼピン系薬など）も認知機能に影響することがあります．

代表的な認知症について説明します．原因により臨床的な特徴が異なります．

アルツハイマー型認知症

側頭葉，頭頂葉の血流低下や，海馬の萎縮がみられます．

病理所見としては，神経原線維変化（神経細胞内のタウ蛋白の蓄積），老人斑（神経細胞外のアミロイドβ蓄積）がみられます．

主な症状は記憶障害，見当識障害，物盗られ妄想などです．

レビー小体型認知症

後頭葉の血流低下がみられます．

病理所見としては，中枢神経系の広範囲にわたりレビー小体（神経細胞内のαシヌクレインの蓄積）がみられます．

症状は，幻視（子ども，小動物など），パーキンソン症状 204 が特徴的です．

前頭側頭型認知症

前頭葉，側頭葉の萎縮，および血流低下がみられます．

症状としては，人格変化や反社会的行動，常同行動（意図の不明な，同じ行動の反復）が特徴的です．

血管性認知症

脳血管障害の発症に伴い認知機能が低下するため，急激な発症，段階的悪化が特徴です．脳血管障害の病巣に対応した一部の機能にのみ障害が生じ，他の機能は侵されないことから「まだら認知症」といわれます．

検査

詳細な問診（発症の様子と経過，症状），認知機能のスクリーニングとして

- **改訂長谷川式簡易知能評価スケール**（HDS-R：Hasegawa's dementia scale-revised）
- **ミニメンタルステート検査**（MMSE：mini-mental state examination）

を行い，認知症を疑う場合は画像検査で脳の萎縮（CT，MRI）や，血流・代謝（SPECT，PET）を評価します．

100 認知症

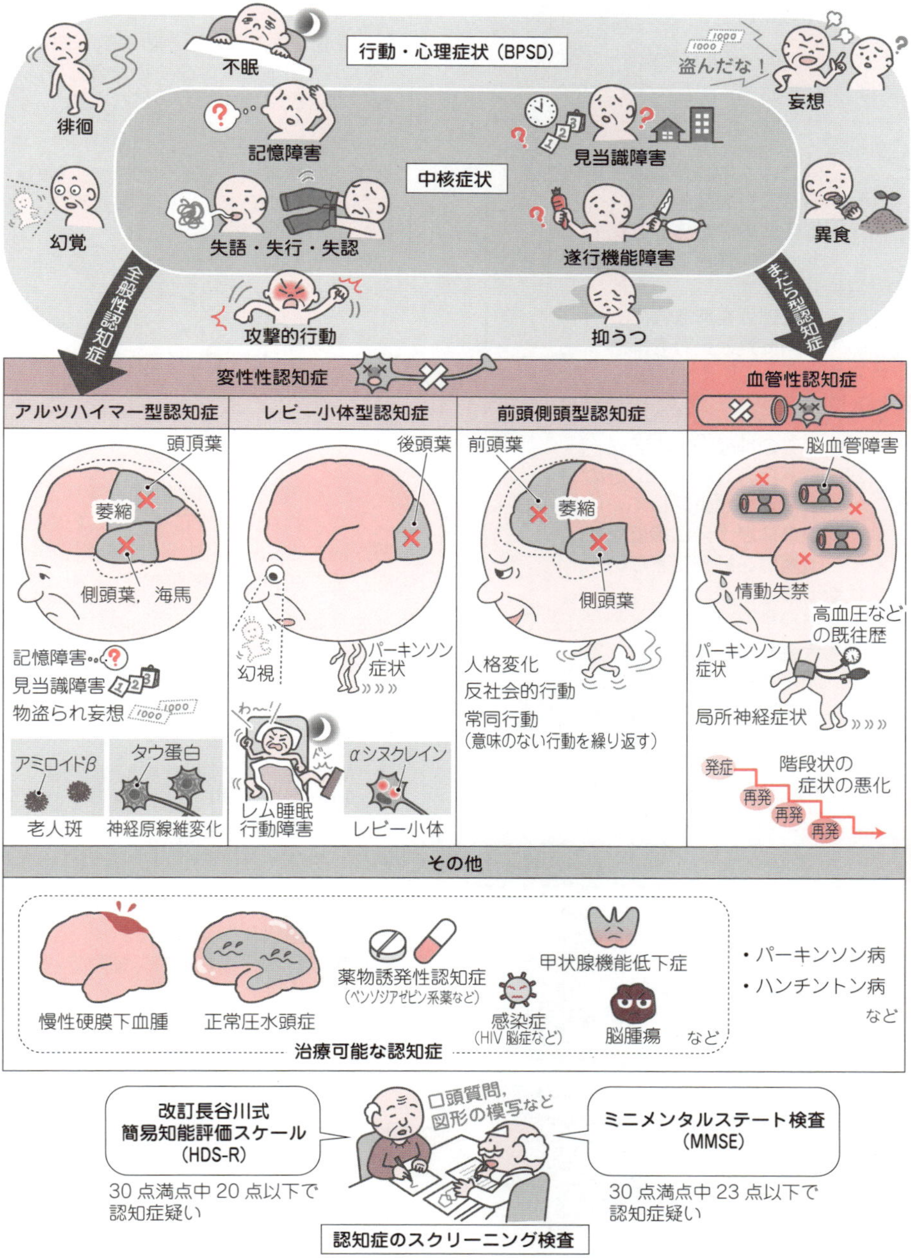

行動・心理症状（BPSD）
不眠
徘徊
1000
1000
盗んだな！
妄想
中核症状
記憶障害
見当識障害
失語・失行・失認
遂行機能障害
幻覚
異食
攻撃的行動
抑うつ
全般性認知症
まだら型認知症
変性性認知症
血管性認知症
アルツハイマー型認知症
頭頂葉
萎縮
側頭葉，海馬
記憶障害
見当識障害
物盗られ妄想
アミロイドβ
老人斑
タウ蛋白
神経原線維変化
レビー小体型認知症
後頭葉
幻視
パーキンソン症状
わ～！
ドン
レム睡眠行動障害
αシヌクレイン
レビー小体
前頭側頭型認知症
前頭葉
萎縮
側頭葉
人格変化
反社会的行動
常同行動
（意味のない行動を繰り返す）
脳血管障害
情動失禁
高血圧などの既往歴
パーキンソン症状
局所神経症状
発症
再発
再発
再発
階段状の症状の悪化
その他
慢性硬膜下血腫
正常圧水頭症
薬物誘発性認知症
（ベンゾジアゼピン系薬など）
感染症
（HIV 脳症など）
甲状腺機能低下症
脳腫瘍
など
治療可能な認知症
・パーキンソン病
・ハンチントン病
など
改訂長谷川式
簡易知能評価スケール
（HDS-R）
30 点満点中 20 点以下で
認知症疑い
口頭質問，
図形の模写など
ミニメンタルステート検査
（MMSE）
30 点満点中 23 点以下で
認知症疑い
認知症のスクリーニング検査

パーキンソン病

▶ 中脳黒質の神経細胞の変性による

パーキンソン病は，神経変性疾患のなかでは最も頻度が高い疾患です．

病態

正常では，中脳黒質の神経細胞は

- **ドパミンを産生して**
- **線条体のはたらきを調節**

します．線条体は淡蒼球のはたらきを抑制します．

- **淡蒼球は視床を経て**
- **大脳皮質運動野を抑制**

します．

パーキンソン病は

①**黒質の神経細胞の変性**

が生じる疾患です．このため

②**ドパミンが欠乏して**

③**線条体が十分に機能せず淡蒼球を抑制できない**

状態になります．

淡蒼球への抑制が不十分なことで

④**大脳皮質運動野に対して過剰な抑制がかかる**

状態になり，スムーズな運動ができなくなります．

パーキンソン病では運動の調節ができず，次のような症状がみられます．

パーキンソン症候群

パーキンソン病と異なる病態にもかかわらず，パーキンソン病様症状を呈する疾患や病態があり，これらをパーキンソン症候群といいます．主なものとして

- **薬剤（薬剤性パーキンソニズム）**
  （ドパミン受容体を遮断する薬剤が原因となる．抗精神病薬，消化性潰瘍の治療薬，降圧薬など．）
- **神経変性疾患（レビー小体型認知症など）**

があります．パーキンソン病とそれ以外では治療や対応が異なるため，慎重に鑑別する必要があります．

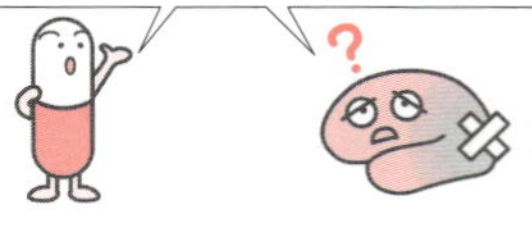

?

症状

- **安静時振戦**

は，手指では丸薬丸め運動（指先で薬を丸めるような動き），足ではタッピング様振戦（踵で床を打つような動き）がみられます．

- **無動**

は動作が少なく，遅く（動作緩慢），動きが小さい状態です．仮面様顔貌（表情が乏しい），小字症（書字が小さい），歩行開始時や方向転換時に止まってしまうすくみ足などの形で現れます．

- **筋強剛**（固縮）

は，筋トーヌス 152 の異常で，一様に抵抗がある状態です．診察で歯車現象，鉛管現象がみられます．

- **姿勢保持障害**

は，身体の状態変化に対応できずバランスがとれない状態です．このため首が前方に突出し，上半身が前傾し，膝が軽く曲がった姿勢をとります．

安静時振戦，無動，筋強剛，姿勢保持障害をパーキンソン病の四大症状といいます．これらを含む，大脳基底核の障害により生じる症状を

- **錐体外路症状**

といいます．

振戦や筋強剛は，片側上肢→下肢→対側の上肢→下肢の順（N字または逆N字）に，非対称性に発症します．

- **自律神経障害**（便秘，起立性低血圧など）
- **精神症状**（うつ症状，認知症など）

などもみられ，これらを非運動症状と総称します．

治療

ドパミンの前駆物質である

- **レボドパ**

などによる薬物療法を行います（ドパミンは血液脳関門を通過できないため）．長期ではウェアリングオフ（レボドパの作用時間が短縮し，症状悪化がみられる現象）に注意します．

101 パーキンソン病

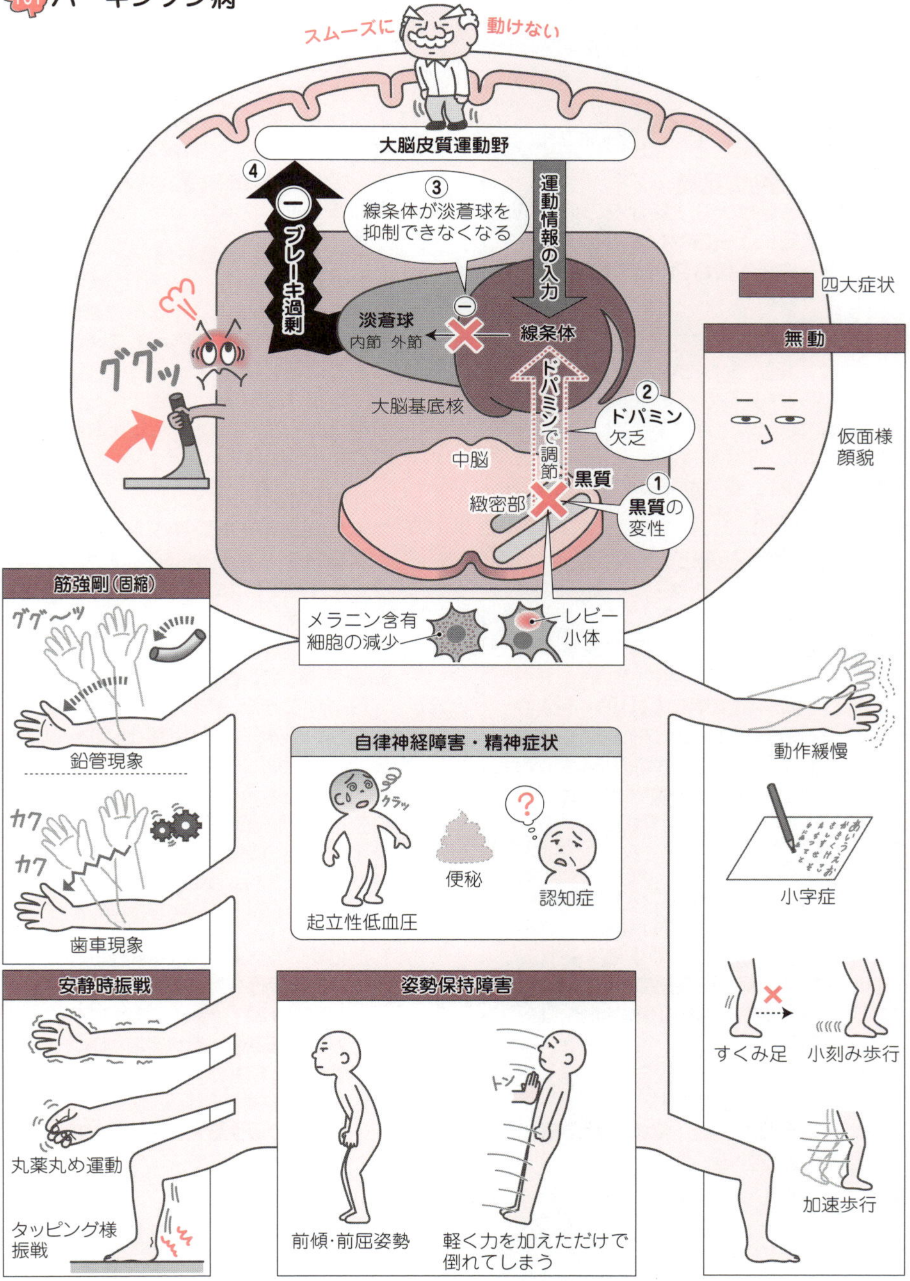

スムーズに 動けない
大脳皮質運動野
④
⊖ ブレーキ過剰
③ 線条体が淡蒼球を抑制できなくなる
運動情報の入力
淡蒼球
内節 外節
線条体
ドパミンで調節
② ドパミン欠乏
大脳基底核
中脳
緻密部
黒質
① 黒質の変性
メラニン含有細胞の減少
レビー小体
グググッ
四大症状
無動
仮面様顔貌
動作緩慢
小字症
すくみ足
小刻み歩行
加速歩行
筋強剛(固縮)
ググ〜ッ
鉛管現象
カク
カク
歯車現象
安静時振戦
丸薬丸め運動
タッピング様振戦
自律神経障害・精神症状
クラッ
起立性低血圧
便秘
認知症
姿勢保持障害
トン
前傾·前屈姿勢
軽く力を加えただけで倒れてしまう

神経筋疾患
▶ 筋力低下の原因はどこにあるのか

神経筋疾患は，神経や筋肉の異常で運動の障害が生じる疾患の総称です（パーキンソン病 204，ギランバレー症候群 208も含む）．

運動の指令の伝達

随意運動は大脳皮質からの指令が
- **運動ニューロン（上位，下位）**
  →神経筋接合部（イラスト参照）
  →骨格筋

へと順に伝わって実現します．

運動の障害が生じた場合，上記の経路のどこに原因があるのか鑑別します．ここでは運動ニューロン疾患の例として筋萎縮性側索硬化症，神経筋接合部疾患の例として重症筋無力症，骨格筋疾患の例として筋ジストロフィーを解説します．

筋萎縮性側索硬化症（ALS）

筋萎縮性側索硬化症（ALS：amyotrophic lateral sclerosis）は
- **運動ニューロンの変性疾患**

です．脊髄では，側索（上位運動ニューロンが下行する外側皮質脊髄路 110が通る）や前角（上位運動ニューロンと下位運動ニューロンがシナプス形成する）の萎縮がみられます．進行すると骨格筋を動かすことができなくなり，筋萎縮が生じます．

上位運動ニューロン障害による
- **病的反射出現（バビンスキー反射など），腱反射亢進，痙性麻痺**

下位運動ニューロン障害による
- **手指の細かい運動の障害，筋力低下，線維束性収縮（筋の不規則な収縮），筋萎縮**

延髄から出る脳神経（下位運動ニューロン）障害（球麻痺）による
- **構音障害，嚥下障害，舌萎縮**

などの症状がみられます．

針筋電図では，神経原性変化（安静時の活動電位発生，随意収縮時の高振幅・長持続の波形）がみられます．

重症筋無力症（MG）

重症筋無力症（MG：myasthenia gravis）は
- **ACh受容体への自己抗体産生のため，収縮の指令が筋に伝わらない**

疾患です．臓器特異的自己免疫疾患 110の一つで，胸腺腫や自己免疫疾患（甲状腺機能低下症 134など）の合併が多くみられます．

- **筋力低下，易疲労感**

などの症状がみられ，これらは
- **日内変動があり，午後に増悪する**

という特徴があります．また，眼筋の筋力低下による
- **複視（外眼筋麻痺），眼瞼下垂**

がみられ，これらが初発症状となることが多いです．

検査では
- **血中の抗ACh受容体抗体が陽性**

となります．誘発筋電図では
- **反復刺激でウェイニング（漸減）現象**

を認めます．

筋ジストロフィー

最も頻度が高いデュシェンヌ型筋ジストロフィーはX連鎖劣性（潜性）遺伝で，小児期（3～6歳）に男児のみに発症します．遺伝子異常によりジストロフィン蛋白が欠損し
- **筋細胞の壊死が生じる疾患**

です（ジストロフィンは細胞骨格蛋白の一種で，筋細胞の保持に重要な役割を果たしている）．

近位筋の筋力低下による
- **動揺性歩行（中殿筋の障害により骨盤を水平に保つことができず，体幹を左右に傾けながら歩く）**
- **ガワーズ徴候（臀部や大腿の筋力低下のため，起立する際に手で膝を押さえながら上体を起こす）**

や，特徴的な身体所見である
- **腓腹筋の仮性肥大（筋組織が脂肪で置換され，結合組織が増生する）**

がみられます．

針筋電図では，筋原性変化（随意収縮時の低振幅・短持続の波形）がみられます．

102 神経筋疾患

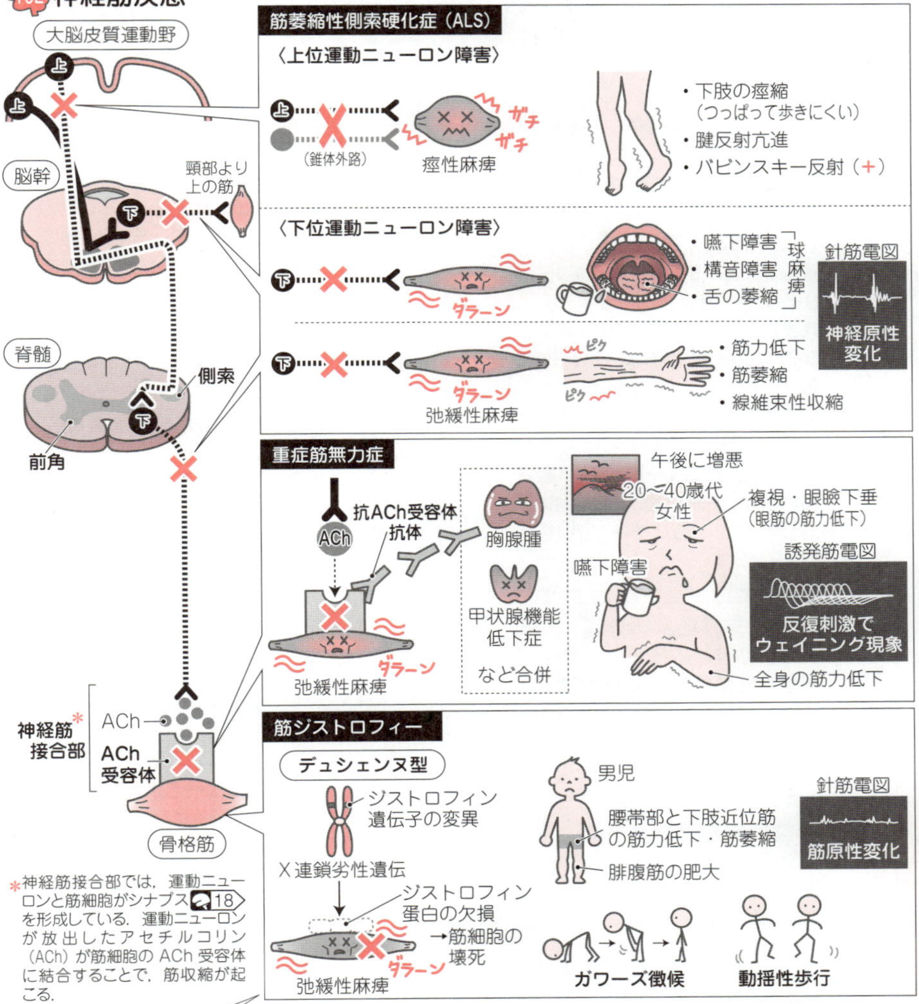
大脳皮質運動野
上
上
脳幹
頸部より
上の筋
下
脊髄
側索
下
前角
神経筋*
接合部
ACh
ACh
受容体
骨格筋
筋萎縮性側索硬化症（ALS）
〈上位運動ニューロン障害〉
上
（錐体外路）
ガチ
ガチ
痙性麻痺
・下肢の痙縮
（つっぱって歩きにくい）
・腱反射亢進
・バビンスキー反射（＋）
〈下位運動ニューロン障害〉
下
ダラーン
・嚥下障害
・構音障害
・舌の萎縮
球麻痺
針筋電図
神経原性変化
下
ダラーン
弛緩性麻痺
ピク
ピク
・筋力低下
・筋萎縮
・線維束性収縮
重症筋無力症
抗ACh受容体抗体
ACh
胸腺腫
甲状腺機能低下症
など合併
ダラーン
弛緩性麻痺
午後に増悪
20～40歳代
女性
複視・眼瞼下垂
（眼筋の筋力低下）
嚥下障害
誘発筋電図
反復刺激で
ウェイニング現象
全身の筋力低下
筋ジストロフィー
デュシェンヌ型
ジストロフィン
遺伝子の変異
X連鎖劣性遺伝
ジストロフィン
蛋白の欠損
→筋細胞の
壊死
ダラーン
弛緩性麻痺
男児
腰帯部と下肢近位筋
の筋力低下・筋萎縮
腓腹筋の肥大
針筋電図
筋原性変化
ガワーズ徴候
動揺性歩行

*神経筋接合部では，運動ニューロンと筋細胞がシナプス 18 を形成している．運動ニューロンが放出したアセチルコリン（ACh）が筋細胞のACh受容体に結合することで，筋収縮が起こる．

筋ジストロフィーの病型

筋ジストロフィーには複数の病型があり，遺伝形式，症状，発症年齢，予後などの特徴が大きく異なります．左ページで述べたデュシェンヌ型以外の病型をいくつか紹介します．

・**ベッカー型筋ジストロフィー**
は，デュシェンヌ型と同様の病態ですが，ジストロフィンが不完全ながら発現しているため軽症で済みます．

・**肢帯型筋ジストロフィー**
は，主に体幹近位部の筋（肩や骨盤部，大腿など）が障害されるもので，常染色体劣性遺伝です（一部は常染色体優性遺伝）．

・**顔面肩甲上腕型筋ジストロフィー**
では，顔面および上肢近位部，上半身の体幹部に筋力低下が現れます．常染色体優性遺伝で，予後は良好です．

末梢神経障害（ニューロパチー）
▶ 多彩な原因，出現パターンも様々

末梢神経障害は，ニューロパチーともよばれます．まず分類を見てみましょう．

病因による分類

末梢神経障害の病因は多彩です．

- **免疫性ニューロパチー**（後述のギランバレー症候群など）
- **遺伝性ニューロパチー**（シャルコー・マリー・トゥース病など）
- **代謝性ニューロパチー**［糖尿病性ニューロパチー，ビタミンB欠乏性ニューロパチー（脚気）など］
- **中毒性ニューロパチー**（薬物，金属など）
- **癌性ニューロパチー**
- **絞扼・圧迫性ニューロパチー**（後述の橈骨神経麻痺，肘部管症候群，手根管症候群など）
- **血管性ニューロパチー**（血管炎など）

などがあります．

障害される神経による分類

障害される神経の種類により

- **運動神経優位型**（運動麻痺を呈する）
- **感覚神経優位型**（感覚障害を呈する）
- **自律神経優位型**（自律神経障害を呈する）

に分けられます．

病変部位による分類

病変部位により

- **軸索障害**
- **髄鞘障害**（脱髄）

に分けられます．

神経障害の出現パターンによる分類

- **多発神経障害**

は，複数の末梢神経障害が，左右対称に生じるものです．

- **単神経障害**

は，1本の末梢神経に障害がみられるものです．

- **多発性単神経障害**

は，単神経障害が複数箇所に生じるものです．

ギラン・バレー症候群，および絞扼・圧迫性ニューロパチーを解説します．

ギラン・バレー症候群

ギラン・バレー症候群は

- **自己免疫学的機序**（自己の免疫が自己の組織を障害する）**による末梢神経障害**

を呈する疾患です．約7割に先行感染（上気道炎，下痢など）があり，感染症の際に産生された抗体が，末梢神経にあるガングリオシドという糖脂質に対して自己免疫反応を引き起こすと考えられています．

運動神経障害が優位で，症状は

- **急性の弛緩性麻痺**
- **脳神経障害**（顔面の麻痺，嚥下障害，構音障害など）
- **呼吸筋麻痺による呼吸困難**

などです．多発神経障害を呈し，麻痺は左右対称性に生じます．四肢の麻痺は下肢から始まり，上行します．

診察および検査所見として

- **腱反射低下**
- **血中の抗ガングリオシド抗体陽性**
- **髄液中の蛋白増加**

がみられます．

絞扼・圧迫性ニューロパチー

いずれも単神経障害です．ここでは頻度の高い上肢の3つの神経の障害を扱います．感覚障害（部位は各イラスト参照），運動麻痺がみられます．

橈骨神経麻痺は，橈骨神経が橈骨に圧迫されて起こります．前腕伸筋群の麻痺（下垂手）が生じます．

肘部管（ちゅうぶかん）症候群は，尺骨神経が肘部管（肘関節内側の上腕骨，靱帯，腱からなるトンネル状の構造）にて絞扼されて起こります．骨間筋の萎縮（鷲手）が生じます．

手根管症候群は，正中神経が手根管（手根部の骨と靱帯からなるトンネル状の構造）にて絞扼されて起こります．母指球筋の萎縮（猿手）が生じます．

103 末梢神経障害（ニューロパチー）

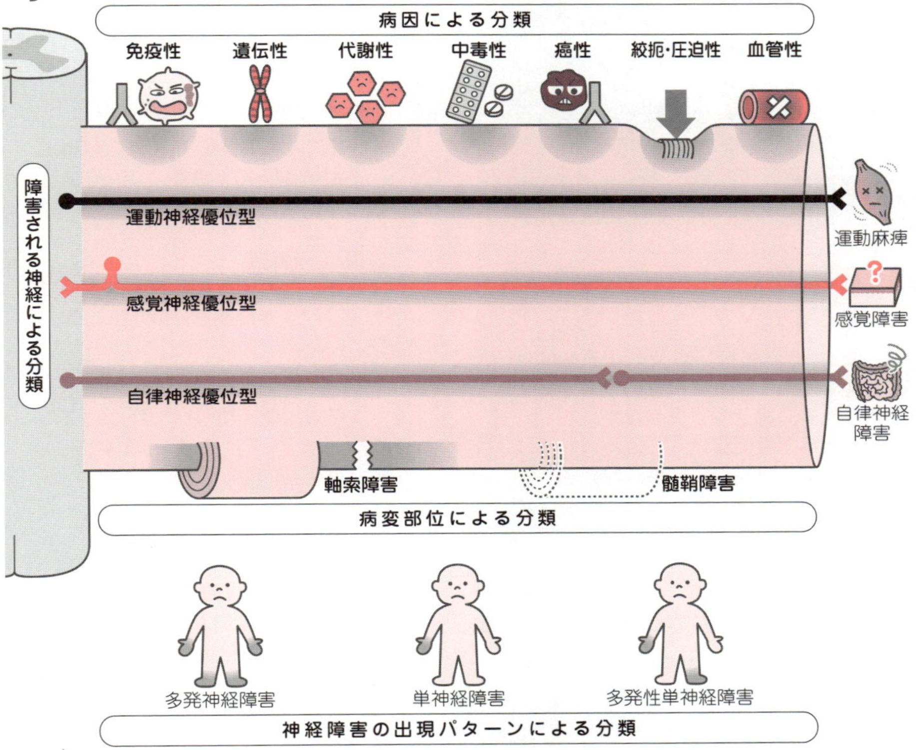
病因による分類
免疫性
遺伝性
代謝性
中毒性
癌性
絞扼・圧迫性
血管性
障害される神経による分類
運動神経優位型
感覚神経優位型
自律神経優位型
運動麻痺
感覚障害
自律神経障害
軸索障害
髄鞘障害
病変部位による分類
多発神経障害
単神経障害
多発性単神経障害
神経障害の出現パターンによる分類

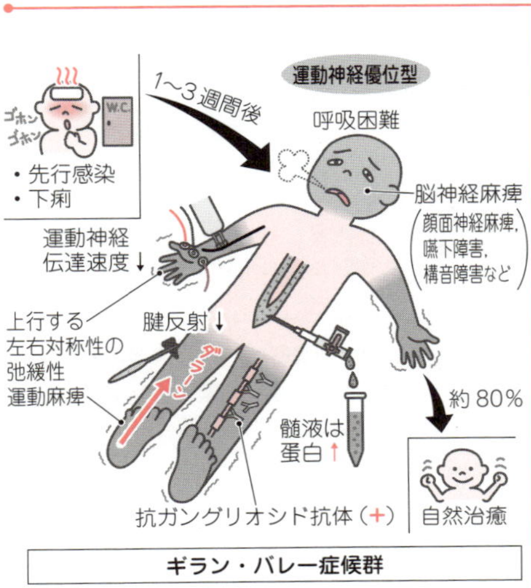
ゴホン ゴホン
W.C.
・先行感染
・下痢
1〜3週間後
運動神経優位型
呼吸困難
脳神経麻痺
顔面神経麻痺，嚥下障害，構音障害など
運動神経伝達速度↓
上行する左右対称性の弛緩性運動麻痺
腱反射↓
ダラーン
髄液は蛋白↑
約80%
自然治癒
抗ガングリオシド抗体（＋）
ギラン・バレー症候群

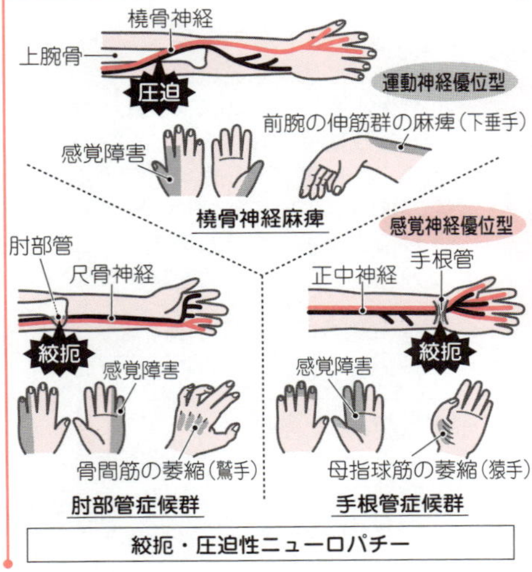
橈骨神経
上腕骨
圧迫
運動神経優位型
前腕の伸筋群の麻痺（下垂手）
感覚障害
橈骨神経麻痺
感覚神経優位型
肘部管
尺骨神経
手根管
正中神経
絞扼
絞扼
感覚障害
感覚障害
骨間筋の萎縮（鷲手）
母指球筋の萎縮（猿手）
肘部管症候群
手根管症候群
絞扼・圧迫性ニューロパチー

感染性疾患

▶ 髄膜炎は髄膜，他は脳実質の感染症

神経系の主な感染性疾患に，髄膜炎，脳炎，脳膿瘍があります．また，感染が原因で脳症という病態に至ることがあります．ここでは主に髄膜炎を説明します．

髄膜炎

髄膜炎は，中枢神経を包む髄膜 124 のうち，くも膜と軟膜，その間に囲まれたくも膜下腔の炎症です．

原因は感染性のものが大半で，細菌，ウイルスによるものは急性（1週間以内），結核菌，真菌によるものは亜急性（2～4週間）～慢性の経過をたどります．細菌性以外の髄膜炎を

- 無菌性髄膜炎

といい，大半はウイルス性です．

感染経路は，直接性（隣接組織からの感染拡大，頭部外傷，開頭手術など），血行性（他部位の感染症で血中に入った病原体が脳に至る），神経向性（神経節に潜伏している病原体が，神経を通り中枢神経へ至る）などがあります．

感染症以外では，悪性腫瘍や膠原病が髄膜炎を生じます（亜急性～慢性）．

最初に，急性の経過をたどる髄膜炎を説明します．

細菌性髄膜炎

髄膜炎の原因となる細菌は

- **肺炎球菌，インフルエンザ菌，B群レンサ球菌**

などで，原因菌の内訳は年齢ごとに異なります（4カ月以上では肺炎球菌が最多）．

- **髄液の培養・グラム染色**

にて原因菌を同定して診断します．

病状の進行が急速なため，速やかに抗菌薬による治療を開始します．

ウイルス性髄膜炎

主にエンテロウイルスが原因です（原因ウイルスが同定されないことも多い）．

安静臥床により，2～3週間で自然治癒することが多いです．

次に，亜急性～慢性の経過の髄膜炎です．

結核性髄膜炎

他部位の結核菌感染巣（肺結核など）から，血行性に感染すると考えられています．脳底部の髄膜炎を生じます．

- **髄液のPCR検査，抗酸菌染色**（結核菌は抗酸菌の一種），**培養**

などで結核菌を検出し，診断します．

真菌性髄膜炎

髄膜炎の原因となる真菌はクリプトコックスが最多で，ほかにカンジダ，アスペルギルスなどがあります．免疫不全を背景として発症します．

- **髄液の墨汁染色（クリプトコックス）**

やPCR検査などで真菌を検出し，診断します．

髄膜炎に共通する症状

- **発熱，髄膜刺激症状**（項部硬直など）**159，意識障害，頭痛，嘔吐**

は髄膜炎を強く疑うべき所見です．特に発熱，項部硬直，意識障害を髄膜炎の三徴といいます．

検査所見

髄液検査 172 にて，イラストに示す所見がみられます．

細胞数と蛋白は

- **細菌性髄膜炎で著明に増加**

します．このため，髄液の外観にも

- **混濁**

がみられます．

他の髄膜炎では増加は軽度です．

細胞の種類は

- **細菌性髄膜炎は多形核球**（好中球など）
- **他の髄膜炎は単核球**（リンパ球など）

が優位に増加します．

糖は

- **細菌，真菌，結核菌は病原体や細胞が糖を消費するため低下**

します（ウイルスは消費しないため低下しない）．

104 感染性疾患

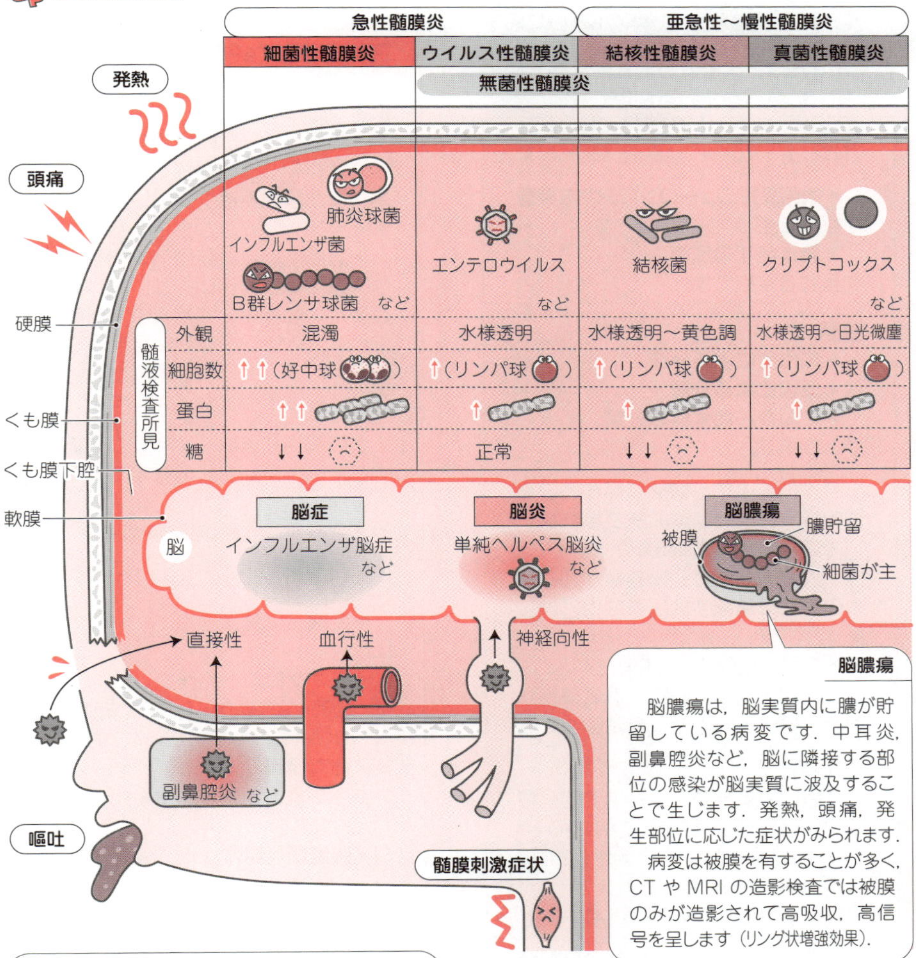

発熱
頭痛
嘔吐
硬膜
くも膜
くも膜下腔
軟膜
脳
直接性
血行性
神経向性
副鼻腔炎 など
髄膜刺激症状
脳症
インフルエンザ脳症
など
脳炎
単純ヘルペス脳炎
など
脳膿瘍
被膜
膿貯留
細菌が主

		急性髄膜炎		亜急性〜慢性髄膜炎	
		細菌性髄膜炎	ウイルス性髄膜炎	結核性髄膜炎	真菌性髄膜炎
			無菌性髄膜炎		
		インフルエンザ菌、肺炎球菌、B群レンサ球菌 など	エンテロウイルス など	結核菌	クリプトコックス など
髄液検査所見	外観	混濁	水様透明	水様透明〜黄色調	水様透明〜日光微塵
	細胞数	↑↑（好中球）	↑（リンパ球）	↑（リンパ球）	↑（リンパ球）
	蛋白	↑↑	↑	↑	↑
	糖	↓↓	正常	↓↓	↓↓

脳膿瘍

脳膿瘍は，脳実質内に膿が貯留している病変です．中耳炎，副鼻腔炎など，脳に隣接する部位の感染が脳実質に波及することで生じます．発熱，頭痛，発生部位に応じた症状がみられます．

病変は被膜を有することが多く，CT や MRI の造影検査では被膜のみが造影されて高吸収，高信号を呈します（リング状増強効果）．

インフルエンザ脳症

脳症とは，脳自体には病的所見が明らかでないにもかかわらず，中枢神経系に浮腫が生じ，広範な脳機能障害を呈する病態です．

インフルエンザ脳症は，病原体による直接的な脳の障害ではなく，過剰な免疫反応によるものと考えられています．5 歳以下の乳幼児に好発します．

症状は

- **急速に進行する意識障害，けいれん，異常言動**
  （人や物を識別できない，幻視の訴え）

などです．

単純ヘルペス脳炎

脳炎は，脳実質に炎症が生じるものです．

単純ヘルペス脳炎は，脳炎の約 20% を占め

- **側頭葉を中心とした炎症**

を生じます（単純ヘルペスウイルス 1 型は小児および成人，2 型は新生児の脳炎を生じる）．

急性の経過で進行し，病初期に現れる

- **精神症状**（幻覚，妄想，性格変化など）

が特徴的です．発熱，頭痛，嘔吐，髄膜刺激症状，意識障害など，髄膜炎と類似の症状もみられます．

てんかん
▶ 発作の反復と脳波の異常がみられる

てんかんは，大脳皮質の異常な興奮により，特定の発作が生じる疾患です．

病態

てんかんは
- **大脳皮質ニューロンの異常な興奮**

が原因で生じ
- **発作症状の反復**

を呈する疾患です．

分類
- **発作型による分類**
- **原因による分類**
- **てんかん症候群の分類**

があります．

発作型による分類は，発作時の身体症状，および脳波に基づきます．
- **焦点起始発作**（部分発作）

は，大脳の局所で過剰興奮が起こるもので，異常脳波は局所的に出現します．
- **全般起始発作**（全般発作）

は，両側大脳の広範囲で過剰興奮が同時に始まるもので，異常脳波は広範囲で出現します．

原因による分類では，構造的，感染性，代謝性，免疫性（この4つは旧分類での症候性に相当する）と，素因性（旧分類での特発性に相当する）に分けられます．

病因不明のものもあります．

ここに，てんかん症候群の分類が加わります．てんかんの症例の中には，発症年齢，発作型，異常脳波の形，頭部画像所見，運動・発達等の神経症状などが共通するグループがあり，その各グループをてんかん症候群といいます．てんかん症候群は約30あり，代表的なものとしてローランドてんかん，ウエスト症候群，レノックス・ガストー症候群などがあります（いずれの症候群にも該当しない場合もある）．

発作型は，発作の特徴によりさらに細かく分けられます．

発作型ごとの特徴

焦点起始発作は，意識障害の有無により分けられます．
- **焦点意識保持発作**（単純部分発作）

は，発作中も意識が保たれます．過剰興奮が起こる部位に応じた症状（身体の一部のけいれんなど）が生じます．
- **焦点意識減損発作**（複雑部分発作）

は，意識障害を伴います．発作は一点凝視，動作停止で始まり，自動症（口をもぐもぐさせるなどの動作）を伴うことが多いです．発作後は意識が清明でない，もうろう状態となります．

全般起始発作は，いずれも意識障害を伴い，運動症状の有無で分類されます．
- **全般非運動発作**（欠神発作）

は，突然の意識消失が生じ，すぐに元に戻るものです．
- **全般運動発作**

には
- **ミオクロニー発作**
  （瞬間的な筋収縮が起こる．発作の持続時間が短く，意識障害は自覚されないことが多い）
- **強直発作**
  （意識消失と，全身の筋肉を硬直させる強直発作が起こる）
- **強直間代発作**
  （全身の筋硬直を呈する強直相に続き，四肢の屈曲・伸展を反復する間代相がみられる）

があります．

検査所見

非発作時は異常がないことが多く，問診で発作の詳細を聴取します．本人は発作の記憶がないことが多く，目撃者からの情報提供や，発作時の動画などが参考になります．
- **脳波検査**

では，イラストに示すように特徴的な波形がみられ，診断に有用です．

105 てんかん

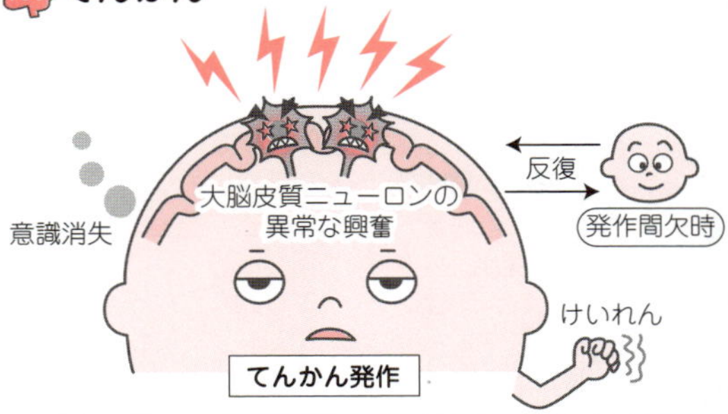
大脳皮質ニューロンの
異常な興奮
意識消失
反復
発作間欠時
けいれん
てんかん発作

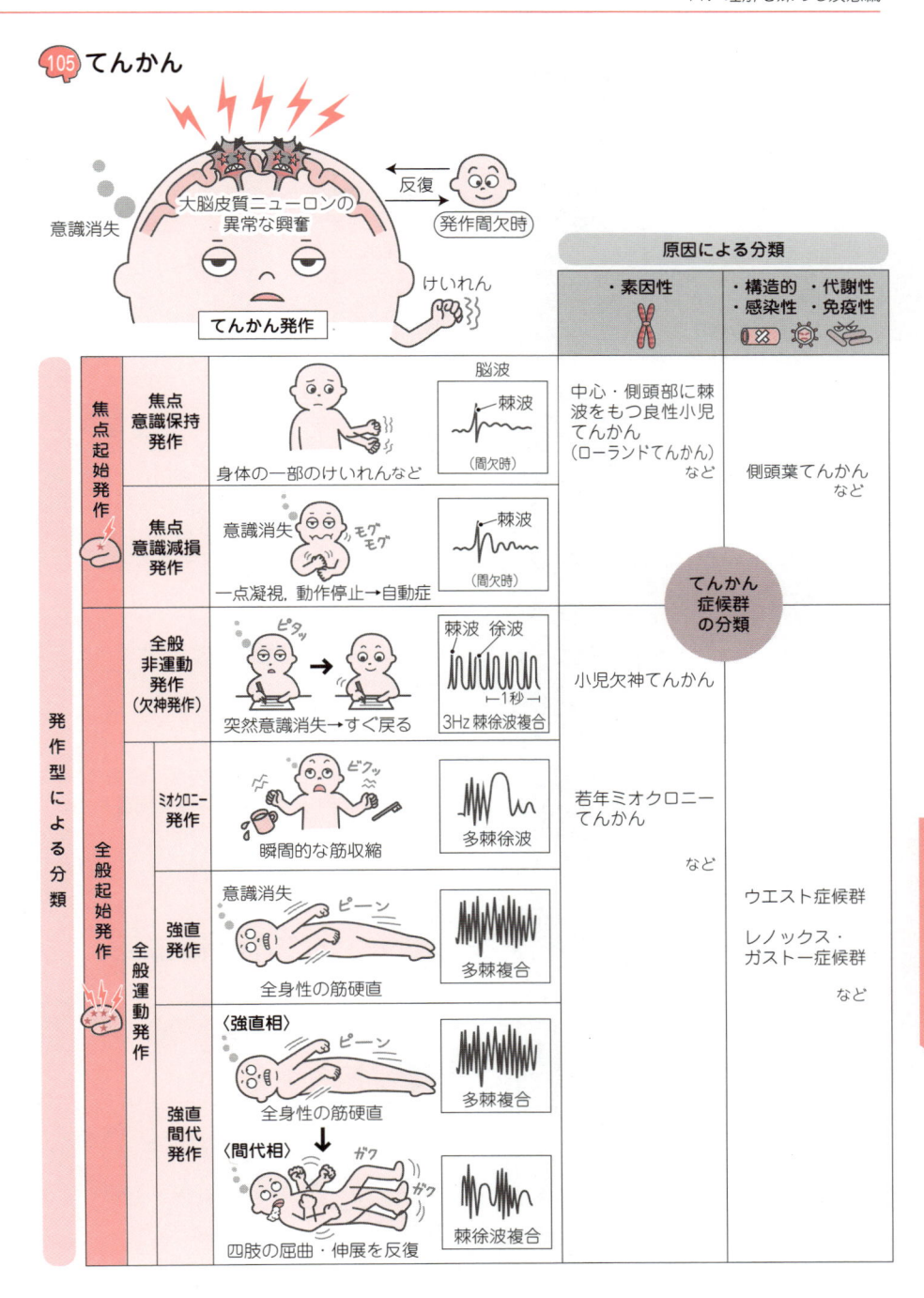

発作型による分類			症状	脳波	原因による分類：・素因性	原因による分類：・構造的 ・代謝性 ・感染性 ・免疫性
焦点起始発作	焦点意識保持発作		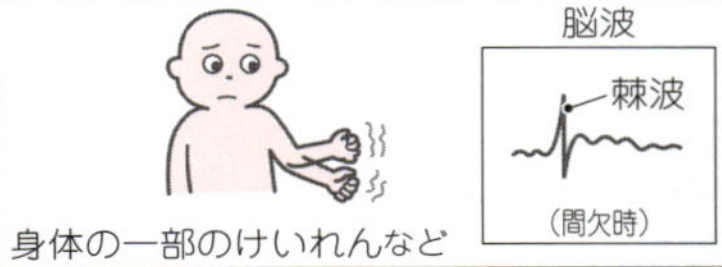 身体の一部のけいれんなど	棘波（間欠時）	中心・側頭部に棘波をもつ良性小児てんかん（ローランドてんかん） など	側頭葉てんかん など
焦点起始発作	焦点意識減損発作		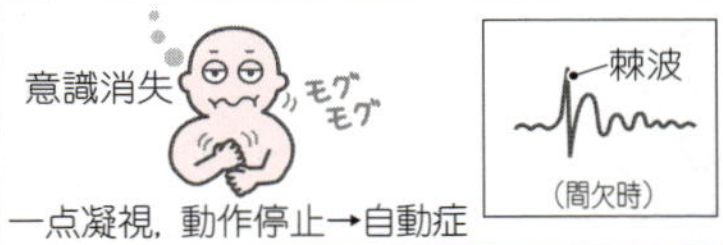 意識消失 モグモグ 一点凝視，動作停止→自動症	棘波（間欠時）		
全般起始発作	全般非運動発作（欠神発作）		 ピタッ 突然意識消失→すぐ戻る	棘波 徐波 1秒 3Hz 棘徐波複合	小児欠神てんかん	ウエスト症候群 レノックス・ガストー症候群 など
全般起始発作	全般運動発作	ミオクロニー発作	 ビクッ 瞬間的な筋収縮	多棘徐波	若年ミオクロニーてんかん など	
全般起始発作	全般運動発作	強直発作	 意識消失 ピーーン 全身性の筋硬直	多棘複合		
全般起始発作	全般運動発作	強直間代発作	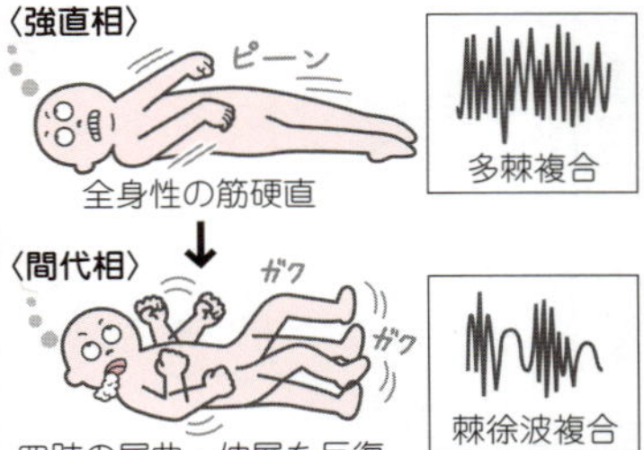 〈強直相〉 ピーーン 全身性の筋硬直 ↓ 〈間代相〉 ガク ガク 四肢の屈曲・伸展を反復	多棘複合 / 棘徐波複合		

てんかん症候群の分類

国試を読み解こう！6（疾患編）
▶ 各種国家試験の神経系に関する問題

看護師国試 108回午前24
臓器の移植に関する法律における脳死の判定基準で正しいのはどれか.
1. 瞳孔径は左右とも3mm以上
2. 脳波上徐波の出現
3. 微弱な自発呼吸
4. 脳幹反射の消失
5. 浅昏睡

× 1. 瞳孔径は，正常では2.5〜4mmです．脳死188では脳幹の機能が停止するため散瞳し，4mm以上となります.

× 2. 脳波は，大脳の活動を反映します．徐波は，大脳の活動が残っていることを示す所見です．脳死では大脳の機能が停止するため，脳波は平坦になります.

× 3. 脳死では延髄の呼吸中枢の機能が停止するため，自発呼吸は消失します.

○ 4. 脳死では脳幹の機能が停止するため，脳幹反射が消失します.

× 5. 脳死では，痛み刺激に反応がみられない深昏睡の状態になります.

以上より正解は 4 です.

薬剤師国試共通 100回61
頭蓋内圧亢進の状態において見られる病態・症状として，**誤っている**のはどれか．1つ選べ.
1. 頭痛
2. うっ血乳頭
3. 嘔吐
4. 脳ヘルニア
5. 回転性めまい

○ 1. 頭痛は頭蓋内圧亢進190により，血管，神経，硬膜など痛みを感じる組織が引っ張られたり，偏位したりすることで生じます.

○ 2. うっ血乳頭は，頭蓋内圧亢進により生じる眼底所見です.

○ 3. 嘔吐は頭蓋内圧亢進により，延髄の嘔吐中枢が刺激されることで生じます.

○ 4. 頭蓋内圧亢進が進行すると，脳ヘルニアが生じます.

× 5. 回転性めまいは，内耳，前庭神経，前庭神経核，小脳などの障害で生じます.

以上より正解は 5 です.

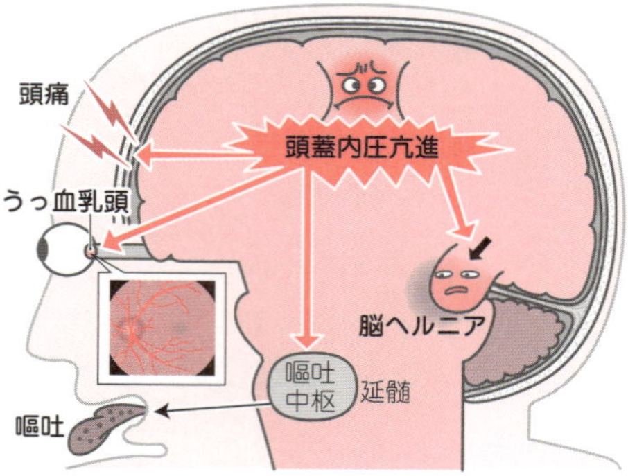
頭痛
頭蓋内圧亢進
うっ血乳頭
脳ヘルニア
嘔吐
中枢
延髄
嘔吐

診療放射線技師国試　63回29

脳血管障害の危険因子はどれか．**2つ選べ．**

1．糖尿病
2．肝硬変
3．高血圧
4．慢性膵炎
5．気管支拡張症

○1．糖尿病は，アテローム血栓性脳梗塞 196 の危険因子です．

×2．肝硬変が進行して肝不全となると，肝性脳症 172 による意識障害が生じます．脳血管障害とは関連しません．

○3．高血圧は，アテローム血栓性脳梗塞，ラクナ梗塞，および脳出血 198 の危険因子です．

×4．慢性膵炎 214 では，膵臓からの消化酵素やホルモンの分泌が低下し，食物の消化，および栄養素の吸収障害をきたします．脳血管障害と直接的には関連しません．

×5．気管支拡張症 178 では，慢性副鼻腔炎の合併がみられます．脳血管障害とは関連しません．

以上より正解は 1，3 です．

管理栄養士国試　34回33

神経疾患に関する記述である．最も適当なのはどれか．1つ選べ．

(1) パーキンソン病では，筋緊張低下がみられる．
(2) レビー小体型認知症は，ウイルス感染により起こる．
(3) 脳血管性認知症では，感情失禁がみられる．
(4) アルツハイマー病では，症状が階段状に進行する．
(5) アルツハイマー病では，まだら認知症がみられる．

×(1) パーキンソン病 204 では，筋緊張（トーヌス）の亢進がみられます．他動的に関節を伸展させると，一様に抵抗がみられ，固縮とよばれます．

×(2) レビー小体型認知症 202 では，中枢神経系の神経細胞内にレビー小体がみられ，脳実質の変性が原因で起こると考えられています．

○(3) 脳血管性認知症では感情の制御に障害が生じ，軽微な刺激でも，泣く，笑うなどの感情の過剰な表出につながることがあります．これを情動失禁（感情失禁）といいます．

×(4) 症状が階段状に進行するのは，脳血管性認知症の特徴です．

×(5) 脳血管障害の病巣に対応した，一部の機能の障害のみが生じるまだら認知症は，脳血管性認知症の特徴です．

以上より正解は (3) です．

和文索引

※数字の前にある＊印は，その項目が主要記載されているページを示します．

き

く

け

そ

た

ち

つ

て

と

な

に

ね

の

欧文索引

数字

ギリシャ文字

A

B

C

D

F

G

H

J

K

M

N

P

R

S

T

V

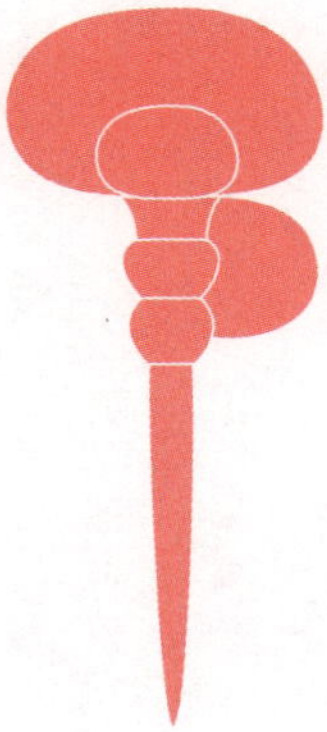

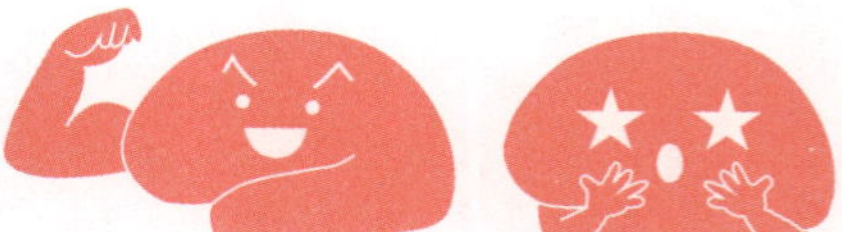

監修
崎山 快夫
自治医科大学附属さいたま医療センター
脳神経内科・総合健診部

イラスト・執筆・編集
山本 祐歌

執筆・編集
中道 倫子

執筆協力
大谷 悠祐

企画・編集
青木 裕美

デザイン
渡部 拓也

イラスト協力
松永 えりか

編集協力
早川 幸子

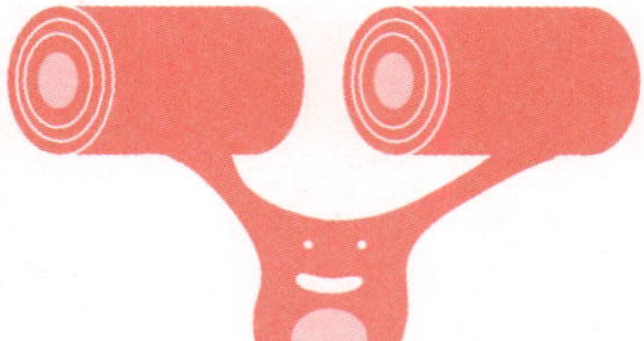

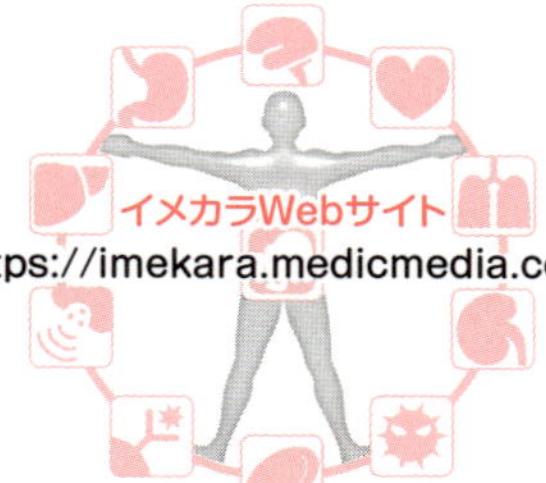
イメカラWebサイト
https://imekara.medicmedia.com/

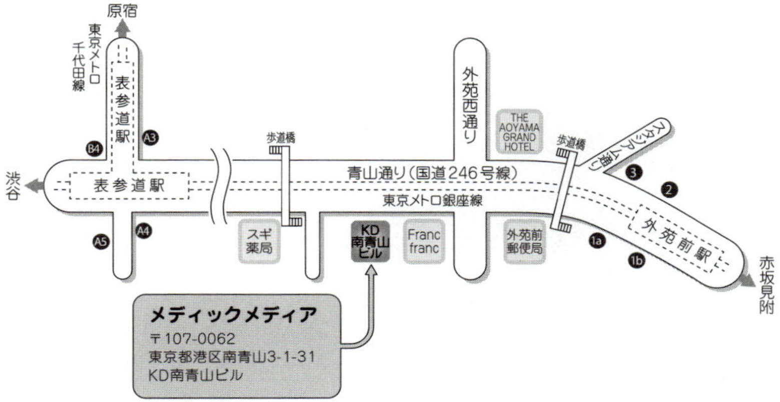
原宿
東京メトロ千代田線
表参道駅
B4
A3
渋谷
表参道駅
A5
A4
歩道橋
スギ薬局
KD南青山ビル
Franc franc
外苑西通り
THE AOYAMA GRAND HOTEL
青山通り（国道246号線）
東京メトロ銀座線
歩道橋
スタジアム通り
3
2
外苑前郵便局
1a
1b
外苑前駅
赤坂見附
メディックメディア
〒107-0062
東京都港区南青山3-1-31
KD南青山ビル

- 東京メトロ銀座線
  外苑前駅　1a出口から徒歩4分
- 東京メトロ銀座線・千代田線・半蔵門線
  表参道駅　A4出口から徒歩6分

イメカラ（イメージするカラダのしくみ）脳・神経
第1版

2024年　8月　31日　第1版第1刷　発行

編　集　医療情報科学研究所
山本祐歌・青木裕美
発行者　岡庭　豊
発行所　株式会社 メディックメディア
〒107-0062　東京都港区南青山3-1-31
KD南青山ビル
（営業）TEL　03-3746-0284
FAX　03-5772-8875
（編集）TEL　03-3746-0282
FAX　03-5772-8873
https://medicmedia.com/
印　刷　倉敷印刷株式会社

ISBN978-4-89632-943-8

VHB